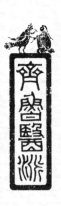

齐鲁医派特色技术丛书

孙氏整骨

于满秋　毕宏政 ◎ 主编

U0261258

山东科学技术出版社

·济南·

图书在版编目（CIP）数据

孙氏整骨 / 于满秋，毕宏政主编 . -- 济南：山东科学技术出版社，2024.6
（齐鲁医派特色技术丛书）
ISBN 978-7-5723-2065-1

Ⅰ . ①孙… Ⅱ . ①于… ②毕… Ⅲ . ①正骨疗法 — 中医临床 — 经验 — 中国 — 现代 Ⅳ . ① R274.2

中国国家版本馆 CIP 数据核字（2024）第 065345 号

孙氏整骨
SUNSHI ZHENGGU

责任编辑：马　祥　李志文
装帧设计：侯　宇

主管单位：山东出版传媒股份有限公司
出 版 者：山东科学技术出版社
　　　　　地址：济南市市中区舜耕路 517 号
　　　　　邮编：250003　电话：（0531）82098088
　　　　　网址：www.lkj.com.cn
　　　　　电子邮件：sdkj@sdcbcm.com
发 行 者：山东科学技术出版社
　　　　　地址：济南市市中区舜耕路 517 号
　　　　　邮编：250003　电话：（0531）82098067
印 刷 者：东营华泰印务有限公司
　　　　　地址：山东省东营市华泰工业园
　　　　　邮编：257335　电话：（0546）6441693

规格：16 开（170 mm × 240 mm）
印张：25　　**字数**：436 千　　**印数**：1~2000
版次：2024 年 6 月第 1 版　　**印次**：2024 年 6 月第 1 次印刷
定价：98.00 元

编 委 会

中医骨伤学以深厚的历史底蕴和卓越的临床疗效对医疗实践产生了深远的影响。其倡导的运用手法治疗骨折损伤的观点，历史渊源可追溯至远古时期。早在原始社会，人类遭受外伤时，便会本能地用手抚触患处以求止痛，这可视作手法治疗的最初形态。在我国现存最早的中医学经典著作《黄帝内经》中，已经有"导引按跷"的记载，其中提及："形数惊恐，经络不通，病生于不仁，治之以按摩醪药。"

晋代葛洪在整复关节脱位中首先提出"牵"法，《备急千金要方》引用其方法载："治失欠颊车蹉，开张不合方：一人以手指牵其颐，以渐推之，则复入矣。推当疾出指，恐误啮伤人指也。"这种要求明确、简便有效的牵引复位方法，至今仍然指导着临床实践。

唐代骨伤科大家蔺道人继承前人的经验编写了我国现存最早的骨伤科专著《仙授理伤续断秘方》。中医骨伤学在整骨手法上代有发展，宋代《太平圣惠方》讲，骨伤"宜先须按摩，排正筋骨"；元代危亦林提出使用"拽""搦"等手法整骨，"若只拽不用手整入窠内，误人成疾"；明代《普济方》记载了"下颏骨脱落法"等接骨手法。

清代的整骨手法发展较全面。吴谦所著的《正骨心法要旨》集历代骨伤科之大成，系统地总结了骨伤科的经验。该书提出"手法者，诚正骨之首务哉"，并汇集整骨手法为"摸、接、端、提、按、摩、推、拿"八法。现在临床治疗中应用的"手摸心会、拔伸牵引、旋转屈伸、提按端挤、夹挤分骨、折顶回旋、摇摆触碰、推拿按摩"正骨八法即在此基础上发展而来。该书还就辨证施用手法做了重要阐述，"但伤有重轻，而手法各有所宜，其痊可之迟速，及遗留残疾与否，皆关乎手法之所施得宜，或失其宜，或未尽其法也"，强调了根据骨伤具体情况施术的重要性。

近现代，随着科学技术的发展，骨伤的诊断和治疗出现了新的机遇和挑战。如何把现代科技与骨伤治疗有机地结合起来以减轻患者的痛苦，提高疗效，避免并发症和后遗症，使手术操作更为简便和安全，已成为骨伤治疗学探索的重点和热点。

本书系统介绍了孙氏整骨的起源、演变、核心理论及其临床应用等内容。上篇集中阐述孙氏整骨的历史背景、传承路径、学术理论框架及孙氏整骨十二手法的具体内容。该篇可以帮助读者奠定坚实的理论基础。下篇展示了多种骨折类型的医案记录。医案中详细记录了患者的病史、辅助检查结果，以及骨折的手术治疗方案、操作步骤、治疗效果及复诊等内容，描述了孙氏整骨技术在不同类型骨折治疗中的应用实例，为各种类型骨折的临床治疗提供了直接的参考依据。

本书旨在促进孙氏整骨技术的传承与创新发展，为骨科领域从业人员及对中医骨伤感兴趣的读者们提供一份权威、实用的参考资料。本书力求展现孙氏整骨特色，但疏漏和不足之处在所难免，恳请广大读者提出宝贵意见和建议。

编　者

2024.2

目 录

上 篇

孙氏整骨的历史沿革与具体内容

第一章　孙氏整骨的发展历程

　　整骨是中医治疗运动系统疾病，如骨折、关节脱位等的一种重要手段。医生运用拔伸、复位、对正及按摩等手法，辅以小夹板外固定，以达到治疗骨伤疾病的目的。经过千百年的积淀，中医骨伤学已经形成众多流派，孙氏整骨即为其中之一。

　　孙氏整骨主要治疗闭合性骨干或近骨端部位骨折及软组织损伤患者，其诊断方法为直观地观察肢体和关节的肿胀部位、畸形状态，通过触摸骨面、骨缘压痛点、凹陷或高突部分及听诊骨擦音等方式，从而判断骨折的部位、类型、错位情形。治疗方法主要是手法拔伸、理正、复位后采用夹板固定。对于不稳定性骨折，操作者为了使夹板能在易错位处产生重点压力，会在该处加垫棉团以防止再移位；每日或隔日松开夹板触摸骨端是否有移位，若有移位则再次进行整复，直到复位满意为止。整复过程中，患者通常不需要麻醉，只需在整复固定期间服接骨药剂即可。接骨药由虎骨（人乳炙 7 次，现代用狗骨代，量宜大）、自然铜、血竭、乳香、没药、甜瓜子、土鳖虫（炙）等组成，每日服用三钱（9 g）。患者每晚睡前用烫热的四两黄酒送服接骨药，同时覆被或热敷发汗。大多数患者经 3 周治疗后，骨折愈合迅速、功能恢复效果良好，可以尝试屈伸关节并逐步下地活动。

　　孙竹庭，1902 年生于山东省威海市文登县初村镇四甲村（现归属于威海市环翠区初村镇），自幼随父亲学习整骨术，18 岁便悬壶济世、誉满乡里。他擅长治疗人体闭合性骨折及软组织损伤，凭借望诊、听诊判断骨折的部位、类型、错位情形，并通过独特的手法整复，之后采用夹板固定，同时辅以自家研制的接骨药内服治疗，使骨折得以快速愈合并恢复正常功能。1927年，孙竹庭在本村开办整骨诊所，治愈了众多复杂性骨折病例，声名大震。1935 年，他与同村孙爱模等人联合创办同顺堂药房，专治骨伤。1947 年，孙竹庭担任区药社整骨医生，名盛于东海专区。1958 年，山东省文登整骨医院成立后，聘请孙竹庭坐堂应诊。此时，孙氏整骨技术已传至三代，誉满乡里，深受烟台、威海等地骨伤患者的信赖与追捧。1958 年 10 月，孙竹庭毫无保留地将孙氏整骨技术贡献出来，有力地推动了文登整骨医院的立足与发展。

为了将孙氏整骨发扬光大，孙竹庭带领朱惠芳等继承人，确定了文登整骨医院"中西医结合"的发展方向。他们深入钻研古典医籍、借鉴外地整骨经验，首先改良了接骨药配方，有效地提高了骨折愈合速度和功能恢复效果；与此同时，积极引进针刺麻醉、固定牵引、矫形手术、小切口三刃钉内固定等医疗技术，实现了真正的中西医结合，进一步推动了孙氏整骨技术的发展和完善。

1973—1992 年是孙氏整骨技术快速发展的关键时期。在此期间，朱惠芳等孙氏整骨的传承者们将这一传统整骨技术与现代科学技术相结合，在中医整骨领域探索并取得了世人瞩目的成就，医治骨伤的技术实现了由闭式手法整复向骨显微外科、断肢再植、骨关节人工置换、游离皮瓣骨移植等方向的跨越式发展。同时，医院培养出了谭远超、于兰先、黄相杰、张彬、丛海波、马树杭、杨茂清、徐卫国、戴振国、张恩忠、王菊芬、孙显滋等一大批骨伤专家。如今，文登整骨医院依托孙氏整骨这项技术，已成长为一家集一流设备、一流技术、一流管理、一流服务、一流环境为一体的现代化专科医院，是全国中医骨伤系统的佼佼者。

今天的文登整骨医院已获得省级以上科研成果 50 余项，荣获国家技术发明奖三等奖、国家科学技术进步奖二等奖、国家科学技术进步奖三等奖各 1 项，累累科研成果闪烁出耀眼的光芒！文登整骨医院获批卫生部（现国家卫生健康委员会）"十二五"国家临床重点专科建设单位以及国家中医药管理局重点专科、重点学科建设单位，这为医院的发展注入了新的活力。文登整骨医院还创建了全国组织工程（骨伤）三级实验室及骨伤整复重点研究室，并成功获得了山东省泰山学者岗位，为孙氏整骨的跨越式发展插上了翅膀！在 2012 年国家等级医院的评审中，文登整骨医院以 983 分的优异成绩顺利通过了"三级甲等医院"的评审，达到了三甲示范医院的标准，成功实现了"二升三、三升甲、甲升示范"的三连跳，这次评审实现了几代文登整骨人的梦想，成为医院发展史上又一个璀璨的里程碑。昔日籍籍无名的小医

孙氏整骨的历史沿革与具体内容

院，如今已经成为全国知名、山东省内规模最大且唯一的"三级甲等中医骨伤专科医院"，还设立了"全国中医骨伤专科医疗中心"。

如今，孙氏整骨已经成为文登整骨医院的金字招牌，吸引着众多海内外患者慕名就诊。目前，文登整骨医院已成为山东省规模最大、功能齐全、技术力量雄厚的骨伤专科医院。几代人筚路蓝缕、呕心沥血，推动了孙氏整骨技术的长足发展，而它今后的继承、发展、革新将是一个更加宏大和广阔的医学命题。我们相信，对于孙氏整骨技术的重视，不仅体现了当代中医人对中华民族中医药知识的保护，也将对国内外骨科的深远发展产生积极影响。

为了更牢固地固定骨折部位并使患者尽早开展肢体功能锻炼，孙氏整骨传承人在不断充实和完善整骨手法的同时，将传统手法整复技术与现代骨折固定技术进行了有机结合，研发出了"手法整复闭合穿针"这一特色技术。该技术自 20 世纪 80 年代开始研究，至 90 年代趋于成熟，并分别在 1994 年和 1997 年荣获"山东省科学技术进步奖"。"手法整复闭合穿针技术"被国家中医药管理局认定为"优势技术"，并在全国范围内得到了推广应用。山东省卫生健康委员会（山东省卫健委）以这项技术为核心，在全省启动了涵盖 13 个中医骨伤科优势病种的研究项目，对技术进行了规范化的临床应用研究，进一步验证了其可操作性和安全性。在此基础上，我们制定了详尽的技术操作规范以及适宜推广应用的技术操作方案，为该技术的大范围推广应用提供了强有力的支持。在山东省卫健委的领导下，我们积极联动多个相关的政府部门，共同打造了一个充分体现孙氏整骨技术特色的医疗改革项目。自试点应用以来，该项目取得了良好的社会效益，成为山东省医疗改革的成功示范和改革亮点。

第二章 孙氏整骨的传承脉络

一、第一代传承人孙竹庭

孙竹庭自幼随父亲学习整骨术，18 岁即悬壶济世，誉满乡里。1958 年，文登整骨医院成立后，聘请孙竹庭坐堂应诊。孙竹庭采用传统手法结合外固定技术治疗骨伤。随着复杂患者日渐增多及患者对治疗水准需求的提高，原有的传统治疗方法难以满足要求。因此，孙竹庭不断创新正骨手法，针对复杂骨伤复位后不稳定骨折采用钢针内固定等先进手法，逐步构建了手法整复结合经皮内固定的综合治疗体系。这一治疗技术应用范围涵盖了四肢骨折中90% 以上的病种，并随着技术的传承与发展，形成了一套独特的技法。因其卓有成效的治疗方法及良好疗效，孙氏整骨吸引了国内外众多患者的慕名求治。

二、第二代传承人朱惠芳

为了将孙氏整骨传承下去，孙竹庭选中了文登整骨医院的医生朱惠芳为徒，随其临诊，帮助其整理医案。1962 年，孙竹庭与孙氏整骨第二代继承人朱惠芳等弟子，将孙氏整骨精髓归纳提炼为"手摸心会、体位牵转、成角折顶、推挤提按、相向回绕、夹挤分骨、摇摆推顶、旋转回位、扣挤击打、牵抖屈伸、撬拨扩新、推拿按摩"的孙氏整骨十二手法，又称孙氏整骨十二法，并将之发扬光大。同时，他们积极借鉴现代医学先进技术，推动医院发展显微外科技术，实现中西医结合，进一步升华了孙氏整骨这一金字招牌。

三、第三代传承人杨茂清

杨茂清师承省级名老中医药专家朱惠芳主任医师，主要从事骨伤的手法整复及微创内固定治疗与研究，尤其擅长运用中医骨伤的闭合整复穿针内固定技术。他以整体观念为指导，精研并发扬了孙氏整骨十二法、闭合穿针技术和骨伤中药三期分治的学术思想。随着社会的发展和医疗需求的变化，骨伤疾病日益呈现复杂损伤增多、患者治疗期望值升高的变化，传统的"正骨八法"已难以满足临床治疗的需求。为此，杨茂清坚持"师古而不泥古"的理念，在继承中不断发展与创新，将中医学中"经筋主束骨""推陈致新"等诊疗理念与现代生物力学、解剖学、生理与病理学、材料学等理论与技术相互融合，并反复进行尸体模拟实验，深入探究骨折复位规律。在此基础上，他丰富并完善了"扣挤击打、牵抖屈伸、相向回绕、端提回旋、扩新撬拨"等一系列手法，使骨折脱位复位成功率高达 90% 以上，有效解决了复杂新鲜及陈旧骨折脱位手法复位困难的问题，显著提高了整骨手法的成功率，扩大了其治疗范围。此外，他还结合经皮穿针内固定技术对骨折进行稳固固定，成功解决了传统外固定不可靠及切开复位内固定所带来的诸多弊端。最终，杨茂清建立了一套相对完善的中医手法复位结合闭合穿针内固定治疗复杂骨折脱位的理论与技术体系，这一成果获得了国内外同行专家的高度认可。他还发表了多篇学术论文介绍相关技术及其应用情况，如《克氏针结合锁定重建钛板内固定治疗胸锁关节脱位》《轴位逆行穿针内固定治疗锁骨内侧端骨折》《经皮撬拨复位克氏针内固定治疗儿童桡骨颈骨折》，均充分展示了其技术特点及创新精神。

四、第四代传承人

毕宏政、侯金永、黄明利、于满秋、段来宝都是孙氏整骨的第四代传承人。

毕宏政主要致力于骨伤的手法整复及微创内固定治疗，尤其在中医骨伤的闭合整复穿针内固定治疗方面有很深的造诣。毕宏政在数十年的临床实践中，对中医学整骨手法的发展进行了深入的研究，从中汲取精华，并勇于创新，强调在继承传统的同时，更要重视发展。其治疗骨伤的主要学术思想概括如下：①治疗骨伤重手法研究，强调筋骨并重；②整体功能与局部解剖并重；③提倡中西医结合提高骨伤治疗水平。毕宏政认为，随着现代交通及机械化的发展，骨伤疾病多呈现重症、复杂的特点，单纯手法复位及夹板外固定已难以满足临床需求。因此，中西医结合成了至关重要的研究课题。毕宏政相信，尽管前人未有成例，但通过不断探索，勇敢面对挑战，我们定能开辟一条中西医结合治疗骨伤的新途径。毕宏政的相关研究成果，如《骨折端微动数字化测控系统的研制与测试》（《中国卫生产业》杂志）、《经皮撬拨复位克氏针内固定治疗儿童桡骨颈骨折》（《中医正骨》杂志）及《反馈法与经验法促进胫腓骨骨折愈合的临床研究》（《实用骨科杂志》），均体现了他在传统技术的基础上，结合现代新技术、新方法以提高治疗效果的努力。

侯金永自 1998 年 9 月至今一直在山东省文登整骨医院从事中医骨伤科临床工作。师从杨茂清老师学习期间，他始终坚持弘扬中医整骨手法，积极倡导中西医结合理念。侯金永意识到骨伤科因现代交通及机械化发展而出现的病症特点——重症且复杂，反复强调单纯手法复位及夹板外固定的局限性，并提出中西结合是一个极其重要的研究方向。

五、第五代传承人

马振元、高祥、顾长水均为全国名老中医药专家传承工作室、山东省名老中医药专家传承工作室、齐鲁医派中医学术流派传承工作室的成员，他们积极参与"经皮穿针内固定技术"革新，参与开展新技术、新方法研究 20余项，参与 13 个中医骨伤优势病种的改革及方案优化，为孙氏整骨技术的新生代传承人。

第三章　孙氏整骨的学术思想

一、重视手法治疗，强调筋骨并重

整骨手法是中医诊疗各种骨伤科疾病的关键手段之一，它具有简便、安全、痛苦少、组织损伤小、骨折愈合快、功能恢复好、疗程短、并发症少等优点。经过历代先贤名家的不断探索和发展，整骨手法已衍生出丰富多样的现代流派，南北骨科名家各有所长，在临床实践中展现出独特而显著的效果。尽管如此，目前学界对手法作用机制的研究尚不深入且系统性不足，导致其应用存在一定的混乱状况。

因此，在继承传统的基础上，我们潜心研究，在实践中探索创新，运用现代医学理念，结合生理学、解剖学、生物力学理论及现代医疗设备的应用，通过对大量的临床资料进行分析，并在手术过程中观察，以及借助 X 线透视进行手法复位操作，在详细地总结后上升至理论层面，将传统的正骨八法拓展为更为全面和精细的孙氏整骨十二法，即手摸心会、体位牵转、成角折顶、推挤提按、相向回绕、夹挤分骨、摇摆推顶、旋转回位、扣挤击打、牵抖屈伸、撬拨扩新和推拿按摩。其中，相向回绕、旋转回位、扣挤击打、撬拨扩新及牵抖屈伸等手法更具针对性和实用性。经过临床验证，这些手法的应用能取得事半功倍的良好效果。

二、续筋接骨重辨证，药物治疗分三期

1. 重视根据骨折的轻重缓急进行辨证。

2. 重视根据骨折部位进行辨证。

3. 重视骨折局部软组织损伤辨证。

4. 重视在骨折的"早、中、晚"三阶段采用"破、和、补"三期辨证用药的治疗原则。

三、整体功能与局部解剖并重

人体是一个有机的整体，五脏六腑、四肢百骸都处在一个整体协调的系统中运行，并依赖气血滋养，一旦筋骨遭到损伤，首先影响到气血的正常运行。创伤带来的疼痛刺激以及可能伴随的出血会导致心率加快和心肌收缩力增强，同时肾脏功能也会发生相应的变化以努力维持血容量稳定。但是，伤后机体的代偿能力是有限的，若创伤极其严重，可能会迅速出现心搏呼吸骤停、休克、急性呼吸窘迫综合征、脂肪栓塞、急性肾衰竭以及多系统器官功能衰竭等并发症。如果不及时采取措施予以纠正，这些并发症将对患者生命构成威胁。对于损伤较轻的情况，患者全身通常会因瘀血、肿胀、疼痛、发热等症状而感到不适。

整体气血的恢复状况，直接影响着局部解剖关系能否恢复正常。例如，骨伤患者出现失血、水电解质紊乱，或伴有发热等全身不良反应时，若忽视整体调理，不及时纠正机体功能的紊乱状态，很容易造成机体衰弱，进而导致骨折愈合延迟、肌肉萎缩、局部功能障碍等问题，甚至可能发展为关节僵直、功能丧失乃至残疾。因此，骨折后对局部解剖关系的重视固然重要，但对整体功能的调整亦不容忽视，治疗过程中必须兼顾局部治疗与整体治疗。

四、倡导中西医结合，提高骨伤治疗水平

随着科学技术的发展，骨伤的诊断和治疗正面临着新的机遇和挑战。如何有效地将现代科技融入骨伤治疗中，以实现患者痛苦小、疗效好、无并发症和后遗症，并确保治疗过程简便安全，已成为骨伤治疗学探索的热点。

在现代交通及机械化发展的影响下，骨伤疾病多表现为重症且情况复杂，单纯依赖手法复位及夹板外固定的传统方法已难以满足临床需求。因此，中西医结合的研究与实践显得尤为重要。为了不断提升中医整骨技术的水平，我们需要知难而进，积极探索并走出一条中西医结合治疗骨伤的新路径。

上篇

孙氏整骨的历史沿革与具体内容

第四章 孙氏整骨十二手法

整骨手法是指以手法为主，辅以相关器具，在临床治疗、医学保健及检查诊断过程中采用的一系列方法，是中医骨伤科学的重要组成部分。整骨手法历史悠久，历经数千年历史的沉淀与演变，其名称与内容随着时代的变迁不断丰富和完善。自导引、按摩、推拿到现今的整骨手法，已有 3 000 余年的历史，它不仅是我国劳动人民长期与疾病作斗争不断积累经验的总结，更是祖国医学宝库中一颗璀璨的明珠。

笔者通过甲骨文的卜辞发现，在殷商时代已经有了专门负责医疗事务的官员，被称为"小疾臣"，并且对各种骨伤疾病有了详细的命名，例如"疾手""疾肘""疾胫""疾止"和"疾骨"等，这标志着当时的医疗体系已具备一定的组织结构，对疾病分类有一定认知，并可能已有相关的治疗方法。而追溯到唐代，著名医学著作《外台秘要》引用了《必效方》的记载，提及了一种使用平锅按压脊柱的疗法，这是目前所知的最早利用器具进行脊柱按摩治疗的案例。这一记载充分展示了我国古代在医疗技术方面的创新与实践。

唐代中期，蔺道人所著的《仙授理伤续断秘方》被公认为中国骨伤科学领域的第一部专著。该书系统总结了历代导引按摩手法在治疗骨折、脱位和筋伤方面的实践经验，并首次明确提出了治疗骨折与脱位的四大关键手法，即"相度损处""拔伸牵引""挤按"和"捻捺"。同时，书中还明确指出以手法整骨为核心的复位、固定和功能活动三大治疗骨折脱位的原则。其中还描述了许多整复骨折脱位的具体手法。

回顾各个历史时期关于中医骨伤手法的记载，无论是"八法""六法"还是"三十六法"，都不能完全概括当代的骨伤治疗技术，虽然古籍中有一些方法的记载，但只占很少一部分，大多数还是语焉不详。

孙竹庭先生到文登开诊之初就打破门户限制，开门收徒，悉心传授自身掌握的"正骨八法"，让更多的患者受益。随着社会经济发展，骨伤的复杂性越来越明显，传统的手法已难以满足治疗的需求，由此，文登整骨医院的前辈们不断研究创新出多种新的手法，以满足各种类型复杂损伤的治疗。孙氏整骨十二手法正是在这种传承中不断发展而来的，是对我院特色整骨技术的全面综合与凝练。但这不代表孙氏整骨十二手法只有十二个独立的操作方法，而是传承者为了方便归纳和总结，将诸多操作方法进行了系统化的分门别类。下文将介绍十二手法的具体操作方法和适应证。

一、手摸心会

"手摸心会"是整复骨折的基本方法，贯穿于整复全过程，是施行手法的首要步骤。整复时施术者用手触摸骨折部位，先轻后重、由浅及深、从远至近、两端相对，仔细摸清骨折移位的方位，结合 X 线影像，在头脑中形成骨折移位的立体形象，达到

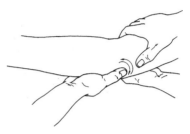

图 4-1　手摸心会

"知其体相，识其部位，一旦临证，机触于外，巧生于内，手随心转，法从手出"的境界（图 4-1）。手法的运用要准、稳、轻巧，有条不紊，切忌粗暴。本法适用于肱骨髁上骨折、肱骨内外髁骨折、胫腓骨骨折、尺桡骨骨折、踝关节骨折、锁骨骨折等。

二、体位牵转

维持体位是四肢骨与关节损伤闭合整复中贯穿始终的一项重要手法。施术者开始触摸骨折断端情况时，要首先稳定伤肢与原来畸形的轴线，防止骨折断端因移位加大而刺伤其他组织。复位过程中患者配合施术者做相应动作，外固定时保持肢体的正常轴线，以便夹缚。牵引主要是克服肌肉的对抗力，矫正重叠移位。患者在原始体位下做拔伸牵引，使移位于软组织内的骨折端拔伸出来。然后施术者沿肢体纵轴对抗牵引，矫正重叠畸形。对于单轴关节（如肘、膝关节）附近的骨折，施术者将远端骨折段连同与之形成一个整体的关节远端肢体共同牵向近侧骨折段所指的方向，矫正成角畸形。如伸直型肱骨髁上骨折，患者需要在牵引下屈曲肘关节，才能达到矫正成角的目的。对多轴关节（如肩、髋关节）附近的骨折，一般有 3 个平面上的移

位（水平面、矢状面、冠状面），施术者在骨折的复位过程中要改变几个方向才能将骨折整复。以内收型肱骨外科颈骨折为例，患者呈俯卧位，施术者对患肢的牵引方向是先内收，后外展，再前屈上举过顶，最后内旋扣紧骨折断端，然后缓慢放下患肢，如此一来才能矫正其嵌插、重叠、旋转移位和向内、外、前的成角畸形。而对于陈旧性的骨折与脱位，则采用一边变换牵引方向，一边转动肢体的方式松解粘连，以利于进一步的整复。手法运用应由轻及重，逐步增加牵引力，并且要根据施术者在整复过程中的需要适时调整牵引力的大小（图4-2）。本法适用于尺桡骨骨折、肱骨近端骨折、胫腓骨骨折、肱骨髁上骨折、桡骨远端骨折。

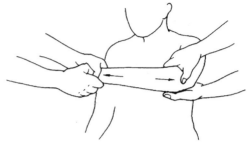

图 4-2　体位牵转

三、成角折顶

对于骨折类型为横断形骨折、斜形骨折且伴有成角畸形时，骨折一侧的骨膜与软组织常没有断裂，加之骨折部位周围的肌肉组织丰富，单纯拔伸牵引不能解除骨折断端的交锁。因此，施术者可以采用该法，即施术者用两拇指顶住骨折突出的一端，其余手指环抱凹陷的一端，先将骨折片折向成角的一面，加大成角畸形，解除骨折端交锁。施术者再依靠拇指的感觉，估计骨折远近骨皮质已对顶相接后再骤然反折，使骨折复位（图4-3）。本法适用于尺桡骨骨折、胫腓骨骨折、股骨干骨折、肱骨干骨折。

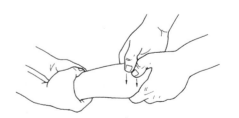

图 4-3　成角折顶

四、推挤提按

该法用于矫正骨折的侧方移位，施术者可用拇指直接用力使骨折端复位。施术者对骨折的内外侧采用推挤手法，对前后移位用提按手法。对于上肢骨折，施术者可一手固定骨折断端，另一手握住骨折远端进行复位；对于下肢骨折，由于下肢肌肉丰厚，施术者的双手无法握持骨折端，因此，施术者在整复时不能仅依靠手指的力量完成整复，而是采用整个手掌、腕部甚至前臂进行骨折端的推拨、提按才能达到复位的目的。对于长骨骨折的畸形愈合，施术者可用推挤手法使畸形矫正或重新折断，以利于进一步复位与固定（图4-4）。本法适用于桡骨远端骨折、肱骨髁上骨折、肱骨近端骨折、踝关节骨折。

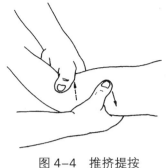

图 4-4　推挤提按

五、相向回绕

　　该法主要用于纠正斜形或螺旋形骨折的旋转移位或断端有软组织嵌入的长骨干骨折，尤其是对前臂尺桡骨骨折背向的旋转移位有效。由于皮肤及软组织有其本身张力的限制，单纯采用以骨折一端绕骨折另一端的逆向回绕来完全纠正严重的背向旋转是非常困难的。因此，对于上述类型的骨折，施术者可以采用该法。施术者的两手分别捏持骨折远、近端，首先在轻度牵引下逆骨折原旋转移位的方向回绕，当远、近骨端以最大限度旋转回绕后固定不动，即背靠背移位变为侧方移位，然后助手沿纵轴方向缓慢由旋前至中立位做40°左右的旋转牵引，同时施术者在维持已完成的旋转移位的前提下夹挤提拉骨折远段，并用力向掌侧推顶近折段，变侧向移位为折面相对。施术者的手法运用要谨慎，避免损伤血管、神经。若施术者在整骨过程中发现有软组织阻挡时，即应改变方向，不可盲目回绕（图4-5）。本法适用于尺桡骨骨折、胫腓骨骨折、股骨干骨折、肱骨干骨折、锁骨骨折。

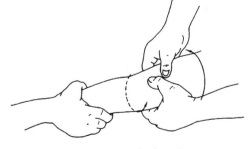

图 4-5　相向回绕

六、夹挤分骨

　　本法用于两骨并列部位的骨折，如尺骨、桡骨、胫骨、腓骨等，还可用

孙氏整骨的历史沿革与具体内容

于骨折端因肌肉收缩及骨间膜的牵拉而相互靠拢时。复位过程中，施术者用两手拇指及示、中、环三指在骨折的掌背侧夹挤两骨间隙，将靠拢的骨折断端分开（图4-6）。本法适用于桡骨远端骨折、尺桡骨骨折、胫腓骨骨折、盖氏骨折、孟氏骨折、踝关节骨折。

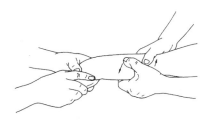

图 4-6　夹挤分骨

七、摇摆推顶

本法可用于矫正骨干部复位后的残余移位。经各种手法复位后的骨折，其断端可能仍存在小的间隙，如存在锯齿或横断形骨折对合不严密的情况。施术者可两手固定断端，与此同时，助手轻度牵引，施术者左右或上下摇摆骨折远端，使骨折准确对位，并沿骨折长轴方向推顶，使骨折端紧密嵌插，更加稳定（图4-7）。本法

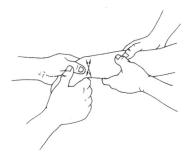

图 4-7　摇摆推顶

还可用于长管状骨的整复过程，骨折断端复位后，两断端轻轻纵向推顶，施术者判断骨折是否复位并据其稳定程度判断是否完全对位。本法适用于桡骨远端骨折、尺桡骨骨折、胫腓骨骨折、盖氏骨折。

八、旋转回位

本法主要用于纠正骨折端的旋转、分离移位，尤其是桡骨上1/3骨折，因局部肌肉丰富、软组织胀肿、骨间隙狭窄、手感不清，在整复过程中常顾此失彼。施术者利用前臂旋转肌和骨间膜张力的约束作用，采用牵引旋转前臂的方法使骨折达到满意的复位（图4-8）。施术者在实施手法前要明确骨折的旋转方向，切忌盲目

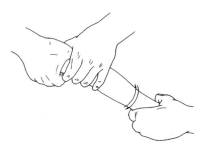

图 4-8　旋转回位

旋转。本法适用于锁骨骨折、尺桡骨骨折、胫腓骨骨折、盖氏骨折。

九、扣挤击打

本法主要用于矫正近关节骨折的侧向分离移位。如在复位肱骨髁间骨折及胫骨平台骨折侧向移位时，施术者在维持牵引力下，可双手环抱骨折部位，五指交叉，利用两手掌根部相向挤压的力量矫正骨折，侧向增宽以恢复骨折的宽度（图4-9）。在跟骨骨折的整复中，施术者的手指无法牢固捏持跟骨牵引，则施术者可以在复位中用双手掌根部扣紧跟骨两侧，一边牵引，一边侧向轻度摆动，同时用力扣挤，使粉碎的骨折块复位。若施术者手掌的力量不足以达到整复目的，则可以借助橡皮锤击打骨折断端，达到矫正骨折、增宽断端的目的。施术者在击打过程中要注意锤击的准确性，以免伤及正常部位；施术者还要注意保护击打部位的皮肤。本法适用于跟骨骨折、肱骨髁间骨折、胫骨平台骨折。

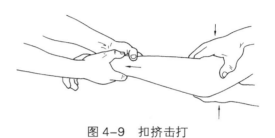

图4-9　扣挤击打

十、牵抖屈伸

本法主要用于关节部位的整复。施术者通过牵抖手法，利用与骨折相连的肌腱拉动骨折块，矫正骨折块的旋转或将骨折块从嵌夹的关节间隙中解脱出来，得以进一步复位（图4-10）。例如，对于肱骨内上髁骨折或外髁骨折，当骨折块明显翻转或嵌夹于关节间隙中时，运用该手法可顺利将骨折块从交锁中解脱。当关节内骨折复位后，常残余部分移位，导致关节面不平整，施术者可采用屈伸关节的方法，利用关节自身的对合关系对残余移位进一步地进行矫正，

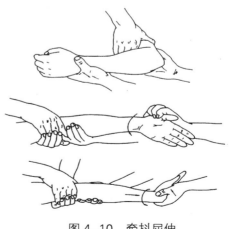

图4-10　牵抖屈伸

该手法常用于肘关节、踝关节骨折的整复。本法适用于桡骨远端骨折、肱骨髁上骨折、尺桡骨骨折、胫腓骨骨折、肱骨内上髁骨折、肱骨外上髁骨折、踝关节骨折。

十一、撬拨扩新

撬拨法主要用于关节内骨折或其他手法不易实现良好复位的骨折与脱位。撬拨法利用钢针挑开阻碍复位的软组织并直接拨动骨折块复位。严重移位的小儿桡骨颈骨折、胫骨平台骨折、粉碎骨折中游离旋转的骨折块的整复均需应用撬拨法。

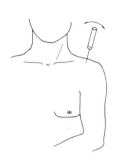

扩新法用于骨折或关节脱位时间较长，断端或关节间隙已被新生的软组织充填时。施术者进行骨折复位前，先用专用的针刀将阻挡复位的瘢痕组织切开、剥离，将挛缩、卷曲的关节囊、韧带、腱膜理顺，形成新鲜创面，这样有助于骨折复位后的愈合，也有利于关节脱位的关节囊、韧带、腱膜的修复与重建，从而起到"推陈出新"的作用（图4-11）。扩新法多用于陈旧性肩锁关节脱位的复位及时间较长的骨折的整复。

图 4-11　撬拨扩新

施术者运用撬拨扩新手法的过程中要注意选择合适的进针点、方向、进针深度及拨动范围，避免损伤重要组织。撬拨扩新手法适用于锁骨骨折、桡骨远端骨折、尺桡骨骨折、胫腓骨骨折、盖氏骨折、孟氏骨折、跟骨骨折、肩锁关节脱位、踝关节骨折。

十二、推拿按摩

推拿按摩主要是调理骨折周围的软组织，使扭转的肌肉、肌腱等软组织舒展通达，起到散瘀舒筋的效果（图4-12）。操作时动作要轻柔，按肌腱肌肉的走行方向，由上向下地顺骨捋筋。本法适用于锁骨骨折、桡骨远端骨折、尺桡骨骨折、胫腓骨骨折、盖氏骨折、孟氏骨折、跟骨骨折、肩锁关节脱位、踝关节骨折等。

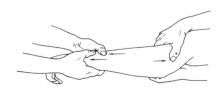

图 4-12　推拿按摩

第五篇　脊柱四肢骨折医案记录

下篇

孙氏整骨
医案记录

第五章　盖氏骨折医案记录

一、盖氏骨折医案 1

王某，女，1975 年 9 月出生，2015 年 9 月 23 日初诊。发病节气：立秋。

【主诉】摔伤右前臂，肿痛、活动受限 2 小时。

【现病史】患者入院 2 小时前，因跑步时不慎摔伤右前臂，当即肿痛、活动受限，在荣成市某医院就诊，X 线片结果显示"右盖氏骨折"。为进一步治疗来我院急诊就诊。急诊查体、检查以"右盖氏骨折"收入院。患者受伤以来，无寒热，纳眠可，二便调。

【既往史】平素体健。

【过敏史】无。

【体格检查】右前臂肿胀，压痛（＋），可触及骨异常活动，桡动脉、尺动脉搏动好，手指活动及血运好，左手掌有少许擦皮伤，渗血。

【辅助检查】X 线片结果显示右侧桡骨下段骨折，断端错位，远端向掌侧移位，下尺桡关节分离。

【中医诊断】骨折。

【证候诊断】血瘀气滞证。

【西医诊断】右盖氏骨折。

【治法】活血化瘀，消肿止痛。

【处方】消肿止痛胶囊。

【手术治疗】行臂丛神经阻滞麻醉。麻醉成功后，患者取仰卧位，常规消毒，铺无菌巾、单，术中见右侧桡骨下段骨折，远端向掌侧移位，下尺桡关节分离。术中诊断为右盖氏骨折，拟行闭合复位内固定术。采用拔伸牵引、端挤提按、分骨手法复位骨折，取 1 枚 2.5 mm 的克氏针自桡骨远端背侧经皮穿入桡骨髓腔内固定，另取 1 枚 2.0 mm 的克氏针横形固定下尺桡关节，透视复位固定满意后，处理针尾，无菌包扎，石膏托外固定。

【复诊】

	症状体征变化	病机演变及转归	治法及方药变化
术后二诊	经皮穿针术后半个月，无特殊不适。局部肿胀减轻、无明显骨性压痛、无异常活动。X线片结果显示骨折对位好，少量骨痂，内有克氏针固定（图5-1）	骨折治疗后，复位好，肿减痛消	中药治宜补益肝肾，续筋接骨。方用接骨药，每次6 g，每日1次。药物组成：续断、烫骨碎补、土鳖虫、煅自然铜等6味。调整石膏固定，不负重活动肩、肘关节
术后三诊	经皮穿针术后1个月，无特殊不适。局部无肿胀、无压痛，无异常活动。X线片结果显示骨折对位好，中量骨痂，内有克氏针固定（图5-2）	骨折愈合顺利，仍需继续治疗	拆除外固定，不负重逐步活动肩、肘关节。继续口服接骨药
术后四诊	术后2个月，无特殊不适。局部无肿胀、无压痛，无纵向叩击痛，无异常活动。X线片结果显示骨折对位好，大量骨痂，内固定克氏针位置好（图5-3）	骨折已经临床愈合，取出内固定	局麻下取出内固定克氏针，口服抗生素3天。中药治宜补肝肾，续筋骨。方用整骨伸筋胶囊。药物组成：地龙、制马钱子、烫骨碎补、桑寄生等8味。嘱患者逐渐加大腕关节活动范围，逐步负重功能锻炼，不适随诊

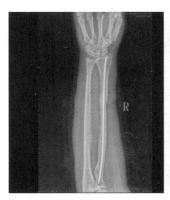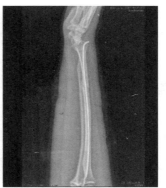

图 5-1　盖氏骨折医案 1 术后二诊 X 线片

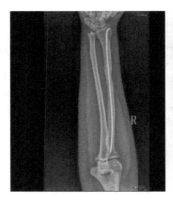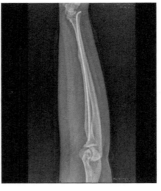

图 5-2　盖氏骨折医案 1 术后三诊 X 线片

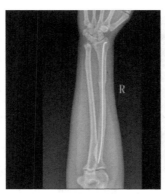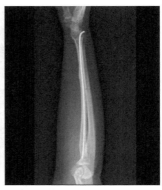

图 5-3　盖氏骨折医案 1 术后四诊 X 线片

二、盖氏骨折医案 2

赵某，男，1982 年 6 月出生，2015 年 12 月 20 日初诊。发病节气：大雪。

【主诉】钢缆砸伤致右前臂疼痛 14 天。

【现病史】患者于入院 14 天前，因在船上被钢缆砸伤致右前臂疼痛、活动受限，当时未系统治疗。今日船靠岸后为进一步治疗急来我院就诊，门诊查体以"右盖氏骨折"收入院。患者受伤以来，无寒热，纳眠可，二便调。

【既往史】平素体健。

【过敏史】无。

【体格检查】右前臂部肿胀、疼痛并活动受限，右前臂桡侧中段有压痛，纵向叩击痛（＋），有明显骨擦音，右手拇指背伸不能，其余指端血运、感觉及活动可。

【辅助检查】X 线片结果显示右盖氏骨折。

【中医诊断】骨折。

【证候诊断】血瘀气滞证。

【西医诊断】右盖氏骨折。

【治法】活血化瘀，消肿止痛。

【处方】消肿止痛胶囊。

【手术治疗】行臂丛神经阻滞麻醉。麻醉成功后，患者取仰卧位，常规消毒，铺无菌巾、单，术中见右盖氏骨折，桡骨下段断端全错，下尺桡关节纵向分离。术中诊断为右盖氏骨折，拟行闭合复位内固定术。牵引下采用提按、分骨手法复位骨折，取 2 枚 2.5 mm 的克氏针分别上电钻，自桡骨远端背侧避开肌腱，斜行穿入髓腔内至近端桡骨小头，另取 1 枚 2.5 mm 的克氏针自尺骨远端横行穿入固定至桡骨远折端，透视复位固定满意后，处理针尾，无菌包扎，石膏夹外固定。

【复诊】

	症状体征变化	病机演变及转归	治法及方药变化
术后二诊	经皮穿针术后半个月，无特殊不适。局部肿胀减轻、无明显骨性压痛、无异常活动。X 线片结果显示骨折对位好，少量骨痂，内有克氏针固定（图 5-4）	骨折治疗后，复位好，肿减痛消	中药治宜补益肝肾，续筋接骨。方用接骨药，每次 6 g，每日 1 次。药物组成：续断、烫骨碎补、土鳖虫、煅自然铜等 6 味。调整石膏固定，不负重活动肩、肘关节
术后三诊	经皮穿针术后 1 个月，无特殊不适。局部无肿胀、无压痛，无异常活动。X 线片结果显示骨折对位好，中量骨痂，内有克氏针固定（图 5-5）	骨折愈合顺利，仍需继续治疗	拆除外固定，不负重逐步活动肩、肘关节。继续口服接骨药
术后四诊	术后 2 个月，无特殊不适。局部无肿胀、无压痛，无纵向叩击痛，无异常活动。X 线片结果显示骨折对位好，大量骨痂，内固定克氏针位置好	骨折已经临床愈合，取出内固定	局麻下取出内固定克氏针，口服抗生素 3 天。中药治宜补肝肾，续筋骨。方用整骨伸筋胶囊。药物组成：地龙、制马钱子、烫骨碎补、桑寄生等 8 味。嘱患者逐渐加大腕关节活动范围，逐步负重功能锻炼，不适随诊

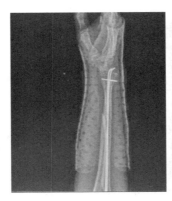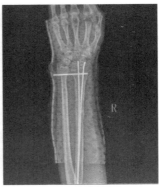

图 5-4　盖氏骨折医案 2 术后二诊 X 线片

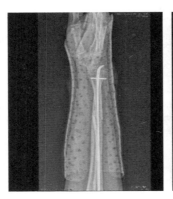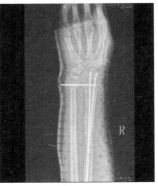

图 5-5　盖氏骨折医案 2 术后三诊 X 线片

三、盖氏骨折医案 3

于某，女，1956 年 3 月出生，2016 年 3 月 18 日初诊。发病节气：惊蛰。

【主诉】摔伤右上臂，肿痛、活动受限 1 天。

【现病史】患者于入院 1 天前，因癫痫发作摔伤右上臂，当即肿痛，活动不利，未特殊处理。今日为进一步治疗急来我院就诊，门诊查体、检查以"右盖氏骨折"收入院。患者受伤以来，无寒热，纳眠可，二便调。

【既往史】平素体健。

【过敏史】无。

【体格检查】右上臂肿胀畸形，中下段压痛（＋），可触及骨擦感及骨异常活动，尺、桡动脉搏动好，指端血运好，右侧肢体皮肤感觉减退。

【辅助检查】X 线片结果显示右盖氏骨折。

【中医诊断】骨折。

【证候诊断】血瘀气滞证。

【西医诊断】右盖氏骨折。

【治法】活血化瘀，消肿止痛。

【处方】消肿止痛胶囊。

【手术治疗】行臂丛神经阻滞麻醉。麻醉成功后，患者取仰卧位，常规消毒，铺无菌巾、单，术中见右盖氏骨折，桡骨下段断端全错，下尺桡关节纵向分离。术中诊断为右盖氏骨折，拟行闭合复位内固定术。牵引下采用提按、分骨手法复位骨折，取 1 枚 2.5 mm 的克氏针上电钻，自桡骨远端背侧避开肌腱，斜行穿入髓腔内至近端桡骨小头，另取 1 枚 2.5 mm 的克氏针自尺骨远端横行穿入固定至桡骨远折端，透视复位固定满意后，处理针尾，无菌包扎，石膏夹外固定。

【复诊】

	症状体征变化	病机演变及转归	治法及方药变化
术后二诊	经皮穿针术后半个月，无特殊不适。局部肿胀减轻、无明显骨性压痛、无异常活动。X 线片结果显示骨折对位好，少量骨痂，内有克氏针固定（图 5-6）	骨折治疗后，复位好，肿减痛消	中药治宜补益肝肾，续筋接骨。方用接骨药，每次 6 g，每日 1 次。药物组成：续断、烫骨碎补、土鳖虫、煅自然铜等 6 味。调整石膏固定，不负重活动肩、肘关节
术后三诊	经皮穿针术后 1 个月，无特殊不适。局部无肿胀、无压痛，无异常活动。X 线片结果显示骨折对位好，中量骨痂，内有克氏针固定	骨折愈合顺利，仍需继续治疗	拆除外固定，局麻下取出内固定克氏针，口服抗生素 3 天。不负重逐步活动肩、肘关节。继续口服接骨药
术后四诊	术后 2 个月，无特殊不适。局部无肿胀、无压痛，无纵向叩击痛，无异常活动。X 线片结果显示骨折对位好，大量骨痂，内固定克氏针位置好	骨折已经临床愈合，取出内固定	中药治宜补肝肾，续筋骨。方用整骨伸筋胶囊。药物组成：地龙、制马钱子、烫骨碎补、桑寄生等 8 味。嘱患者逐渐加大腕关节活动范围，逐步负重功能锻炼，不适随诊

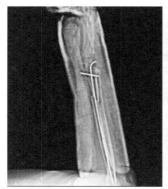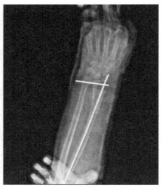

图 5-6　盖氏骨折医案 3 术后二诊 X 线片

四、盖氏骨折医案 4

苗某，女，2009 年 10 月出生，2016 年 4 月 25 日初诊。发病节气：谷雨。

【主诉】摔伤右前臂，肿胀、疼痛、活动受限 3 天。

【现病史】患者于入院 3 天前，因骑扭扭车不慎摔倒，摔伤右前臂，肿胀疼痛、活动受限，在当地医院拍 X 线片，行手法复位，石膏托外固定治疗。今日为进一步治疗急来我院就诊，急诊查体、检查以"右盖氏骨折"收入院。患者受伤以来，无寒热，纳眠可，二便调。

【既往史】平素体健。

【过敏史】无。

【体格检查】右前臂明显肿胀，局部可见瘀斑，压痛（＋），可触及骨擦感及异常活动，尺、桡动脉搏动好，指动及血运好。

【辅助检查】X 线片结果显示右桡骨下段骨折，断端轻度错位。下尺桡关节分离（图 5-7）。

【中医诊断】骨折。

【证候诊断】血瘀气滞证。

【西医诊断】右盖氏骨折。

【治法】活血化瘀，消肿止痛。

【处方】消肿止痛胶囊。

【手术治疗】行臂丛神经阻滞麻醉。麻醉成功后，患者取仰卧位，常规消毒，铺无菌巾、单，术中见右盖氏骨折，桡骨下段断端轻度移位，下尺桡

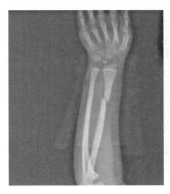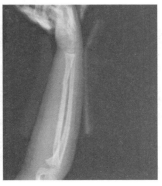

图 5-7　盖氏骨折医案 4 辅助检查 X 线片

关节轻度纵向分离。术中诊断为右盖氏骨折，拟行闭合复位内固定术。牵引下采用提按、分骨手法复位骨折，取 1 枚 1.8 mm 的 AO 克氏针上电钻，自桡骨远端背侧避开肌腱，斜行穿入髓腔内至近端桡骨髓腔内，透视复位固定满意后，处理针尾，无菌包扎，石膏夹外固定。

【复诊】

	症状体征变化	病机演变及转归	治法及方药变化
术后二诊	经皮穿针术后半个月，无特殊不适。局部肿胀减轻、无明显骨性压痛、无异常活动。X 线片结果显示骨折对位好，少量骨痂，内有克氏针固定	骨折治疗后，复位好，肿减痛消	中药治宜补益肝肾，续筋接骨。方用接骨药，每次 6 g，每日 1 次。药物组成：续断、烫骨碎补、土鳖虫、煅自然铜等 6 味。调整石膏固定，不负重活动肩、肘关节
术后三诊	经皮穿针术后 1 个月，无特殊不适。局部无肿胀、无压痛，无异常活动。X 线片结果显示骨折对位好，中量骨痂，内有克氏针固定	骨折愈合顺利，仍需继续治疗	拆除外固定，不负重逐步活动肩、肘关节。继续口服接骨药
术后四诊	术后 2 个月，无特殊不适。局部无肿胀、无压痛，无纵向叩击痛，无异常活动。X 线片结果显示骨折对位好，大量骨痂，内固定克氏针位置好	骨折已经临床愈合，取出内固定	局麻下取出内固定克氏针，口服抗生素 3 天。中药治宜补肝肾，续筋骨。方用整骨伸筋胶囊。药物组成：地龙、制马钱子、烫骨碎补、桑寄生等 8 味。嘱患者逐渐加大腕关节活动范围，逐步负重功能锻炼，不适随诊

五、盖氏骨折医案 5

杨某，男，1955 年 10 月出生，2017 年 2 月 5 日初诊。发病节气：立春。

【主诉】撞伤左前臂、头部，肿痛、流血、活动受限 0.5 小时。

【现病史】患者于入院 0.5 小时前，因车祸撞伤左前臂、头部，当即头额部皮破流血，左前臂肿痛、不敢活动。今日为进一步治疗急来我院就诊，急诊查体、辅助检查后以"左盖氏骨折、头部外伤"收入院。患者受伤以来，无寒热，纳眠可，二便调。

【既往史】平素体健。

【过敏史】无。

【体格检查】左前臂肿胀，压痛（＋），可触及骨异常活动，尺、桡动脉搏动好，手指活动及血运好，头额部有一处 8 cm 的伤口，已缝合，其余肢体未见明显异常。

【辅助检查】X 线片结果显示左桡骨中段骨折，断端分离，远端向外完全移位，下尺桡关节分离（图 5-8）。

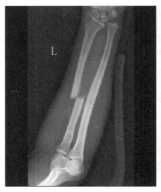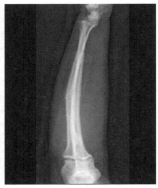

图 5-8 盖氏骨折医案 5 辅助检查 X 线片

【中医诊断】骨折。

【证候诊断】血瘀气滞证。

【西医诊断】左盖氏骨折。

【治法】活血化瘀，消肿止痛。

【处方】消肿止痛胶囊。

【手术治疗】行臂丛神经阻滞麻醉。麻醉成功后，患者取仰卧位，常规消毒，铺无菌巾、单，术中见左桡骨中段骨折，骨折完全错位，下尺桡关节分离，术中诊断为左盖氏骨折，拟行闭合复位内固定术。采用拔伸牵引、端接提按手法复位骨折，取 1 枚 3.0 mm 的克氏针自腕背侧进入桡骨髓腔内固定，另取 1 枚 2.5 mm 的克氏针自尺骨远端横行固定下尺桡关节，透视复位固定满意，处理针尾，无菌包扎，石膏夹外固定。

【复诊】

	症状体征变化	病机演变及转归	治法及方药变化
术后二诊	经皮穿针术后半个月，无特殊不适。局部肿胀减轻、无明显骨性压痛、无异常活动。X 线片结果显示骨折对位好，少量骨痂，内有克氏针固定（图 5-9）	骨折治疗后，复位好，肿减痛消	中药治宜补益肝肾，续筋接骨。方用接骨药，每次 6 g，每日 1 次。药物组成：续断、烫骨碎补、土鳖虫、煅自然铜等 6 味。调整石膏固定，不负重活动肩、肘关节
术后三诊	经皮穿针术后 1 个月，无特殊不适。局部无肿胀、无压痛，无异常活动。X 线片结果显示骨折对位好，中量骨痂，内有克氏针固定（图 5-10）	骨折愈合顺利，仍需继续治疗	拆除外固定，不负重逐步活动肩、肘关节。继续口服接骨药
术后四诊	术后 2 个月，无特殊不适。局部无肿胀、无压痛，无纵向叩击痛，无异常活动。X 线片结果显示骨折对位好，大量骨痂，内固定克氏针位置好	骨折已经临床愈合，取出内固定	取出下尺桡关节内固定克氏针，口服抗生素 3 天。中药治宜补肝肾，续筋骨。方用整骨伸筋胶囊。药物组成：地龙、制马钱子、烫骨碎补、桑寄生等 8 味。嘱患者逐渐加大腕关节活动范围，逐步负重功能锻炼，不适随诊

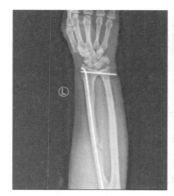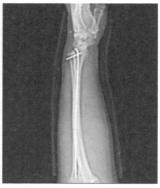

图 5-9 盖氏骨折医案 5 术后二诊 X 线片

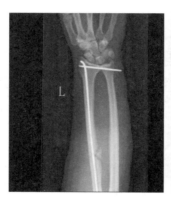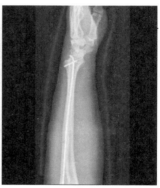

图 5-10 盖氏骨折医案 5 术后三诊 X 线片

六、盖氏骨折医案 6

马某，女，1940 年 8 月出生，2017 年 3 月 16 日初诊。发病节气：惊蛰。

【主诉】摔伤左前臂、右足，肿痛、活动受限 4 小时。

【现病史】患者于入院 4 小时前，因在自家干活时，不慎从梯子上摔下，摔伤左前臂、右足，当即肿痛、活动受限，未特殊处理。为进一步治疗急来我院就诊，急诊查体、辅助检查以"左盖氏骨折"收入院。患者受伤以来，无寒热，纳眠可，二便调。

【既往史】平素体健。

【过敏史】无。

【体格检查】左前臂肿胀畸形，可触及骨异常活动，局部压痛，尺、桡动脉搏动可，指动及血运好，口唇周围可见擦皮伤，已结痂，右足中趾趾甲剥脱，甲床外露，趾端血运可，其余肢体未见明显异常。

【辅助检查】X 线片结果显示左桡骨多段骨折，远断端骨折，远端骨质向内、向背侧基本全错，折端重叠，近断端骨折折线较宽（图 5-11）。

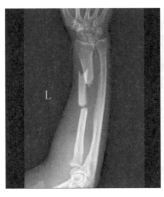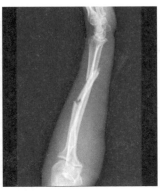

图 5-11　盖氏骨折医案 6 辅助检查 X 线片

【中医诊断】骨折。

【证候诊断】血瘀气滞证。

【西医诊断】左盖氏骨折。

【治法】活血化瘀，消肿止痛。

【处方】消肿止痛胶囊。

【手术治疗】行臂丛神经阻滞麻醉。麻醉成功后，患者取仰卧位，常规消毒，铺无菌巾、单，术中见左桡骨多段骨折，断端错位，下尺桡关节分离，术中诊断为左盖氏骨折，拟行闭合复位内固定术。采用拔伸牵引、端挤提按、分骨、撬拨手法复位骨折，取 2 枚 2.5 mm 的克氏针自桡骨远端背侧穿入髓腔内固定，另取 1 枚 2.5 mm 的克氏针自尺骨远端横行固定下尺桡关节，透视复位固定满意，处理针尾，无菌包扎，石膏托外固定。

【复诊】

	症状体征变化	病机演变及转归	治法及方药变化
术后二诊	经皮穿针术后半个月，无特殊不适。局部肿胀减轻、无明显骨性压痛、无异常活动。X 线片结果显示骨折对位好，少量骨痂，内有克氏针固定（图 5-12）	骨折治疗后，复位好，肿减痛消	中药治宜补益肝肾，续筋接骨。方用接骨药，每次 6 g，每日 1 次。药物组成：续断、烫骨碎补、土鳖虫、煅自然铜等 6 味。调整石膏固定，不负重活动肩、肘关节

（续表）

	症状体征变化	病机演变及转归	治法及方药变化
术后三诊	经皮穿针术后 1 个月，无特殊不适。局部无肿胀、无压痛，无异常活动。X线片结果显示骨折对位好，中量骨痂，内有克氏针固定（图 5-13）	骨折愈合顺利，仍需继续治疗	拆除外固定，不负重逐步活动肩、肘关节。继续口服接骨药
术后四诊	术后 2 个月，无特殊不适。局部无肿胀、无压痛，无纵向叩击痛，无异常活动 X线片结果显示骨折对位好，大量骨痂，内固定克氏针位置好（图 5-14）	骨折已经临床愈合，取出内固定	局麻下取出下尺桡关节内固定克氏针，口服抗生素 3 天。中药治宜补肝肾，续筋骨。方用整骨伸筋胶囊。药物组成：地龙、制马钱子、烫骨碎补、桑寄生等 8 味。嘱患者逐渐加大腕关节活动范围，逐步负重功能锻炼，不适随诊

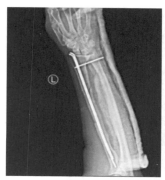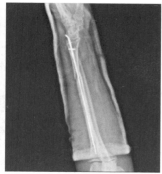

图 5-12　盖氏骨折医案 6 术后二诊 X 线片

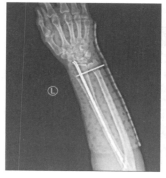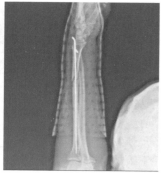

图 5-13　盖氏骨折医案 6 术后三诊 X 线片

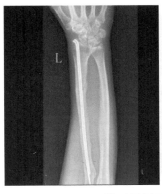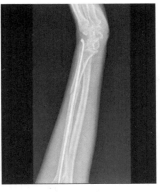

图 5-14　盖氏骨折医案 6 术后四诊 X 线片

七、盖氏骨折医案 7

姜某，女，1955 年 10 月出生，2017 年 9 月 14 日初诊。发病节气：白露。

【主诉】摔伤右前臂，肿痛、活动受限 4 小时。

【现病史】患者于入院前 4 小时，因骑自行车时不慎摔倒，摔伤右前臂，当即肿痛、活动受限，未特殊处理。急来我院就诊，X 线片结果显示骨折，以"右盖氏骨折"收入院。患者受伤以来，无寒热，纳眠可，二便调。

【既往史】平素体健。

【过敏史】无。

【体格检查】右前臂明显肿胀，局部压痛，可触及骨异常活动，尺、桡动脉搏动可，指动及血运可，其余肢体未见明显异常。

【辅助检查】X 线片结果显示右桡骨中下段骨质不连续，骨小梁中断，远折端向外、前有移位，向后略有成角。其余未见明显异常（图 5-15）。

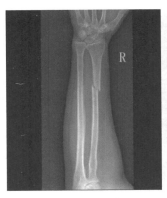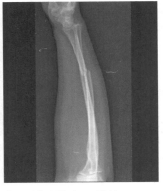

图 5-15　盖氏骨折医案 7 辅助检查 X 线片

【中医诊断】骨折。

【证候诊断】血瘀气滞证。

【西医诊断】右盖氏骨折。

【治法】活血化瘀，消肿止痛。

【处方】消肿止痛胶囊。

【手术治疗】行臂丛神经阻滞麻醉。麻醉成功后，患者取仰卧位，常规消毒，铺无菌巾、单，术中见右盖氏骨折，桡骨下段断端错位，下尺桡关节纵向分离。术中诊断为右盖氏骨折，拟行闭合复位内固定术。牵引下采用提按、分骨手法复位骨折，取 2 枚 2.5 mm 的克氏针分别上电钻，自桡骨远端背侧避开肌腱，斜行穿入髓腔内至近端桡骨小头，透视复位固定满意后，处理针尾，无菌包扎，石膏托外固定。

【复诊】

	症状体征变化	病机演变及转归	治法及方药变化
二诊	经皮穿针术后半个月，无特殊不适。局部肿胀减轻、无明显骨性压痛、无异常活动。X 线片结果显示骨折对位好，少量骨痂，内有克氏针固定（图 5-16）	骨折治疗后，复位好，肿减痛消	中药治宜补益肝肾，续筋接骨。方用接骨药，每次 6 g，每日 1 次。药物组成：续断、烫骨碎补、土鳖虫、煅自然铜等 6 味。调整石膏固定，不负重活动肩、肘关节
三诊	经皮穿针术后 1 个月，无特殊不适。局部无肿胀、无压痛，无异常活动。X 线片结果显示骨折对位好，中量骨痂，内有克氏针固定（图 5-17）	骨折愈合顺利，仍需继续治疗	拆除外固定，不负重逐步活动肩、肘关节。继续口服接骨药
四诊	术后 2 个月，无特殊不适。局部无肿胀、无压痛，无纵向叩击痛，无异常活动。X 线片结果显示骨折对位好，大量骨痂，内固定克氏针位置好（图 5-18）	骨折已经临床愈合，取出内固定	口服抗生素 3 天，中药治宜补肝肾，续筋骨。方用整骨伸筋胶囊。药物组成：地龙、制马钱子、烫骨碎补、桑寄生等 8 味。嘱患者逐渐加大腕关节活动范围，逐步负重功能锻炼，不适随诊

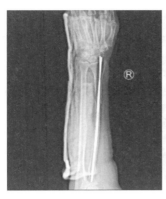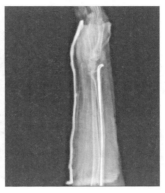

图 5-16　盖氏骨折医案 7 术后二诊 X 线片

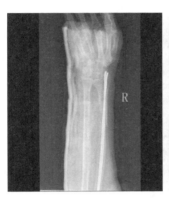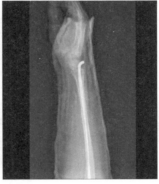

图 5-17　盖氏骨折医案 7 术后三诊 X 线片

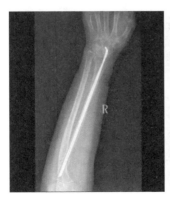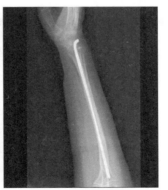

图 5-18　盖氏骨折医案 7 术后四诊 X 线片

八、盖氏骨折医案 8

张某，男，1986 年 8 月出生，2017 年 9 月 23 日初诊。发病节气：秋分。

【主诉】摔伤右前臂，肿痛、活动受限 1 小时。

【现病史】患者于入院前 1 小时，因跑步时不慎摔倒，摔伤右前臂，当即肿痛、活动受限，未特殊处理。急来我院就诊，以"右盖氏骨折"收入院。患者受伤以来，无寒热，纳眠可，二便调。

【既往史】平素体健。

【过敏史】无。

【体格检查】右前臂肿胀畸形，局部压痛，可触及骨异常活动，尺、桡动脉搏动可，指动及血运可，其余肢体未见明显异常。

【辅助检查】X 线片结果显示右盖氏骨折（图 5-19）。

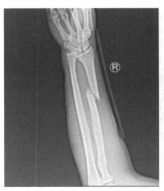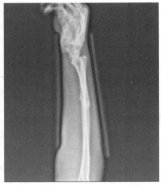

图 5-19　盖氏骨折医案 8 辅助检查 X 线片

【中医诊断】骨折。

【证候诊断】血瘀气滞证。

【西医诊断】右盖氏骨折。

【治法】活血化瘀，消肿止痛。

【处方】消肿止痛胶囊。

【手术治疗】行臂丛神经阻滞麻醉。麻醉成功后，患者取仰卧位，常规消毒，铺无菌巾、单，术中见右盖氏骨折，桡骨下段断端全错，下尺桡关节纵向分离，术中诊断为右盖氏骨折，拟行闭合复位内固定术。牵引下采用提按、分骨手法复位骨折，取 2 枚 2.5 mm 的钛针分别上电钻，自桡骨远端背侧避开肌腱，斜行穿入髓腔内至近端桡骨小头，另取 1 枚 2.0 mm 的克氏针自尺骨远端横行穿入固定至桡骨远折端，透视复位固定满意后，处理针尾，无菌包扎，石膏托外固定。

【复诊】

	症状体征变化	病机演变及转归	治法及方药变化
术后二诊	经皮穿针术后半个月，无特殊不适。局部肿胀减轻、无明显骨性压痛、无异常活动。X 线片结果显示骨折对位好，少量骨痂，内有克氏针固定（图 5-20）。	骨折治疗后，复位好，肿减痛消	中药治宜补益肝肾，续筋接骨。方用接骨药，每次 6 g，每日 1 次。药物组成：续断、烫骨碎补、土鳖虫、煅自然铜等 6 味。调整石膏固定，不负重活动肩、肘关节
术后三诊	经皮穿针术后 1 个月，无特殊不适。局部无肿胀、无压痛，无异常活动。X 线片结果显示骨折对位好，中量骨痂，内有克氏针固定（图 5-21）	骨折愈合顺利，仍需继续治疗	拆除外固定，不负重逐步活动肩、肘关节。继续口服接骨药
术后四诊	术后 2 个月，无特殊不适。局部无肿胀、无压痛，无纵向叩击痛，无异常活动。X 线片结果显示骨折对位好，大量骨痂，内固定克氏针位置好	骨折已经临床愈合，取出内固定	局麻下取出内固定克氏针，口服抗生素 3 天。中药治宜补肝肾，续筋骨。方用整骨伸筋胶囊。药物组成：地龙、制马钱子、烫骨碎补、桑寄生等 8 味。嘱患者逐渐加大腕关节活动范围，逐步负重功能锻炼，不适随诊

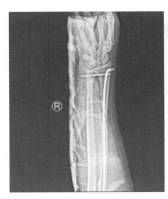
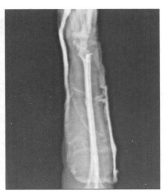

图 5-20　盖氏骨折医案 8 术后二诊 X 线片

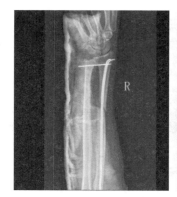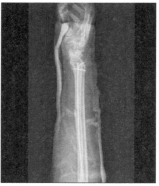

图 5-21　盖氏骨折医案 8 术后三诊 X 线片

九、盖氏骨折医案 9

王某，女，1958 年 5 月出生，2020 年 7 月 23 日初诊。发病节气：大暑。

【主诉】摔伤左前臂，流血、肿痛、活动受限 2 小时。

【现病史】患者于入院前 2 小时，因骑自行车摔伤左前臂，当即流血、肿痛、活动受限，就诊于某卫生院，X 线片结果显示左盖氏骨折，未行特殊处理，现为行进一步诊治急来诊。急诊查体、检查后以"左盖氏骨折"收入院。患者受伤以来，无寒热，纳眠可，二便调。

【既往史】平素体健。

【过敏史】无。

【体格检查】左前臂肿胀，中段前侧可见皮擦伤，少量血性液体渗出，局部压痛明显，可及骨擦感及骨异常活动，尺、桡动脉搏动可及，指动及血运、感觉可，其余未见明显异常。

【辅助检查】X 线片结果显示左桡骨下段骨折，折端分离移位，下尺桡关节脱位（图 5-22）。

【中医诊断】骨折。

【证候诊断】血瘀气滞证。

【西医诊断】左盖氏骨折。

【治法】活血化瘀，消肿止痛。

【处方】消肿止痛胶囊。

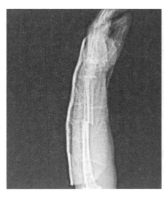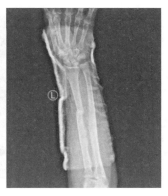

图 5-22　盖氏骨折医案 9 辅助检查 X 线片

【手术治疗】行臂丛神经阻滞麻醉。麻醉成功后，患者取仰卧位，常规消毒，铺无菌巾、单，术中见左盖氏骨折，桡骨下段断端全错，下尺桡关节纵向分离，术中诊断为左盖氏骨折，拟行闭合复位内固定术。牵引下采用提按、分骨手法复位骨折，取 2 枚 2.5 mm 的克氏针分别上电钻，自桡骨远端背侧避开肌腱，斜行穿入髓腔内至近端桡骨小头，另取 1 枚 2.0 mm 的克氏针自尺骨远端斜行穿入固定至桡骨远折端，透视复位固定满意后，处理针尾，无菌包扎，石膏托外固定。

【复诊】

	症状体征变化	病机演变及转归	治法及方药变化
术后二诊	经皮穿针术后半个月，无特殊不适。局部肿胀减轻、无明显骨性压痛、无异常活动。X 线片结果显示骨折对位好，少量骨痂，内有克氏针固定（图 5-23）	骨折治疗后，复位好，肿减痛消	中药治宜补益肝肾，续筋接骨。方用接骨药，每次 6 g，每日 1 次。药物组成：续断、烫骨碎补、土鳖虫、煅自然铜等 6 味。调整石膏固定，不负重活动肩、肘关节
术后三诊	经皮穿针术后 1 个月，无特殊不适。局部无肿胀、无压痛，无异常活动。X 线片结果显示骨折对位好，中量骨痂，内有克氏针固定（图 5-24）	骨折愈合顺利，仍需继续治疗	拆除外固定，不负重逐步活动肩、肘关节。继续口服接骨药

孙氏整骨医案记录

037

（续表）

	症状体征变化	病机演变及转归	治法及方药变化
术后四诊	术后 2 个月，无特殊不适。局部无肿胀、无压痛，无纵向叩击痛，无异常活动。X 线片结果显示骨折对位好，大量骨痂，内固定克氏针位置好（图 5-25）	骨折已经临床愈合，取出内固定	局麻下取出下尺桡关节内固定克氏针，口服抗生素 3 天，中药治宜补肝肾，续筋骨。方用整骨伸筋胶囊。药物组成：地龙、制马钱子、烫骨碎补、桑寄生等 8 味。嘱患者逐渐加大腕关节活动范围，逐步负重功能锻炼，不适随诊

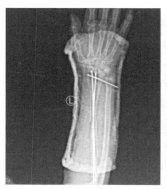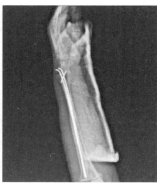

图 5-23　盖氏骨折医案 9 术后二诊 X 线片

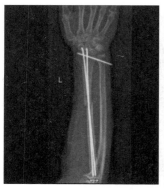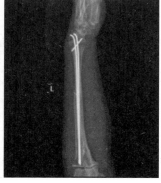

图 5-24　盖氏骨折医案 9 术后三诊 X 线片

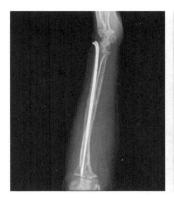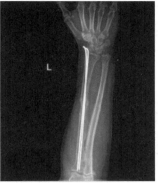

图 5-25　盖氏骨折医案 9 术后四诊 X 线片

第六章　跟骨骨折医案记录

一、跟骨骨折医案 1

林某，男，47 岁，2017 年 2 月 12 日初诊。发病节气：立春。

【主诉】摔伤右足跟部，肿痛 4 小时。

【现病史】患者于入院 4 小时前，因在工厂干活时不慎从梯子上摔下，伤及右足跟部，当即肿痛不敢活动，未行特殊处理，急来我院就诊，急诊查体、拍 X 线片后以"右跟骨骨折"收入院。患者伤后无寒冷、发热、头痛、昏迷、恶心、呕吐，无胸腹痛，纳可、未眠，二便正常。

【既往史】平素体健。

【过敏史】无。

【体格检查】右足跟部中度肿胀，皮肤张力适中，压痛明显，足背动脉及胫后动脉搏动好，趾动感觉及血运好。

【辅助检查】X 线片结果显示右跟骨粉碎骨折，结节角变小，骨折线累及距下关节面（图 6-1）。

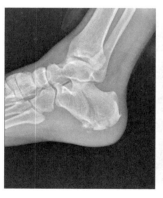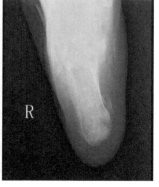

图 6-1　跟骨骨折医案 1 辅助检查 X 线片

【中医诊断】骨折。

【证候诊断】血瘀气滞证。

【西医诊断】右跟骨骨折。

【治法】活血化瘀，消肿止痛。

【处方】消肿止痛胶囊。

【手术治疗】行股神经和坐骨神经阻滞麻醉。麻醉成功后，患者取右侧卧位，常规消毒，铺无菌巾、单，术中见右跟骨粉碎骨折，关节面不平，跟骨体部增宽。术中诊断为右跟骨粉碎骨折，行右跟骨粉碎骨折闭合复位内固定术。叩挤击打跟骨体部恢复跟骨宽度，取 2 枚直径 3.0 mm 克氏针自跟骨后侧偏外穿入跟骨后侧骨块，撬拨跟骨后侧关节面至平整，另取 2 枚直径 2.0 mm 克氏针自跟骨结节下方内外侧沿跟距关节方向打入固定，再取 2 枚直径 2.0 mm 克氏针自跟骨结节处局部固定骨块，透视复位满意，测量跟骨结节下方克氏针长度，于克氏针尾部切开皮肤长约 0.5 cm，逐层分离，拧入 2 枚 6.5 mm × 50 mm 空心螺钉，透视见骨折复位固定满意，拔除克氏针，冲洗止血，清点器械、纱布无误后，缝合切口，无菌敷料包扎，石膏托外固定。

【复诊】

	症状体征变化	病机演变及转归	治法及方药变化
术后二诊	术后半个月，无特殊不适。局部肿胀减轻、无明显骨性压痛、无异常活动。X 线片结果显示骨折对位好，少量骨痂，内有螺钉固定	骨折治疗后，复位好，肿减痛消	中药治宜补益肝肾，续筋接骨。方用接骨药，每次 6 g，每日 1 次。药物组成：续断、烫骨碎补、土鳖虫、煅自然铜等 6 味。调整石膏固定，不负重活动膝、髋关节
术后三诊	术后 1 个月，无特殊不适。局部无肿胀、无压痛，无异常活动。X 线片结果显示骨折对位好，中量骨痂，内有螺钉固定	骨折愈合顺利，仍需继续治疗	拆除外固定，不负重逐步活动踝关节。继续口服接骨药
术后四诊	术后 2 个月，无特殊不适。局部无肿胀、无压痛，无纵向叩击痛，无异常活动。X 线片结果显示骨折对位好，大量骨痂，内固定螺钉位置好	骨折已经临床愈合，取出内固定	拔除克氏针。中药治宜补肝肾，续筋骨。方用整骨伸筋胶囊。药物组成：地龙、制马钱子、烫骨碎补、桑寄生等 8 味。嘱加大踝关节活动范围，逐步负重功能锻炼，不适随诊

二、跟骨骨折医案 2

宫某，男，53 岁，2017 年 6 月 14 日初诊。发病节气：芒种。

【主诉】摔伤致右足跟部肿胀、疼痛、活动受限 3 小时。

【现病史】患者于入院前 3 小时，因从栅栏上跳下时不慎摔伤右足跟部，伤后即刻出现右足跟部肿胀、疼痛并伴有右足活动受限，伤后于当地医院行 DR 及 CT 检查。检查结果提示右跟骨骨折，未处理，为进一步治疗来我院就诊，急诊查体、检查以"右跟骨骨折"收入院。患者病来无发热、咳嗽、咳痰，无头晕、头痛，无寒冷、昏迷、恶心、呕吐，无心前区不适，无呼吸困难，从受伤至入院未进食，二便正常解出。

【既往史】平素体健。

【过敏史】无。

【体格检查】右足跟部皮肤肿胀，局部有瘀青，右足跟骨局部按压痛，可触及骨擦感，右踝关节活动受限，其余右下肢各关节活动正常，双侧足背动脉可触及，其余四肢查体未见明显异常。

【辅助检查】X 线片结果显示右跟骨骨皮质不连续。CT 结果显示右跟骨骨皮质不连续，骨折线累及距下关节面。

【中医诊断】骨折。

【证候诊断】血瘀气滞证。

【西医诊断】右跟骨骨折。

【治法】活血化瘀，消肿止痛。

【处方】消肿止痛胶囊。

【手术治疗】行股神经和坐骨神经阻滞麻醉。麻醉成功后，患者取右侧卧位，常规消毒，铺无菌巾、单，手摸心会，结合 CR 片，术中诊断为右跟骨骨折。拟行闭合复位内固定术。跖屈位体位牵转提按推挤，挤压跟骨内外侧壁，恢复足跟高度及宽度，取 1 枚直径 2.0 mm 克氏针自跟骨结节下方沿跟距关节方向内外侧打入距骨固定，克氏针为导针，拧入 6.5 mm×50 mm 空心螺钉固定，局部以 2 枚 2.0 mm 克氏针加强固定，检查骨折稳定，透视见骨折及螺钉位置满意，石膏托固定患肢。

【复诊】

	症状体征变化	病机演变及转归	治法及方药变化
术后二诊	术后半个月，无特殊不适。局部肿胀减轻、无明显骨性压痛、无异常活动。X线片结果显示骨折对位好，少量骨痂，内有镙钉固定（图6-2）	骨折治疗后，复位好，肿减痛消	中药治宜补益肝肾，续筋接骨。方用接骨药，每次6g，每日1次。药物组成：续断、烫骨碎补、土鳖虫、煅自然铜等6味。调整石膏固定，不负重活动膝、髋关节
术后三诊	术后1个月，无特殊不适。局部无肿胀、无压痛，无异常活动。X线片结果显示骨折对位好，中量骨痂，内有螺钉固定（图6-3）	骨折愈合顺利，仍需继续治疗	拆除外固定，不负重逐步活动踝关节。继续口服接骨药
术后四诊	术后2个月，无特殊不适。局部无肿胀、无压痛，无纵向叩击痛，无异常活动。X线片结果显示骨折对位好，大量骨痂，内固定螺钉位置好	骨折已经临床愈合，取出内固定	中药治宜补肝肾，续筋骨。方用整骨伸筋胶囊。药物组成：地龙、制马钱子、烫骨碎补、桑寄生等8味。嘱加大踝关节活动范围，逐步负重功能锻炼，不适随诊

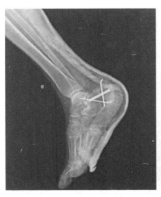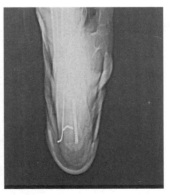

图6-2　跟骨骨折医案2术后二诊X线片

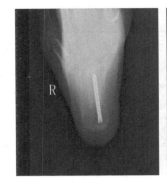
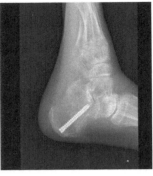

图 6-3　跟骨骨折医案 2 术后三诊 X 线片

三、跟骨骨折医案 3

初某，男，1972 年 4 月出生，2019 年 5 月 16 日初诊。发病节气：立夏。

【主诉】摔伤右足跟部，畸形、肿痛、活动受限 6 小时。

【现病史】患者于入院前 6 小时，因在家干活时不慎从高处摔下，摔伤右足跟部，当即肿痛、畸形，不敢活动，未处理，急到当地医院就诊，X 线片结果显示骨折，为行进一步治疗，急来我院就诊，急诊查体、检查以"右跟骨骨折"收入院。

【既往史】身体健康。

【过敏史】无。

【体格检查】右足跟部明显肿胀，局部可见瘀斑，局部压痛，可触及骨异常活动，足背动脉搏动可及，趾动、血运及感觉可，其余未见明显异常。

【辅助检查】X 线片结果显示右跟骨粉碎骨折，关节面不平（图 6-4）。

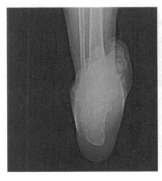
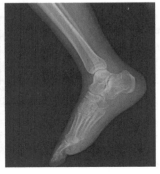

图 6-4　跟骨骨折医案 3 辅助检查 X 线片

【中医诊断】骨折。

【证候诊断】血瘀气滞证。

【西医诊断】右跟骨粉碎骨折。

【治法】活血化瘀，消肿止痛。

【处方】消肿止痛胶囊。

【手术治疗】行股神经和坐骨神经阻滞麻醉。麻醉成功后，患者取仰卧位，常规消毒，铺无菌巾、单，术中见右跟骨粉碎性骨折，折块分离、移位，折线累及跟距、跟骰关节面，关节面欠光整。术中诊断为右跟骨骨折，行右跟骨骨折闭合复位内固定术。采用拔伸牵引、端挤提按、克氏针撬拨复位跟骨骨折，取 2 枚直径 2.0 mm 的克氏针自跟骨后侧平行穿入至距下关节面下方，以 2 枚克氏针为导针，分别拧入 2 枚 6.5 mm×60 mm、6.5 mm×55 mm 的无头空心钉至距下关节面下方固定，透视见骨折复位满意，内固定可靠，另取 1 枚直径 2.0 mm 的克氏针局部穿入加强固定，检查无明显出血，清点器械、纱布无误后逐层缝合伤口。

【复诊】

	症状体征变化	病机演变及转归	治法及方药变化
术后二诊	经皮穿针术后 1 个月，无特殊不适。局部肿胀减轻、无明显骨性压痛、无纵向叩击痛、无异常活动。X线片结果显示骨折对位好，少量骨痂，内有螺钉固定（图 6-5）	骨折治疗后，复位好，肿减痛消	中药治宜补益肝肾，续筋接骨。方用接骨药，每次 6 g，每日 1 次。药物组成：续断、烫骨碎补、土鳖虫、煅自然铜等 6 味。嘱坐位踩脚、滚轴练功，不负重踝关节屈伸锻炼
术后三诊	闭合复位术后 2 个月，无特殊不适。局部无肿胀、无压痛，无纵向叩击痛，无异常活动。X线片结果显示骨折对位好，中量骨痂，内有螺钉固定（图 6-6）	骨折基本愈合，肝主筋，肾主骨，筋骨损伤，日久累及肝肾，致肝肾亏损	赤木洗剂外洗，药物组成：苏木、红花、海桐皮、伸筋草、透骨草等 9 味。中药治宜补益肝肾，舒筋通络。方用整骨伸筋胶囊。药物组成：地龙、制马钱子、烫骨碎补、桑寄生等 8 味。嘱 1 个月后复诊

（续表）

	症状体征变化	病机演变及转归	治法及方药变化
术后四诊	闭合复位术后3个月，无特殊不适。局部无肿胀、无压痛，无纵向叩击痛，无异常活动。X线片结果显示骨折对位好，骨折线消失	术后3个月，骨折愈合良好。不需特殊治疗	嘱逐步负重功能锻炼

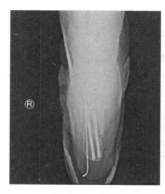
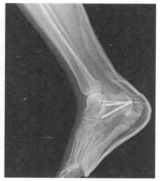

图6-5　跟骨骨折医案3术后二诊X线片

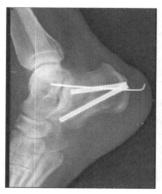
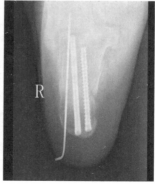

图6-6　跟骨骨折医案3术后三诊X线片

四、跟骨骨折医案 4

王某，男，1982 年 8 月出生，2020 年 7 月 2 日初诊。发病节气：夏至。

【主诉】摔伤右足跟部，畸形、肿痛、活动受限 1 小时。

【现病史】患者于入院前 1 小时，因在下楼梯时不慎踩空，摔伤右足跟部，当即肿痛、畸形、不敢活动，未处理，急来我院就诊，急诊查体、检查后以"右跟骨骨折"收入院。

【既往史】身体健康。

【过敏史】无。

【体格检查】右足跟部明显肿胀，可见瘀斑，局部压痛，可触及骨异常活动，足背动脉搏动可及，趾动、血运及感觉可，其余未见明显异常。

【辅助检查】X 线片结果显示右足跟骨粉碎骨折，关节面塌陷并嵌插（图6-7）。

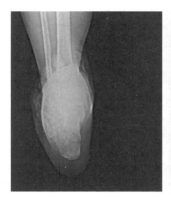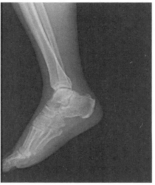

图 6-7　跟骨骨折医案 4 辅助检查 X 线片

【中医诊断】骨折。

【证候诊断】血瘀气滞证。

【西医诊断】右跟骨粉碎骨折。

【治法】活血化瘀，消肿止痛。

【处方】消肿止痛胶囊。

【手术治疗】行股神经和坐骨神经阻滞麻醉。麻醉成功后，患者取仰卧位，常规消毒，铺无菌巾、单，术中见右跟骨粉碎性骨折，折块分离、移

下篇

孙氏整骨医案记录

位，折线累及跟距、跟骰关节面，关节面欠光整。术中诊断为右跟骨骨折，行右跟骨骨折闭合复位内固定术。采用拔伸牵引、端挤提按、克氏针撬拨复位跟骨骨折，取 2 枚直径 2.0 mm 的克氏针自跟骨后侧平行穿入至距下关节面下方，以 2 枚克氏针为导针，分别拧入 2 枚 6.5 mm×60 mm、6.5 mm×55 mm 的无头空心钉至距下关节面下方固定，透视见骨折复位满意，内固定可靠，另取 1 枚直径 2.0 mm 的克氏针自跟骨结节沿跟骨纵轴方向穿入固定骨折端，以此为导针拧入 1 枚 6.5 mm×70 mm 的无头加压空心钉固定，检查无明显出血后，清点器械、纱布无误后逐层缝合伤口，无菌敷料包扎，石膏托外固定。

【复诊】

	症状体征变化	病机演变及转归	治法及方药变化
术后二诊	经皮穿针术后 1 个月，无特殊不适。局部肿胀减轻、无明显骨性压痛、无纵向叩击痛、无异常活动。X 线片结果显示骨折对位好，少量骨痂，内有螺钉固定（图 6-8）	骨折治疗后，复位好，肿减痛消	中药治宜补益肝肾，续筋接骨。方用接骨药，每次 6 g，每日 1 次。药物组成：续断、烫骨碎补、土鳖虫、煅自然铜等 6 味。嘱坐位跺脚、滚轴练功，不负重踝关节屈伸锻炼
术后三诊	闭合复位术后 2 个月，无特殊不适。局部无肿胀、无压痛，无纵向叩击痛，无异常活动。X 线片结果显示骨折对位好，中量骨痂，内有螺钉固定（图 6-9）	骨折基本愈合，肝主筋，肾主骨，筋骨损伤，日久累及肝肾，致肝肾亏损	赤木洗剂外洗，药物组成：苏木、红花、海桐皮、伸筋草、透骨草等 9 味。中药治宜补益肝肾，舒筋通络。方用整骨伸筋胶囊。药物组成：地龙、制马钱子、烫骨碎补、桑寄生等 8 味。嘱 1 个月后复诊
术后四诊	闭合复位术后 3 个月，无特殊不适。局部无肿胀、无压痛，无纵向叩击痛，无异常活动。X 线片结果显示骨折对位好，骨折线消失	术后 3 个月，骨折愈合良好。不需特殊治疗	嘱逐步负重功能锻炼

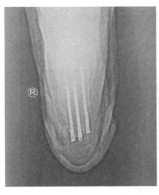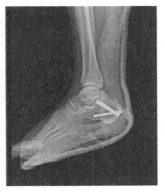

图 6-8　跟骨骨折医案 4 术后二诊 X 线片

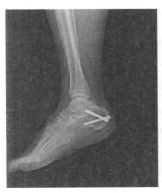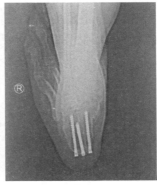

图 6-9　跟骨骨折医案 4 术后三诊 X 线片

五、跟骨骨折医案 5

唐某，男，1962 年 11 月出生，2020 年 7 月 20 日初诊。发病节气：小暑。

【主诉】摔伤右足跟，畸形、肿痛、活动受限 4 小时。

【现病史】患者于入院前 4 小时，因在工地干活时不慎从汽车上摔下伤及右侧足跟部，当即肿痛、畸形，不敢活动，未处理，急到当地医院就诊，X 线片结果显示骨折，现右侧足跟部中度肿胀、活动受限，为进一步治疗，急来我院就诊，急诊查体、检查、阅片后以"右跟骨骨折"收入院。

【既往史】身体健康。

【过敏史】无。

【体格检查】右侧足跟部中度肿胀，局部压痛，可触及骨异常活动，足背动脉搏动可及，趾动、血运及感觉可。

【辅助检查】X线片结果显示右足跟骨粉碎骨折，关节面塌陷并嵌插（图6-10）。

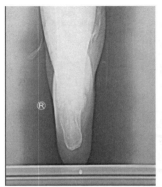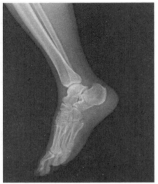

图 6-10　跟骨骨折医案 5 辅助检查 X 线片

【中医诊断】骨折。

【证候诊断】血瘀气滞证。

【西医诊断】右跟骨粉碎骨折。

【治法】活血化瘀，消肿止痛。

【处方】消肿止痛胶囊。

【手术治疗】行股神经和坐骨神经阻滞麻醉。麻醉成功后，患者取仰卧位，常规消毒，铺无菌巾、单，术中见右跟骨粉碎性骨折，折块分离、移位，折线累及跟距、跟骰关节面，关节面欠光整。术中诊断为右跟骨骨折，行右跟骨骨折闭合复位内固定术。采用拔伸牵引、端挤提按、克氏针撬拨复位跟骨骨折，取 2 枚直径 2.0 mm 的克氏针自跟骨后侧平行穿入至距下关节面下方，以 2 枚克氏针为导针，分别拧入 2 枚 6.5 mm×60 mm、6.5 mm×55 mm 的无头空心钉至距下关节面下方固定，透视见骨折复位满意，内固定可靠，另取 1 枚直径 2.0 mm 的克氏针自跟骨结节沿跟骨纵轴方向穿入固定骨折端，以此为导针拧入 1 枚 6.5 mm×70 mm 的无头加压空心钉固定，检查无明显出血后，清点器械、纱布无误后逐层缝合伤口，无菌敷料包扎，石膏托外固定。

【复诊】

	症状体征变化	病机演变及转归	治法及方药变化
术后二诊	经皮穿针术后 1 个月，无特殊不适。局部肿胀减轻、无明显骨性压痛、无纵向叩击痛、无异常活动。X 线片结果显示骨折对位好，少量骨痂，内有螺钉固定（图 6-11）	骨折治疗后，复位好，肿减痛消	中药治宜补益肝肾，续筋接骨。方用接骨药，每次 6 g，每日 1 次。药物组成：续断、烫骨碎补、土鳖虫、煅自然铜等 6 味。嘱坐位踝脚、滚轴练功，不负重踝关节屈伸锻炼
术后三诊	闭合复位术后 2 个月，无特殊不适。局部无肿胀、无压痛，无纵向叩击痛，无异常活动。X 线片结果显示骨折对位好，中量骨痂，内有螺钉固定	骨折基本愈合，肝主筋，肾主骨，筋骨损伤，日久累及肝肾，致肝肾亏损	赤木洗剂外洗，药物组成：苏木、红花、海桐皮、伸筋草、透骨草等 9 味。中药治宜补益肝肾，舒筋通络。方用整骨伸筋胶囊。药物组成：地龙、制马钱子、烫骨碎补、桑寄生等 8 味。嘱 1 个月后复诊
术后四诊	闭合复位术后 3 个月，无特殊不适。局部无肿胀、无压痛，无纵向叩击痛，无异常活动。X 线片结果显示骨折对位好，骨折线消失	术后 3 个月，骨折愈合良好。不需特殊治疗	嘱逐步负重功能锻炼

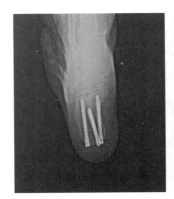 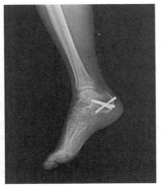

图 6-11 跟骨骨折医案 5 术后二诊 X 线片

六、跟骨骨折医案 6

王某，男，1963 年 8 月出生，2021 年 7 月 22 日初诊。发病节气：大暑。

【主诉】摔伤左足跟部，畸形、肿痛、活动受限 5 小时。

【现病史】患者于入院前 5 小时，因不慎从车上摔下伤及左足跟部，当即肿痛、畸形，不敢活动，未处理，急到当地医院就诊，X 线片结果显示骨折，为求进一步治疗，急来我院就诊。

【既往史】身体健康。

【过敏史】无。

【体格检查】左足跟部中度肿胀，局部压痛，可触及骨异常活动，足背动脉搏动可及，趾动、血运及感觉可，其余未见明显异常。

【辅助检查】X 线片结果显示左足跟骨粉碎骨折，关节面塌陷并嵌插（图 6-12）。

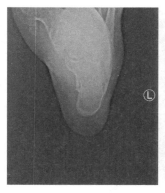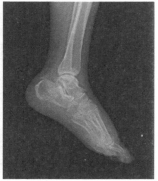

图 6-12　跟骨骨折医案 6 辅助检查 X 线片

【中医诊断】骨折。

【证候诊断】血瘀气滞证。

【西医诊断】左跟骨粉碎骨折。

【治法】活血化瘀，消肿止痛。

【处方】消肿止痛胶囊。

【手术治疗】行股神经和坐骨神经阻滞麻醉。麻醉成功后，患者取仰卧位，常规消毒，铺无菌巾、单，术中见左跟骨粉碎性骨折，折块分离、移位，折线累及跟距、跟骰关节面，关节面欠光整。术中诊断为左跟骨骨折，行左跟骨骨折闭合复位内固定术。采用拔伸牵引、端挤提按、克氏针撬拨复位跟骨骨折，取 2 枚直径 2.0 mm 的克氏针自跟骨后侧平行穿入至距下关节面下方，以 1 枚克氏针为导针，拧入 1 枚 6.5 mm×60 mm 的无头空心钉至距下关节面下方固定，透视见骨折复位满意，内固定可靠，另取 1 枚直径 2.0 mm 的克氏针自跟骨结节沿跟骨纵轴方向穿入固定骨折端，以此为导针拧入 1 枚 6.5 mm×70 mm 的无头加压空心钉固定，再取 2 枚克氏针局部穿入固定断端骨块，检查无明显出血后，清点器械、纱布无误后逐层缝合伤口，无菌敷料包扎，石膏托外固定。

【复诊】

	症状体征变化	病机演变及转归	治法及方药变化
术后二诊	经皮穿针术后 1 个月，无特殊不适。局部肿胀减轻、无明显骨性压痛、无纵向叩击痛、无异常活动。X 线片结果显示骨折对位好，少量骨痂，内有螺钉固定（图 6-13）	骨折治疗后，复位好，肿减痛消	中药治宜补益肝肾，续筋接骨。方用接骨药，每次 6 g，每日 1 次。药物组成：续断、烫骨碎补、土鳖虫、煅自然铜等 6 味。嘱坐位踩脚、滚轴练功，不负重踝关节屈伸锻炼
术后三诊	闭合复位术后 2 个月，无特殊不适。局部无肿胀、无压痛，无纵向叩击痛，无异常活动。X 线片结果显示骨折对位好，中量骨痂，内有螺钉固定（图 6-14）	骨折基本愈合，肝主筋，肾主骨，筋骨损伤，日久累及肝肾，致肝肾亏损	拔除外露的克氏针。赤木洗剂外洗，药物组成：苏木、红花、海桐皮、伸筋草、透骨草等 9 味。中药治宜补益肝肾，舒筋通络。方用整骨伸筋胶囊。药物组成：地龙、制马钱子、烫骨碎补、桑寄生等 8 味。嘱 1 个月后复诊
术后四诊	闭合复位术后 3 个月，无特殊不适。局部无肿胀、无压痛，无纵向叩击痛，无异常活动。X 线片结果显示骨折对位好，骨折线消失	术后 3 个月，骨折愈合良好。不需特殊治疗	嘱逐步负重功能锻炼

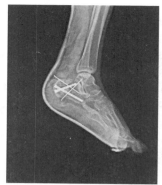
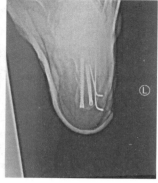

图 6-13 跟骨骨折医案 6 术后二诊 X 线片

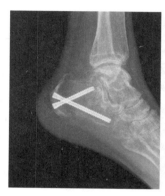
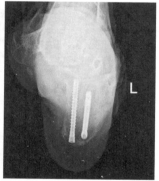

图 6-14 跟骨骨折医案 6 术后三诊 X 线片

七、跟骨骨折医案 7

郭某，男，1974 年 2 月出生，2021 年 9 月 27 初诊。发病节气：秋分。

【主诉】摔伤右足跟部，畸形、肿痛、活动受限 5 小时。

【现病史】患者于入院前 5 小时，因在工地干活时不慎从高处摔下伤及右足跟部，当即肿痛、畸形，不敢活动，未处理，急到当地医院就诊行 CT 检查，结果显示骨折，为进一步治疗，急来我院就诊。

【既往史】身体健康。

【过敏史】无。

【体格检查】右足跟部中度肿胀，局部压痛，可触及骨异常活动，足背动脉搏动可及，趾动、血运及感觉可。

【辅助检查】X线片结果显示右足跟骨粉碎骨折，关节面塌陷并嵌插（图6-15）。

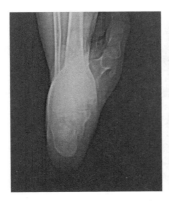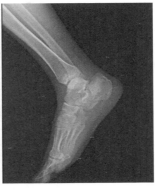

图 6-15　跟骨骨折医案 7 辅助检查 X 线片

【中医诊断】骨折。

【证候诊断】血瘀气滞证。

【西医诊断】右跟骨粉碎骨折。

【治法】活血化瘀，消肿止痛。

【处方】消肿止痛胶囊。

【手术治疗】行股神经和坐骨神经阻滞麻醉。麻醉成功后，患者取仰卧位，常规消毒，铺无菌巾、单，术中见右跟骨粉碎性骨折，折块分离、移位，折线累及跟距、跟骰关节面，关节面欠光整。术中诊断为右跟骨骨折，行右跟骨骨折闭合复位内固定术。采用拔伸牵引、端挤提按、克氏针撬拨复位跟骨骨折，取 2 枚直径 2.0 mm 的克氏针自跟骨后侧平行穿入至距下关节面下方，以 2 枚克氏针为导针，分别拧入 2 枚 6.5 mm×60 mm、6.5 mm×55 mm 的无头空心钉至距下关节面下方固定，透视见骨折复位满意，内固定可靠，另取 1 枚直径 2.0 mm 的克氏针自跟骨结节沿跟骨纵轴方向穿入固定骨折端，以此为导针拧入 1 枚 6.5 mm×70 mm 的无头加压空心钉固定，检查无明显出血，清点器械、纱布无误后逐层缝合伤口，无菌敷料包扎，石膏托外固定。

【复诊】

	症状体征变化	病机演变及转归	治法及方药变化
术后二诊	经皮穿针术后1个月，无特殊不适。局部肿胀减轻、无明显骨性压痛、无纵向叩击痛、无异常活动。X线片结果显示骨折对位好，少量骨痂，内有螺钉固定（图6-16）	骨折治疗后，复位好，肿减痛消	中药治宜补益肝肾，续筋接骨。方用接骨药，每次6g，每日1次。药物组成：续断、烫骨碎补、土鳖虫、煅自然铜等6味。嘱坐位踩脚、滚轴练功，不负重踝关节屈伸锻炼
术后三诊	闭合复位术后2个月，无特殊不适。局部无肿胀、无压痛，无纵向叩击痛，无异常活动。X线片结果显示骨折对位好，中量骨痂，内有螺钉固定	骨折基本愈合，肝主筋，肾主骨，筋骨损伤，日久累及肝肾，致肝肾亏损	赤木洗剂外洗，药物组成：苏木、红花、海桐皮、伸筋草、透骨草等9味。中药治宜补益肝肾，舒筋通络。方用整骨伸筋胶囊。药物组成：地龙、制马钱子、烫骨碎补、桑寄生等8味。嘱1个月后复诊
术后四诊	闭合复位术后3个月，无特殊不适。局部无肿胀、无压痛，无纵向叩击痛，无异常活动。X线片结果显示骨折对位好，骨折线消失	术后3个月，骨折愈合良好。不需特殊治疗	嘱逐步负重功能锻炼

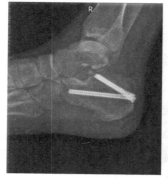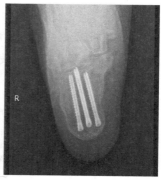

图6-16 跟骨骨折医案7术后二诊X线片

八、跟骨骨折医案8

滕某，男，63岁，2021年10月2日初诊。发病节气：秋分。

【主诉】摔伤致右足跟部，肿痛1天。

【现病史】患者于入院前1天，因在家中的平房上摔伤了右足跟部，当即肿胀，伤后自行于家中休养，症状未减轻，现为求进一步诊治，来我院就诊，急诊经查体、辅助检查后以"右跟骨骨折、原发性高血压"收入院，患者伤后无寒冷、发热、恶心、呕吐、头晕、昏迷，纳可眠安，二便正常。

【既往史】平素体健。

【过敏史】无。

【体格检查】右足可见明显肿胀，足跟部外侧可见散在淤青，周围局部压痛（+），可触及骨异常活动，双下肢肌力及皮肤浅感觉正常，双下肢足背动脉可触及，其余未见明显异常。

【辅助检查】X线片结果显示右外踝隐约可见低密度线状影，踝关节间隙可，右跟骨骨质不连续，跟骨结节角变小，右踝外侧软组织肿胀（图6-17）。

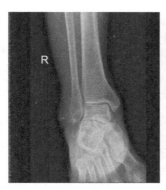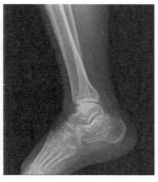

图6-17 跟骨骨折医案8辅助检查X线片

【中医诊断】骨折。

【证候诊断】血瘀气滞证。

【西医诊断】右跟骨骨折。

【治法】活血化瘀，消肿止痛。

【处方】消肿止痛胶囊。

【手术治疗】行股神经和坐骨神经阻滞麻醉。麻醉成功后，患者取仰卧位，常规消毒，铺无菌巾、单，手摸心会，结合CR片，术中诊断为右跟骨骨折，拟行闭合复位内固定术。跖屈位体位牵转提按推挤，挤压跟骨内外侧壁，恢复足跟高度及宽度，取 2 枚直径 2.0 mm 克氏针自跟骨结节下方内外侧沿跟距关节方向打入距骨固定，检查骨折稳定，透视位置满意，以克氏针为导针拧入 2 枚 6.5 mm×50 mm 空心钉固定，检查无明显出血后关闭刀口，无菌敷料包扎，石膏托固定患肢。

【复诊】

	症状体征变化	病机演变及转归	治法及方药变化
术后二诊	术后半个月，无特殊不适。局部肿胀减轻、无明显骨性压痛、无异常活动。X线片结果显示骨折对位好，少量骨痂，内有螺钉固定（图 6-18）	骨折治疗后，复位好，肿减痛消	中药治宜补益肝肾，续筋接骨。方用接骨药，每次 6 g，每日 1 次。药物组成：续断、烫骨碎补、土鳖虫、煅自然铜等 6 味。调整石膏固定，不负重活动膝、髋关节
术后三诊	术后 1 个月，无特殊不适。局部无肿胀、无压痛，无异常活动。X线片结果显示骨折对位好，中量骨痂，内有螺钉固定（图 6-19）	骨折愈合顺利，取出内固定	拆除外固定，不负重逐步活动踝关节。继续口服接骨药
术后四诊	术后 2 个月，无特殊不适。局部无肿胀、无压痛，无纵向叩击痛，无异常活动。X线片结果显示骨折对位好，大量骨痂，内固定螺钉位置好（图 6-20）	骨折已经临床愈合	中药治宜补肝肾，续筋骨。方用整骨伸筋胶囊。药物组成：地龙、制马钱子、烫骨碎补、桑寄生等 8 味。嘱加大踝关节活动范围，逐步负重功能锻炼，不适随诊

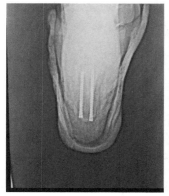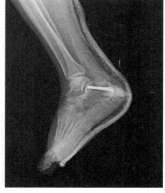

图 6-18　跟骨骨折医案 8 术后二诊 X 线片

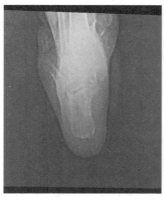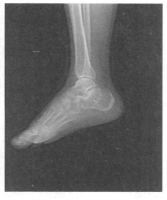

图 6-19　跟骨骨折医案 8 术后三诊 X 线片

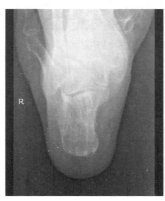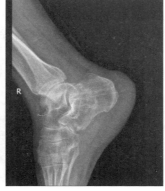

图 6-20　跟骨骨折医案 8 术后四诊 X 线片

九、跟骨骨折医案 9

张某，男，1975 年 7 月出生，2021 年 10 月 29 日初诊。发病节气：霜降。

【主诉】摔伤致右足跟部，肿痛、活动受限 3.5 小时。

【现病史】患者于入院前 3.5 小时，因在家干活时从梯子上摔下，摔伤右足跟部，当即肿痛、活动受限，伤后于当地医院拍 X 线片，结果显示骨折，未行其他特殊治疗，现为求进一步诊治，来我院就诊。患者受伤以来，无寒热，纳眠可，二便调。

【既往史】平素体健。

【过敏史】无。

下篇

孙氏整骨医案记录

059

【体格检查】右足可见明显肿胀，足跟部外侧可见散在淤青，周围局部压痛（＋），可触及骨异常活动，右足背动脉可触及，趾端血运及感觉可。

【辅助检查】X线片结果显示右跟骨骨折，骨折断端错位（图6-21）。

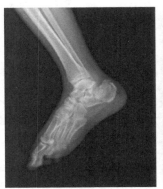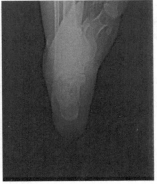

图6-21 跟骨骨折医案9辅助检查X线片

【中医诊断】骨折。

【证候诊断】血瘀气滞证。

【西医诊断】右跟骨骨折。

【治法】活血化瘀，消肿止痛。

【处方】消肿止痛胶囊。

【手术治疗】行股神经和坐骨神经阻滞麻醉。麻醉成功后，患者取左侧卧位，常规消毒，铺无菌巾、单，术中见右跟骨粉碎骨折，关节面不平，跟骨体部增宽。术中诊断为右跟骨粉碎骨折，行右跟骨粉碎骨折闭合复位内固定术。叩挤击打跟骨体部恢复跟骨宽度，取 2 枚直径 3.0 mm 克氏针自跟骨后侧偏外穿入跟骨后侧骨块撬拨跟骨后侧关节面至平整，另取 2 枚直径 2.0 mm 克氏针自跟骨结节下方内外侧沿跟距关节方向打入固定，再取 2 枚直径 2.0 mm 克氏针自跟骨结节处局部固定骨块，透视复位满意，测量跟骨结节下方克氏针长度，于克氏针尾部切开皮肤长约 0.5cm，逐层分离，拧入 2 枚 6.5 mm×50 mm 空心螺钉，透视见骨折复位固定满意，拔除克氏针，冲洗止血，清点器械、纱布无误后，缝合切口，无菌敷料包扎，石膏托外固定。

【复诊】

	症状体征变化	病机演变及转归	治法及方药变化
术后二诊	术后半个月，无特殊不适。局部肿胀减轻、无明显骨性压痛、无异常活动。X线片结果显示骨折对位好，少量骨痂，内有螺钉固定（图6-22）	骨折治疗后，复位好，肿减痛消	中药治宜补益肝肾，续筋接骨。方用接骨药，每次6 g，每日1次。药物组成：续断、烫骨碎补、土鳖虫、煅自然铜等6味。调整石膏固定，不负重活动膝、髋关节
术后三诊	术后1个月，无特殊不适。局部无肿胀、无压痛，无异常活动。X线片结果显示骨折对位好，中量骨痂，内有螺钉固定（图6-23）	骨折愈合顺利，仍需继续治疗	拆除外固定，不负重逐步活动踝关节。继续口服接骨药
术后四诊	术后2个月，无特殊不适。局部无肿胀、无压痛，无纵向叩击痛，无异常活动。X线片结果显示骨折对位好，大量骨痂，内固定螺钉位置好（图6-24）	骨折已经临床愈合，取出内固定	拔除克氏针。中药治宜补肝肾，续筋骨。方用整骨伸筋胶囊。药物组成：地龙、制马钱子、烫骨碎补、桑寄生等8味。嘱加大踝关节活动范围，逐步负重功能锻炼，不适随诊

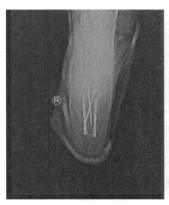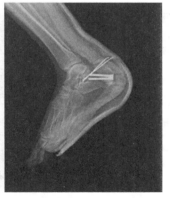

图6-22　跟骨骨折医案9术后二诊X线片

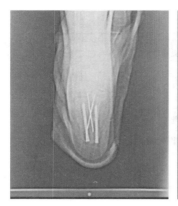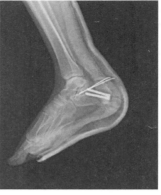

图 6-23　跟骨骨折医案 9 术后三诊 X 线片

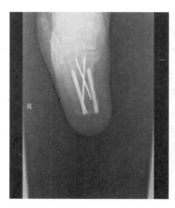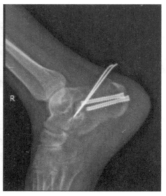

图 6-24　跟骨骨折医案 9 术后四诊 X 线片

十、跟骨骨折医案 10

王某，男，54 岁，2022 年 2 月 12 日初诊。发病节气：立春。

【主诉】摔伤致双足跟部肿痛、活动受限 1 天。

【现病史】患者于入院前 1 天，因从墙上摔下摔伤了双足部，当即肿痛、流血及活动受限，伤后于当地医院就诊并行住院治疗，具体治疗不详，现患者为求进一步诊治，来我院就诊，急诊经查体及行 CT 检查后以"右跟骨骨折、右开放性跟骨骨折"收入院，患者伤后无寒冷、发热、恶心、呕吐、头晕、昏迷，纳可眠安，二便正常。

【既往史】平素体健。

【过敏史】无。

【体格检查】双足部可见明显肿胀及畸形，周围局部压痛（＋），可触及骨异常活动，右内踝下方可见两处外伤缝合口，周围可见红肿及渗出，双足背动脉可触及，趾端血运及感觉可，其余未见明显异常。

【辅助检查】CT结果显示右跟骨形态欠规整，其内显示多发不规则骨折线影，折块稍分离、移位，折线累及跟距、跟骰关节面，关节面欠光整。所示其余骨质未见明显骨折征象（图6-25）。

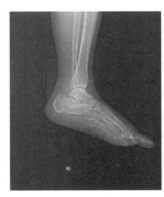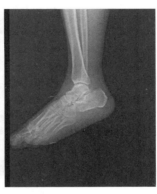

图6-25　跟骨骨折医案10辅助检查CT图像

【中医诊断】骨折。

【证候诊断】血瘀气滞证。

【西医诊断】右跟骨骨折。

【治法】活血化瘀，消肿止痛。

【处方】消肿止痛胶囊。

【手术治疗】行股神经和坐骨神经阻滞麻醉。麻醉成功后，患者取右侧卧位，常规消毒，铺无菌巾、单，术中见右跟骨粉碎骨折，关节面塌陷、不平，跟骨体部增宽，跟骨角变小。术中诊断为右跟骨骨折，行右跟骨骨折闭合复位内固定术。叩挤击打跟骨体部恢复跟骨宽度，克氏针撬拨骨块恢复跟骨角，取1枚直径2.5 mm克氏针自跟骨后侧偏外穿入跟骨后侧骨块撬拨复位后侧骨块及关节面，复位成功后，取1枚直径2.0 mm克氏针为导针自跟骨结节下方沿跟骨内外侧壁向跟骨后关节面方向穿入关节面下方，透视骨折复位及导针方向满意，测量长度，顺导针方向拧入1枚6.5 mm×50 mm空心螺钉，以维持复位跟骨后关节面外侧部分，取3枚直径2.0 mm克氏针自跟骨外侧壁斜向内上方穿入固定跟骨后外侧关节面，透视见骨折复位固定满意，清点器械、纱布无误后，无菌包扎，石膏托外固定。

【复诊】

	症状体征变化	病机演变及转归	治法及方药变化
术后二诊	术后半个月，无特殊不适。局部肿胀减轻、无明显骨性压痛、无异常活动。X线片结果显示骨折对位好，少量骨痂，内有螺钉固定（图6-26）	骨折治疗后，复位好，肿减痛消	中药治宜补益肝肾，续筋接骨。方用接骨药，每次6 g，每日1次。药物组成：续断、烫骨碎补、土鳖虫、煅自然铜等6味。调整石膏固定，不负重活动膝、髋关节
术后三诊	术后1个月，无特殊不适。局部无肿胀、无压痛，无异常活动。X线片结果显示骨折对位好，中量骨痂，内有螺钉固定（图6-27）	骨折愈合顺利，仍需继续治疗	拆除外固定，不负重逐步活动踝关节。继续口服接骨药
术后四诊	术后2个月，无特殊不适。局部无肿胀、无压痛，无纵向叩击痛，无异常活动。X线片结果显示骨折对位好，大量骨痂，内固定螺钉位置好	骨折已经临床愈合，取出内固定	拔除克氏针。中药治宜补肝肾，续筋骨。方用整骨伸筋胶囊。药物组成：地龙、制马钱子、烫骨碎补、桑寄生等8味。嘱加大踝关节活动范围，逐步负重功能锻炼，不适随诊

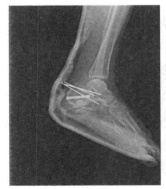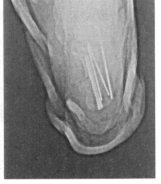

图6-26 跟骨骨折医案10术后二诊X线片

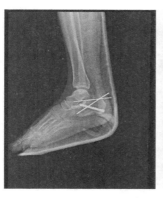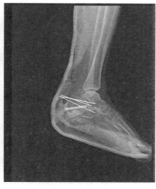

图 6-27　跟骨骨折医案 10 术后三诊 X 线片

十一、跟骨骨折医案 11

于某，男，1969 年 3 月出生，2022 年 2 月 16 日初诊。发病节气：立春。

【主诉】摔伤左足跟部，疼痛、活动受限 2 天。

【现病史】患者于本院就诊前 2 天，因在家从 2 米高处梯子上摔下，伤及左足跟部，即感疼痛、活动受限，于当地医院拍 X 线片，结果显示"骨折"，行患肢悬吊后，今日为进一步治疗，急来我院诊疗。患者受伤以来，无寒热，纳眠可，二便调。

【既往史】平素体健。

【过敏史】无。

【体格检查】左足跟部明显肿胀，局部压痛、叩击痛，可触及骨异常活动，足背动脉搏动可及，趾动、血运及感觉可，其余未见明显异常。

【辅助检查】X 线片结果显示左跟骨骨折，骨折端嵌插，跟骨角变小（图 6-28）。

【中医诊断】骨折。

【证候诊断】血瘀气滞证。

【西医诊断】左跟骨骨折。

【治法】活血化瘀，消肿止痛。

【处方】消肿止痛胶囊。

【手术治疗】行股神经和坐骨神经阻滞麻醉。麻醉成功后，患者取右侧卧位，常规消毒，铺无菌巾、单，术中见左跟骨粉碎骨折，关节面塌陷、不平，跟骨体部增宽，跟骨角变小。术中诊断为左跟骨骨折，行左跟骨骨折闭

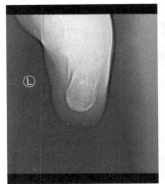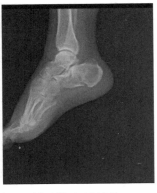

图 6-28　跟骨骨折医案 11 辅助检查 X 线片

合复位内固定术。叩挤击打跟骨体部恢复跟骨宽度，克氏针撬拨骨块恢复跟骨角，取 1 枚直径 2.5 mm 克氏针自跟骨后侧偏外穿入跟骨后侧骨块，撬拨复位后侧骨块及关节面。复位成功后，取 2 枚直径 2.0 mm 克氏针为导针自跟骨结节下方沿跟骨内外侧壁向跟骨后关节面方向穿入关节面下方，透视骨折复位及导针方向满意，测量长度，顺导针方向拧入 2 枚 6.5 mm×50 mm 空心螺钉，维持复位跟骨后关节面外侧部分，取 1 枚直径 2.0 mm 克氏针自跟骨外侧壁斜向内上方穿入固定跟骨后外侧关节面，透视见骨折复位固定满意，清点器械、纱布无误后，无菌包扎，石膏托外固定。

【复诊】

	症状体征变化	病机演变及转归	治法及方药变化
术后二诊	术后半个月，无特殊不适。局部肿胀减轻、无明显骨性压痛、无异常活动。X 线片结果显示骨折对位好，少量骨痂，内有螺钉固定（图 6-29）	骨折治疗后，复位好，肿减痛消	中药治宜补益肝肾，续筋接骨。方用接骨药，每次 6 g，每日 1 次。药物组成：续断、烫骨碎补、土鳖虫、煅自然铜等 6 味。调整石膏固定，不负重活动膝、髋关节
术后三诊	术后 1 个月，无特殊不适。局部无肿胀、无压痛，无异常活动。X 线片结果显示骨折对位好，中量骨痂，内有螺钉固定（图 6-30）	骨折愈合顺利，仍需继续治疗	拆除外固定，不负重逐步活动踝关节。继续口服接骨药

	症状体征变化	病机演变及转归	治法及方药变化
术后四诊	术后2个月，无特殊不适。局部无肿胀、无压痛，无纵向叩击痛，无异常活动。X线片结果显示骨折对位好，大量骨痂，内固定螺钉位置好	骨折已经临床愈合，取出内固定	拔除克氏针。中药治宜补肝肾，续筋骨。方用整骨伸筋胶囊。药物组成：地龙、制马钱子、烫骨碎补、桑寄生等8味。嘱加大踝关节活动范围，逐步负重功能锻炼，不适随诊

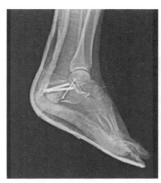
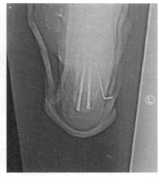

图 6-29　跟骨骨折医案 11 术后二诊 X 线片

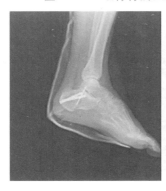
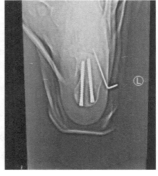

图 6-30　跟骨骨折医案 11 术后三诊 X 线片

十二、跟骨骨折医案 12

林某，男，1980 年 1 月出生，2022 年 3 月 26 日初诊。发病节气：春分。

【主诉】摔伤右足跟部，肿痛、活动受限 16 天。

【现病史】患者于入院前 16 天，因不慎摔伤右足跟部，当即肿痛、活动受限，未处理，于当地医院就诊行 CT 检查，结果显示骨折，为进一步治疗来诊，门诊查体、检查后以"右跟骨骨折"收入院。

【既往史】身体健康。

【过敏史】无。

【体格检查】右足跟部中度肿胀，局部压痛，可触及骨异常活动，足背动脉搏动可及，趾动、血运及感觉可。

【辅助检查】X 线片结果显示右足跟骨骨折，关节面塌陷并嵌插（图6-31）。

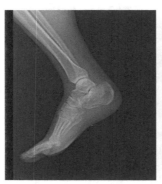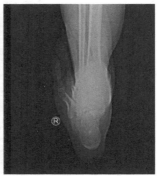

图 6-31　跟骨骨折医案 12 辅助检查 X 线片

【中医诊断】骨折。

【证候诊断】血瘀气滞证。

【西医诊断】右跟骨粉碎骨折。

【治法】活血化瘀，消肿止痛。

【处方】消肿止痛胶囊。

【手术治疗】行股神经和坐骨神经阻滞麻醉。麻醉成功后，患者取仰卧位，常规消毒，铺无菌巾、单，术中见右跟骨粉碎性骨折，折块分离、移位，折线累及跟距、跟骰关节面，关节面欠光整。术中诊断为右跟骨骨折，行右跟骨骨折闭合复位内固定术。采用拔伸牵引、端挤提按、克氏针撬拨复位跟骨骨折，取 2 枚直径 2.0 mm 的克氏针自跟骨后侧平行穿入至距下关节面下方，以 2 枚克氏针为导针，分别拧入 2 枚 6.5 mm×60 mm、6.5 mm×55 mm 的无头空心钉至距下关节面下方固定，透视见骨折复位满意，内固定可靠，检查无明显出血后，清点器械、纱布无误后逐层缝合伤口，无菌敷料包扎，石膏托外固定。

【复诊】

	症状体征变化	病机演变及转归	治法及方药变化
术后二诊	经皮穿针术后 1 个月，无特殊不适。局部肿胀减轻、无明显骨性压痛、无纵向叩击痛、无异常活动。X 线片结果显示骨折对位好，少量骨痂，内有螺钉固定	骨折治疗后，复位好，肿减痛消	中药治宜补益肝肾，续筋接骨。方用接骨药，每次 6 g，每日 1 次。药物组成：续断、烫骨碎补、土鳖虫、煅自然铜等 6 味。嘱坐位踩脚、滚轴练功，不负重踝关节屈伸锻炼
术后三诊	闭合复位术后 2 个月，无特殊不适。局部无肿胀、无压痛，无纵向叩击痛，无异常活动。X 线片结果显示骨折对位好，中量骨痂，内有螺钉固定	骨折基本愈合，肝主筋，肾主骨，筋骨损伤，日久累及肝肾，致肝肾亏损	赤木洗剂外洗，药物组成：苏木、红花、海桐皮、伸筋草、透骨草等 9 味。中药治宜补益肝肾，舒筋通络。方用整骨伸筋胶囊。药物组成：地龙、制马钱子、烫骨碎补、桑寄生等 8 味。嘱 1 个月后复诊
术后四诊	闭合复位术后 3 个月，无特殊不适。局部无肿胀、无压痛，无纵向叩击痛，无异常活动。X 线片结果显示骨折对位好，骨折线消失	术后 3 个月，骨折愈合良好。不需特殊治疗	嘱逐步负重功能锻炼

十三、跟骨骨折医案 13

苏某，男，1987 年 8 月出生，2022 年 5 月 8 日初诊。发病节气：小满。

【主诉】摔伤右足跟部，肿痛、活动受限 1 天。

【现病史】患者于入院前 1 天，因在家不慎从梯子上摔下伤及右足跟部，当即肿痛、活动受限，未处理，急到当地医院就诊，X 线片结果显示骨折，为进一步治疗来诊。患者受伤以来，无寒热，纳眠可，二便调。

【既往史】平素体健。

【过敏史】无。

【体格检查】右足跟部明显肿胀，局部压痛、叩击痛，可触及骨异常活动，足背动脉搏动可及，趾动、血运及感觉可，其余未见明显异常。

【辅助检查】X 线片结果显示右跟骨粉碎性骨折（图 6-32）。

下篇

孙氏整骨医案记录

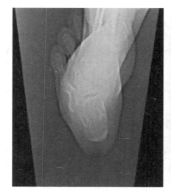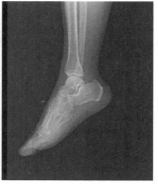

图 6-32　跟骨骨折医案 13 辅助检查 X 线片

【中医诊断】骨折。

【证候诊断】血瘀气滞证。

【西医诊断】右跟骨骨折。

【治法】活血化瘀，消肿止痛。

【处方】消肿止痛胶囊。

【手术治疗】行股神经和坐骨神经阻滞麻醉。患者取仰卧位，常规消毒，铺无菌巾、单，术中见右跟骨骨折，骨折线呈粉碎形，骨折端嵌插，跟骨结节角变小。术中诊断为右跟骨骨折，行右跟骨骨折闭合复位内固定术。采用拔伸牵引、端挤提按、克氏针撬拨复位跟骨骨折，取 2 枚直径 2.0 mm 的克氏针自跟骨后侧平行穿入至距下关节面下方，以 2 枚克氏针为导针，分别拧入 2 枚 6.5 mm×50 mm 的无头空心钉至距下关节面下方固定，透视见骨折复位满意，内固定可靠，检查无明显出血后，清点器械、纱布无误后缝合伤口，无菌敷料包扎，石膏托外固定。

【复诊】

	症状体征变化	病机演变及转归	治法及方药变化
术后二诊	术后半个月，无特殊不适。局部肿胀减轻、无明显骨性压痛、无异常活动。X线片结果显示骨折对位好，少量骨痂，内有螺钉固定（图6-33）	骨折治疗后，复位好，肿减痛消	中药治宜补益肝肾，续筋接骨。方用接骨药，每次 6 g，每日 1 次。药物组成：续断、烫骨碎补、土鳖虫、煅自然铜等 6 味。调整石膏固定，不负重活动膝、髋关节

	症状体征变化	病机演变及转归	治法及方药变化
术后三诊	术后1个月，无特殊不适。局部无肿胀、无压痛，无异常活动。X线片结果显示骨折对位好，中量骨痂，内有螺钉固定（图6-34）	骨折愈合顺利，仍需继续治疗	拆除外固定，不负重逐步活动踝关节。继续口服接骨药
术后四诊	术后2个月，无特殊不适。局部无肿胀、无压痛，无纵向叩击痛，无异常活动。X线片结果显示骨折对位好，大量骨痂，内固定螺钉位置好（图6-35）	骨折已经临床愈合，取出内固定	中药治宜补肝肾，续筋骨。方用整骨伸筋胶囊。药物组成：地龙、制马钱子、烫骨碎补、桑寄生等8味。嘱加大踝关节活动范围，逐步负重功能锻炼，不适随诊

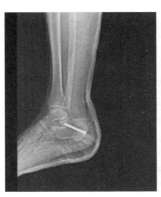
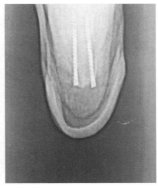

图 6-33　跟骨骨折医案 13 术后二诊 X 线片

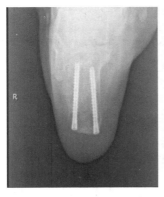
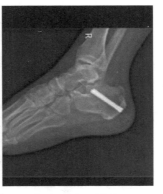

图 6-34　跟骨骨折医案 13 术后三诊 X 线片

下篇

孙氏整骨医案记录

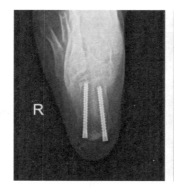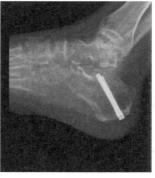

图 6-35 跟骨骨折医案 13 术后四诊 X 线片

十四、跟骨骨折医案 14

孙某，女，1948 年 11 月出生。2022 年 9 月 30 日初诊。发病节气：秋分。

【主诉】摔伤致左足跟部，肿痛、活动受限 4.5 小时。

【现病史】患者于入院前 4.5 小时，因外出走路时摔伤左足跟部，当即肿痛、活动受限，伤后于当地医院就诊并行辅助检查，结果显示骨折，未行其他特殊治疗。现患者为求进一步诊治，来我院就诊。患者受伤以来，无寒热，纳眠可，二便调。

【既往史】平素体健。

【过敏史】无。

【体格检查】左足可见明显肿胀，足跟部局部压痛明显，可及骨擦感及骨异常活动，左足背动脉搏动可及，趾动、血运及感觉可，其余未见明显异常。

【辅助检查】X 线片结果显示左跟骨骨折，骨折断端错位（图 6-36）。

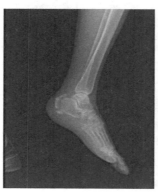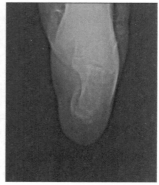

图 6-36 跟骨骨折医案 14 辅助检查 X 线片

【中医诊断】骨折。

【证候诊断】血瘀气滞证。

【西医诊断】左跟骨骨折。

【治法】活血化瘀，消肿止痛。

【处方】消肿止痛胶囊。

【手术治疗】行股神经和坐骨神经阻滞麻醉。麻醉成功后，患者取右侧卧位，常规消毒，铺无菌巾、单，手摸心会，结合 CR 片。术中诊断为左跟骨骨折，拟行闭合复位内固定术。跖屈位体位牵转提按推挤，挤压跟骨内外侧壁，恢复足跟高度及宽度，取 2 枚直径 2.0 mm 克氏针自跟骨结节下方沿跟距关节方打入距骨固定，克氏针为导针分别拧入 1 枚 6.5 mm×46 mm 及 1 枚 6.5 mm×55 mm 空心螺钉固定，检查骨折稳定，透视见骨折及螺钉位置满意，石膏托固定患肢。

【复诊】

	症状体征变化	病机演变及转归	治法及方药变化
术后二诊	术后半个月，无特殊不适。局部肿胀减轻、无明显骨性压痛、无异常活动。X线片结果显示骨折对位好，少量骨痂，内有螺钉固定（图6-37）	骨折治疗后，复位好，肿减痛消	中药治宜补益肝肾，续筋接骨。方用接骨药，每次 6 g，每日 1 次。药物组成：续断、烫骨碎补、土鳖虫、煅自然铜等 6 味。调整石膏固定，不负重活动膝、髋关节
术后三诊	术后 1 个月，无特殊不适。局部无肿胀、无压痛，无异常活动。X线片结果显示骨折对位好，中量骨痂，内有螺钉固定	骨折愈合顺利，仍需继续治疗	拆除外固定，不负重逐步活动踝关节。继续口服接骨药
术后四诊	术后 2 个月，无特殊不适。局部无肿胀、无压痛，无纵向叩击痛，无异常活动。X线片结果显示骨折对位好，大量骨痂，内固定螺钉位置好	骨折已经临床愈合，取出内固定	中药治宜补肝肾，续筋骨。方用整骨伸筋胶囊。药物组成：地龙、制马钱子、烫骨碎补、桑寄生等 8 味。嘱加大踝关节活动范围，逐步负重功能锻炼，不适随诊

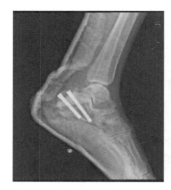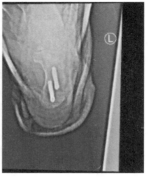

图 6-37　跟骨骨折医案 14 术后二诊 X 线片

十五、跟骨骨折医案 15

孙某，男，1969 年 3 月出生，2022 年 9 月 25 日初诊。发病节气：秋分。

【主诉】摔伤致左足跟部肿痛、活动受限 3 天。

【现病史】患者于入院前 3 天，因在自己家果园干活时摔伤左足跟部，当即肿痛、活动受限，伤后于当地医院就诊并行 X 线检查，结果显示骨折，未行其他特殊治疗。现患者为求进一步诊治，来我院就诊。患者受伤以来，无寒热，纳眠可，二便调。

【既往史】平素体健。

【过敏史】无。

【体格检查】左足可见明显肿胀，足跟部局部压痛明显，可及骨擦感及骨异常活动，左足背动脉搏动可及，趾动、血运及感觉可，其余未见明显异常。

【辅助检查】X 线片结果显示左跟骨骨折，骨折断端错位（图 6-38）。

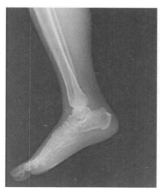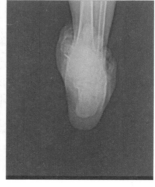

图 6-38　跟骨骨折医案 15 辅助检查 X 线片

【中医诊断】骨折。

【证候诊断】血瘀气滞证。

【西医诊断】左跟骨骨折。

【治法】活血化瘀，消肿止痛。

【处方】消肿止痛胶囊。

【手术治疗】行股神经和坐骨神经阻滞麻醉。麻醉成功后，患者取右侧卧位，常规消毒，铺无菌巾、单，手摸心会，结合 CR 片。术中诊断为左跟骨骨折，拟行闭合复位内固定术。跖屈位体位牵转提按推挤，挤压跟骨内外侧壁，恢复足跟高度及宽度，取 2 枚直径 2.0 mm 克氏针自跟骨结节下方沿跟距关节方向内外侧打入距骨固定，取 1 枚直径 2.0 mm 克氏针自跟骨长轴方向穿入固定，克氏针为导针分别拧入 6.5 mm×50 mm、6.5 mm×55 mm 及 6.5 mm×65 mm 空心螺钉固定，局部以 1 枚 2.0 mm 克氏针加强固定，检查骨折稳定，透视见骨折及螺钉位置满意，石膏托固定患肢。

【复诊】

	症状体征变化	病机演变及转归	治法及方药变化
术后二诊	术后半个月，无特殊不适局部肿胀减轻、无明显骨性压痛、无异常活动。X线片结果显示骨折对位好，少量骨痂，内有螺钉固定（图6-39）	骨折治疗后，复位好，肿减痛消	中药治宜补益肝肾，续筋接骨。方用接骨药，每次 6 g，每日 1 次。药物组成：续断、烫骨碎补、土鳖虫、煅自然铜等 6 味。调整石膏固定，不负重活动膝、髋关节
术后三诊	术后 1 个月，无特殊不适。局部无肿胀、无压痛，无异常活动。X线片结果显示骨折对位好，中量骨痂，内有螺钉固定	骨折愈合顺利，仍需继续治疗	拆除外固定，不负重逐步活动踝关节。继续口服接骨药
术后四诊	术后 2 个月，无特殊不适。局部无肿胀、无压痛，无纵向叩击痛，无异常活动。X线片结果显示骨折对位好，大量骨痂，内固定螺钉位置好	骨折已经临床愈合，取出内固定	中药治宜补肝肾，续筋骨。方用整骨伸筋胶囊。药物组成：地龙、制马钱子、烫骨碎补、桑寄生等 8 味。嘱加大踝关节活动范围，逐步负重功能锻炼，不适随诊

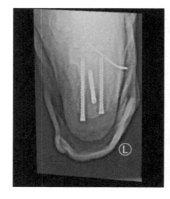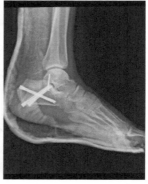

图 6-39　跟骨骨折医案 15 术后二诊 X 线片

十六、跟骨骨折医案 16

项某，男，1965 年 6 月出生，2022 年 9 月 6 日初诊。发病节气：处暑。

【主诉】摔伤致左足跟部肿痛、活动受限 2.5 小时。

【现病史】患者于入院前 2.5 小时，因工作时从高处坠落摔伤左足部，当即肿痛、活动受限，伤后于当地医院就诊并行 X 线检查，结果显示骨折，未行其他特殊治疗。现患者为求进一步诊治，来我院就诊。患者受伤以来，无寒热，纳眠可，二便调。

【既往史】平素体健。

【过敏史】无。

【体格检查】左足可见明显肿胀，足跟部局部压痛明显，可及骨擦感及骨异常活动，左足背动脉搏动可及，趾动、血运及感觉可，其余未见明显异常。

【辅助检查】DR 检查结果显示（左跟骨轴侧位）左跟骨骨质不连续，骨折线呈粉碎形，骨折端无移位成角，临近关节结构正常，跟距关节间隙增宽（图 6-40）。

【中医诊断】骨折。

【证候诊断】血瘀气滞证。

【西医诊断】左跟骨骨折。

【治法】活血化瘀，消肿止痛。

【处方】消肿止痛胶囊。

【手术治疗】行股神经和坐骨神经阻滞麻醉。麻醉成功后，患者取仰卧

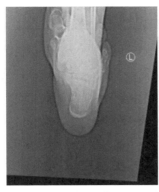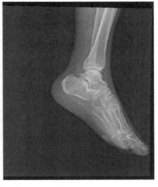

图 6-40　跟骨骨折医案 16 辅助检查 DR 片

位，常规消毒，铺无菌巾、单，手摸心会，结合 CR 片。术中诊断为左跟骨骨折，拟行闭合复位内固定术。跖屈位体位牵转提按推挤，挤压跟骨内外侧壁，恢复足跟高度及宽度，取 2 枚直径 2.0 mm 克氏针自跟骨结节下方沿跟距关节方向内外侧打入距骨固定，取 1 枚直径 2.0 mm 克氏针沿跟骨长轴固定，以克氏针为导针分别拧入 2 枚 6.5 mm×46 mm 及 1 枚 6.5 mm×70 mm 空心螺钉固定，检查骨折稳定，透视见骨折及螺钉位置满意，石膏托固定患肢。

【复诊】

	症状体征变化	病机演变及转归	治法及方药变化
术后二诊	术后半个月，无特殊不适。局部肿胀减轻、无明显骨性压痛、无异常活动。X 线片结果显示骨折对位好，少量骨痂，内有螺钉固定（图 6-41）	骨折治疗后，复位好，肿减痛消	中药治宜补益肝肾，续筋接骨。方用接骨药，每次 6 g，每日 1 次。药物组成：续断、烫骨碎补、土鳖虫、煅自然铜等 6 味。调整石膏固定，不负重活动膝、髋关节
术后三诊	术后 1 个月，无特殊不适。局部无肿胀、无压痛，无异常活动。X 线片结果显示骨折对位好，中量骨痂，内有螺钉固定（图 6-42）	骨折愈合顺利，仍需继续治疗	拆除外固定，不负重逐步活动踝关节。继续口服接骨药

（续表）

	症状体征变化	病机演变及转归	治法及方药变化
术后四诊	术后2个月，无特殊不适。局部无肿胀、无压痛，无纵向叩击痛，无异常活动。X线片结果显示骨折对位好，大量骨痂，内固定螺钉位置好（图6-43）	骨折已经临床愈合，取出内固定	中药治宜补肝肾，续筋骨。方用整骨伸筋胶囊。药物组成：地龙、制马钱子、烫骨碎补、桑寄生等8味。嘱加大踝关节活动范围，逐步负重功能锻炼，不适随诊

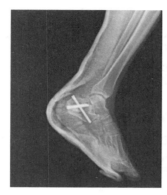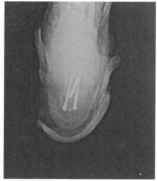

图 6-41　跟骨骨折医案 16 术后二诊 X 线片

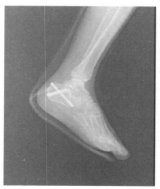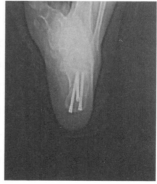

图 6-42　跟骨骨折医案 16 术后三诊 X 线片

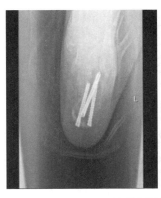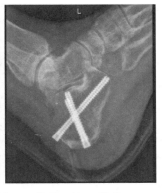

图 6-43　跟骨骨折医案 16 术后四诊 X 线片

十七、跟骨骨折医案 17

张某，男，1980 年 4 月出生，2022 年 11 月 22 日初诊。发病节气：小雪。

【主诉】摔伤致右足跟部肿痛、活动受限 1 天。

【现病史】患者于入院前 1 天，因自己干活时从梯子上摔下，摔伤右足跟部，当即肿痛、活动受限，伤后于当地医院就诊，行 X 线检查，结果显示骨折并行住院治疗。现患者为求进一步诊治，来我院就诊。患者受伤以来，无寒热，纳眠可，二便调。

【既往史】平素体健。

【过敏史】无。

【体格检查】右足跟部可见肿胀，局部压痛（＋），可触及骨异常活动，右足背动脉可触及，趾端血运及感觉可，其余未见明显异常。

【辅助检查】X 线片结果显示右跟骨骨折，骨折断端错位（图 6-44）。

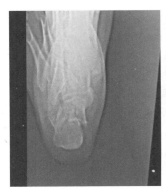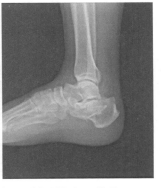

图 6-44　跟骨骨折医案 17 辅助检查 X 线片

【中医诊断】骨折。

【证候诊断】血瘀气滞证。

【西医诊断】右跟骨骨折。

【治法】活血化瘀，消肿止痛。

【处方】消肿止痛胶囊。

【手术治疗】行股神经和坐骨神经阻滞麻醉。麻醉成功后，患者取仰卧位，常规消毒，铺无菌巾、单，手摸心会，结合 CR 片。术中诊断为右跟骨骨折，拟行闭合复位内固定术。跖屈位体位牵转提按推挤，挤压跟骨内外侧壁，恢复足跟高度及宽度，取 2 枚直径 2.0 mm 克氏针自跟骨结节下方内外侧沿跟距关节方向打入距骨固定，检查骨折稳定，透视位置满意，以克氏针为导针拧入 2 枚 6.5 mm×50 mm 空心钉固定，检查无明显出血后关闭刀口，无菌敷料包扎，石膏托固定患肢。

【复诊】

	症状体征变化	病机演变及转归	治法及方药变化
术后二诊	术后半个月，无特殊不适。局部肿胀减轻、无明显骨性压痛、无异常活动。X 线片结果显示骨折对位好，少量骨痂，内有螺钉固定（图 6-45）	骨折治疗后，复位好，肿减痛消	中药治宜补益肝肾，续筋接骨。方用接骨药，每次 6 g，每日 1 次。药物组成：续断、烫骨碎补、土鳖虫、煅自然铜等 6 味。调整石膏固定，不负重活动膝、髋关节
术后三诊	术后 1 个月，无特殊不适。局部无肿胀、无压痛，无异常活动。X 线片结果显示骨折对位好，中量骨痂，内有螺钉固定	骨折愈合顺利，仍需继续治疗	拆除外固定，不负重逐步活动踝关节。继续口服接骨药
术后四诊	术后 2 个月，无特殊不适。局部无肿胀、无压痛，无纵向叩击痛，无异常活动。X 线片结果显示骨折对位好，大量骨痂，内固定螺钉位置好	骨折已经临床愈合，取出内固定	中药治宜补肝肾，续筋骨。方用整骨伸筋胶囊。药物组成：地龙、制马钱子、烫骨碎补、桑寄生等 8 味。嘱加大踝关节活动范围，逐步负重功能锻炼，不适随诊

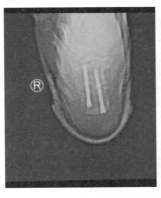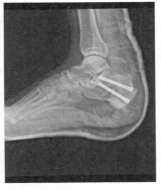

图 6-45 跟骨骨折医案 17 术后二诊 X 线片

十八、跟骨骨折医案 18

马某，男，1994 年 12 月出生，2022 年 12 月 8 日初诊。发病节气：大雪。

【主诉】摔伤左足跟部，肿痛、活动受限 2 周。

【现病史】患者于入院前 2 周，因不慎从高处摔下伤及左足跟部，当即肿痛、活动受限，未处理，急到当地医院就诊行 CT 检查，CT 结果示骨折，为进一步治疗来诊。患者受伤以来，无寒热，纳眠可，二便调。

【既往史】平素体健。

【过敏史】无。

【体格检查】左足跟部明显肿胀，局部压痛，可触及骨异常活动，足背动脉搏动可及，趾动、血运及感觉可，其余未见明显异常。

【辅助检查】CT 结果显示左跟骨骨折，断端错位明显（图 6-46）。

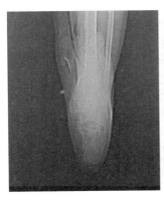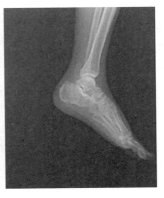

图 6-46 跟骨骨折医案 18 辅助检查 CT 图像

【中医诊断】骨折。

【证候诊断】血瘀气滞证。

【西医诊断】左跟骨骨折。

【治法】活血化瘀，消肿止痛。

【处方】消肿止痛胶囊。

【手术治疗】行股神经和坐骨神经阻滞麻醉。麻醉成功后，患者取仰卧位，常规消毒，铺无菌巾、单，术中见左跟骨粉碎骨折，折线粉碎，骨折端错位，折线累及跟距关节面，关节面不平整。术中诊断为左跟骨骨折，行左跟骨骨折闭合复位内固定术。采用拔伸牵引、端挤提按、克氏针撬拨复位跟骨骨折，取 2 枚直径 2.0 mm 的克氏针自跟骨后侧平行穿入至距下关节面下方，以 2 枚克氏针为导针，分别拧入 2 枚 6.5 mm × 50 mm、6.5 mm × 55 mm 的无头空心钉至距下关节面下方固定，透视见骨折复位满意，内固定可靠，检查无明显出血后，清点器械、纱布无误后缝合针眼，无菌敷料包扎，石膏托外固定。

【复诊】

	症状体征变化	病机演变及转归	治法及方药变化
术后二诊	术后半个月，无特殊不适局部肿胀减轻、无明显骨性压痛、无异常活动。X线片结果显示骨折对位好，少量骨痂，内有螺钉固定（图6-47）	骨折治疗后，复位好，肿减痛消	中药治宜补益肝肾，续筋接骨。方用接骨药，每次 6 g，每日 1 次。药物组成：续断、烫骨碎补、土鳖虫、煅自然铜等 6 味。调整石膏固定，不负重活动膝、髋关节
术后三诊	术后 1 个月，无特殊不适。局部无肿胀、无压痛，无异常活动。X线片结果显示骨折对位好，中量骨痂，内有螺钉固定（图6-48）	骨折愈合顺利，仍需继续治疗	拆除外固定，不负重逐步活动踝关节。继续口服接骨药
术后四诊	术后 2 个月，无特殊不适。局部无肿胀、无压痛，无纵向叩击痛，无异常活动。X线片结果显示骨折对位好，大量骨痂，内固定螺钉位置好（图6-49）	骨折已经临床愈合，取出内固定	中药治宜补肝肾，续筋骨。方用整骨伸筋胶囊。药物组成：地龙、制马钱子、烫骨碎补、桑寄生等 8 味。嘱加大踝关节活动范围，逐步负重功能锻炼，不适随诊

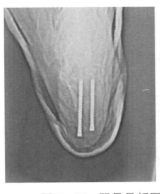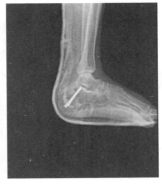

图 6-47　跟骨骨折医案 18 术后二诊 X 线片

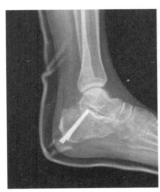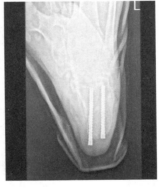

图 6-48　跟骨骨折医案 18 术后三诊 X 线片

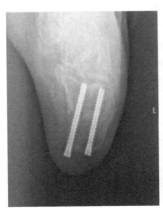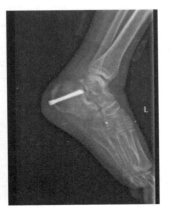

图 6-49　跟骨骨折医案 18 术后四诊 X 线片

十九、跟骨骨折医案 19

隋某，男，1983 年 8 月出生，2022 年 12 月 30 日初诊。发病节气：小寒。

【主诉】摔伤右足跟部，肿痛、活动受限 5 小时。

【现病史】患者于入院前 5 小时，因不慎从高处摔下，伤及右足跟部，当即肿痛、活动受限，于当地医院拍 X 线片，结果显示骨折，未行特殊治疗，为进一步治疗来诊，急诊查体、检查、阅片后以"右跟骨骨折"收入院。

【既往史】身体健康。

【过敏史】无。

【体格检查】右足跟部明显肿胀，可见瘀斑，局部压痛，可触及骨异常活动，足背动脉搏动可及，趾动、血运及感觉可，其余未见明显异常。

【辅助检查】X 线片结果显示右足跟骨粉碎骨折，关节面塌陷并嵌插（图 6-50）。

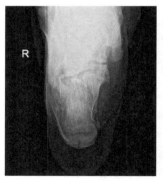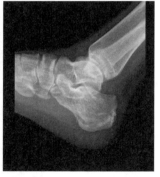

图 6-50　跟骨骨折医案 19 辅助检查 X 线片

【中医诊断】骨折。

【证候诊断】血瘀气滞证。

【西医诊断】右跟骨粉碎骨折。

【治法】活血化瘀，消肿止痛。

【处方】消肿止痛胶囊。

【手术治疗】行股神经和坐骨神经阻滞麻醉。麻醉成功后，患者取仰卧位，常规消毒，铺无菌巾、单，术中见右跟骨粉碎性骨折，折块分离、移位，折线累及跟距、跟骰关节面，关节面欠光整。术中诊断为右跟骨骨折，行右跟骨骨折闭合复位内固定术。采用拔伸牵引、端挤提按、克氏针撬拨复位跟骨骨折，取 2 枚直径 2.0 mm 的克氏针自跟骨后侧平行穿入至距下关节面下方，以 2 枚克氏针为导针，分别拧入 2 枚 6.5 mm×60 mm、6.5 mm×55 mm 的无头空心钉至距下关节面下方固定，透视见骨折复位满意，内固定可靠，另取 1 枚直径 2.0 mm 的克氏针自跟骨结节沿跟骨纵轴方向穿入固定骨折端，以此为导针拧入 1 枚 6.5 mm×70 mm 的无头加压空心钉固定，检查无明显出血后，清点器械、纱布无误后逐层缝合伤口，无菌敷料包扎，石膏托外固定。

【复诊】

	症状体征变化	病机演变及转归	治法及方药变化
术后二诊	经皮穿针术后 1 个月，无特殊不适。局部肿胀减轻、无明显骨性压痛、无纵向叩击痛、无异常活动。X 线片结果显示骨折对位好，少量骨痂，内有螺钉固定（图 6-51）	骨折治疗后，复位好，肿减痛消	中药治宜补益肝肾，续筋接骨。方用接骨药，每次 6 g，每日 1 次。药物组成：续断、烫骨碎补、土鳖虫、煅自然铜等 6 味。嘱坐位踩脚、滚轴练功，不负重踝关节屈伸锻炼
术后三诊	闭合复位术后 2 个月，无特殊不适。局部无肿胀、无压痛，无纵向叩击痛，无异常活动。X 线片结果显示骨折对位好，中量骨痂，内有螺钉固定（图 6-52）	骨折基本愈合，肝主筋，肾主骨，筋骨损伤，日久累及肝肾，致肝肾亏损	赤木洗剂外洗，药物组成：苏木、红花、海桐皮、伸筋草、透骨草等 9 味。中药治宜补益肝肾，舒筋通络。方用整骨伸筋胶囊。药物组成：地龙、制马钱子、烫骨碎补、桑寄生等 8 味。嘱 1 个月后复诊
术后四诊	闭合复位术后 3 个月，无特殊不适。局部无肿胀、无压痛，无纵向叩击痛，无异常活动。X 线片结果显示骨折对位好，骨折线消失	术后 3 个月，骨折愈合良好。无须特殊治疗	嘱逐步负重功能锻炼

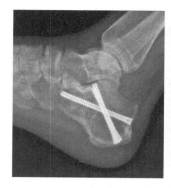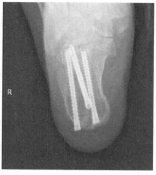

图 6-51　跟骨骨折医案 19 术后二诊 X 线片

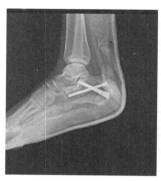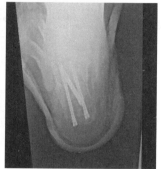

图 6-52　跟骨骨折医案 19 术后三诊 X 线片

二十、跟骨骨折医案 20

武某，男，41 岁，2023 年 3 月 8 日初诊。发病节气：惊蛰。

【主诉】摔伤致右足跟部疼痛、活动受限 1 小时。

【现病史】患者于入院前 1 小时，因工作时摔伤右足跟部，当即肿痛、活动受限，伤后于当地医院就诊，行 X 线检查，结果显示骨折。现患者为求进一步诊治，来我院就诊，急诊经查体及阅片后以"右跟骨骨折"收入院。伤后无寒冷、发热、头痛、昏迷、恶心、呕吐，纳可、眠安，二便调。

【既往史】平素体健。

【过敏史】无。

【体格检查】右足跟部肿胀，压痛（+），可触及骨擦感及骨异常活动，足背动脉搏动好，趾动及血运好，其余肢体未见明显异常。

【辅助检查】X 线片、DR 检查跟骨（右跟骨轴侧位），结果显示右跟骨粉碎骨折，折端嵌插错位，跟骨结节角变小，跟距关节间隙增宽，周围软组织肿胀（图 6-53）。

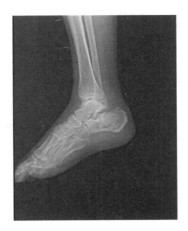

图 6-53　跟骨骨折医案 20 辅助检查 X 线片

【中医诊断】骨折。

【证候诊断】血瘀气滞证。

【西医诊断】右跟骨骨折。

【治法】活血化瘀，消肿止痛。

【处方】消肿止痛胶囊。

【手术治疗】行股神经和坐骨神经阻滞麻醉。麻醉成功后，患者取仰卧位，常规消毒，铺无菌巾、单。术中见右跟骨粉碎骨折，折线粉碎，骨折端错位，折线累及跟距关节面，关节面不平整。术中诊断为右跟骨骨折，行右跟骨骨折闭合复位内固定术。采用拔伸牵引、端挤提按、克氏针撬拨复位跟骨骨折，取 1 枚直径 2.0 mm 的克氏针自跟骨后侧穿入至距下关节面下方，以克氏针为导针，拧入 1 枚 6.5 mm×55 mm 的无头空心钉至距下关节面下方固定，另取 3 枚克氏针局部穿入固定跟骨后外侧关节面。透视见骨折复位满意，内固定可靠，检查无明显出血后，清点器械、纱布无误后缝合针眼，无菌敷料包扎，石膏托外固定。

【复诊】

	症状体征变化	病机演变及转归	治法及方药变化
术后二诊	术后半个月，无特殊不适。局部肿胀减轻、无明显骨性压痛、无异常活动。X线片结果显示骨折对位好，少量骨痂，内有螺钉固定（图6-54）	骨折治疗后，复位好，肿减痛消	中药治宜补益肝肾，续筋接骨。方用接骨药，每次6g，每日1次。药物组成：续断、烫骨碎补、土鳖虫、煅自然铜等6味。调整石膏固定，不负重活动膝、髋关节
术后三诊	术后1个月，无特殊不适。局部无肿胀、无压痛，无异常活动。X线片结果显示骨折对位好，中量骨痂，内有螺钉固定（图6-55）	骨折愈合顺利，仍需继续治疗	拆除外固定，不负重逐步活动踝关节。继续口服接骨药
术后四诊	术后2个月，无特殊不适。局部无肿胀、无压痛，无纵向叩击痛，无异常活动。X线片结果显示骨折对位好，大量骨痂，内固定螺钉位置好（图6-56）	骨折已经临床愈合，取出内固定	中药治宜补肝肾，续筋骨。方用整骨伸筋胶囊。药物组成：地龙、制马钱子、烫骨碎补、桑寄生等8味。嘱加大踝关节活动范围，逐步负重功能锻炼，不适随诊

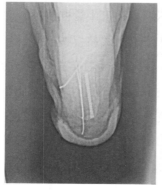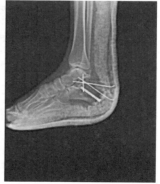

图6-54 跟骨骨折医案20术后二诊X线片

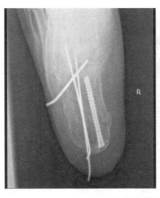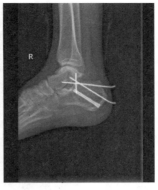

图 6-55　跟骨骨折医案 20 术后三诊 X 线片

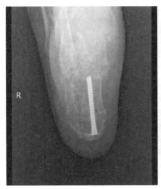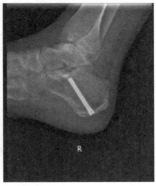

图 6-56　跟骨骨折医案 20 术后四诊 X 线片

二十一、跟骨骨折医案 21

张某，男，1954 年 8 月出生，2022 年 3 月 26 日初诊。发病节气：春分。

【主诉】摔伤左足跟部及腰部，肿痛、活动受限 1 天。

【现病史】患者于入院前 1 天，因在家不慎从平房上摔下，伤及左足跟部及腰部，当即肿痛、活动受限，未处理，今日来诊。患者受伤以来，无寒热，纳眠可，二便调。

【既往史】平素体健。

【过敏史】无。

【体格检查】左足跟部明显肿胀，局部压痛，可触及骨异常活动；腰背部压痛、叩击痛，双下肢各关键肌肌力及皮肤感觉未见明显异常，足背动脉搏动可及，趾动、血运及感觉可，其余未见明显异常。

【辅助检查】CT 结果显示 L₃ 椎体变扁，其内显示多发骨折线影，所示骨性椎管未见明确狭窄；L₃ 右侧横突显示骨折线。CT 所扫层面显示 L₅ 椎体上缘有骨折线影，所示椎体边缘有骨质增生，左跟骨形态欠规整，其内显示多发不规则骨折线，折块分离、移位，折线累及跟距、跟骰关节面，关节面欠光整。舟骨后缘局部骨皮质欠规整，并可见小游离骨质密度影，中间楔骨周围示显多发小游离骨质密度影（图 6-57）。

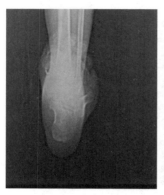
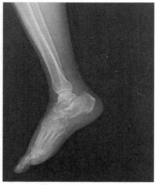

图 6-57　跟骨骨折医案 21 辅助检查 CT 图像

【中医诊断】骨折。

【证候诊断】血瘀气滞证。

【西医诊断】1. 左跟骨骨折；2. 左足舟骨骨折；3. 腰椎骨折（L₃、L₅）；4. 腰骶横突骨折（L₃）；5. 糖尿病。

【治法】活血化瘀，消肿止痛。

【处方】消肿止痛胶囊。

【手术治疗】行股神经和坐骨神经阻滞麻醉。麻醉成功后，患者取仰卧位，常规消毒，铺无菌巾、单，术中见左跟骨粉碎性骨折，折端分离错位，折线累及关节面，关节面断裂不整。术中诊断为左跟骨骨折，行左跟骨骨折闭合复位内固定术。采用拔伸牵引、端挤提按、克氏针撬拨复位跟骨骨折，以克氏针临时固定，分别将 1 枚直径 2.5 mm 的 AO 克氏针及 1 枚 6.5 mm×50 mm 的空心钉自跟骨后侧平行穿入至距下关节面下方固定，透视见骨折复位满意，内固定可靠，另取 1 枚直径 2.5 mm 的 AO 克氏针自跟骨结节沿跟骨纵轴方向穿入固定骨折端，透视见骨折复位固定满意，检查无明显出血后，清点器械、纱布无误后逐层缝合伤口，无菌敷料包扎，石膏托外固定。

【复诊】

	症状体征变化	病机演变及转归	治法及方药变化
术后二诊	术后半个月，无特殊不适。局部肿胀减轻、无明显骨性压痛、无异常活动。X线片结果显示骨折对位好，少量骨痂，内有螺钉固定（图6-58）	骨折治疗后，复位好，肿减痛消	中药治宜补益肝肾，续筋接骨。方用接骨药，每次6 g，每日1次。药物组成：续断、烫骨碎补、土鳖虫、煅自然铜等6味。调整石膏固定，不负重活动膝、髋关节
术后三诊	术后1个月，无特殊不适。局部无肿胀、无压痛，无异常活动。X线片结果显示骨折对位好，中量骨痂，内有螺钉固定（图6-59）	骨折愈合顺利，仍需继续治疗	拆除外固定，不负重逐步活动踝关节。继续口服接骨药
术后四诊	术后2个月，无特殊不适。局部无肿胀、无压痛，无纵向叩击痛，无异常活动。X线片结果显示骨折对位好，大量骨痂，内固定螺钉位置好	骨折已经临床愈合，取出内固定	拔除克氏针。中药治宜补肝肾，续筋骨。方用整骨伸筋胶囊。药物组成：地龙、制马钱子、烫骨碎补、桑寄生等8味。嘱加大踝关节活动范围，逐步负重功能锻炼，不适随诊

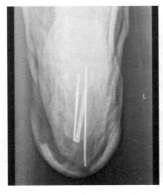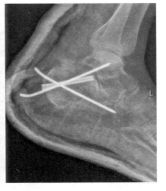

图 6-58　跟骨骨折医案 21 术后二诊 X 线片

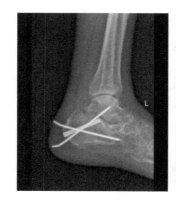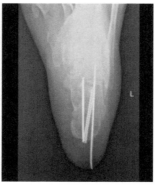

图 6-59　跟骨骨折医案 21 术后三诊 X 线片

二十二、跟骨骨折医案 22

张某，男，1955 年 8 月出生，2022 年 12 月 12 日初诊。发病节气：大雪。

【主诉】摔伤左足跟部，肿痛、活动受限 3 小时。

【现病史】患者于入院前 3 小时，因不慎从高处摔下伤及左足跟部，当即肿痛、活动受限，未处理，急到当地医院就诊，X 线片结果显示骨折，为进一步治疗来诊。患者受伤以来，无寒热，纳眠可，二便调。

【既往史】平素体健。

【过敏史】无。

【体格检查】左足跟部明显肿胀，局部压痛、叩击痛，可触及骨异常活动，足背动脉搏动可及，趾动、血运及感觉可，其余未见明显异常。

【辅助检查】X 线片结果显示左跟骨骨折，骨折断端错位（图 6-60）。

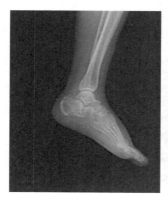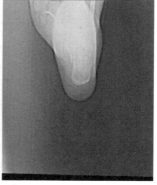

图 6-60　跟骨骨折医案 22 辅助检查 X 线片

【中医诊断】骨折。

【证候诊断】血瘀气滞证。

【西医诊断】左跟骨骨折。

【治法】活血化瘀，消肿止痛。

【处方】消肿止痛胶囊。

【手术治疗】行股神经和坐骨神经阻滞麻醉。麻醉成功后，患者取仰卧位，常规消毒，铺无菌巾、单，术中见左跟骨粉碎性骨折，折块分离、移位，折线累及跟距、跟骰关节面，关节面欠光整。术中诊断为左跟骨骨折，行左跟骨骨折闭合复位内固定术。采用拔伸牵引、端挤提按、克氏针撬拨复位跟骨骨折，取 2 枚直径 2.0 mm 的克氏针自跟骨后侧平行穿入至距下关节面下方，以 2 枚克氏针为导针，分别拧入 2 枚 6.5 mm×46 mm、6.5 mm×50 mm 的无头空心钉至距下关节面下方固定，透视见骨折复位满意，内固定可靠，检查无明显出血后，清点器械、纱布无误后缝合针眼，无菌敷料包扎，石膏托外固定。

【复诊】

	症状体征变化	病机演变及转归	治法及方药变化
术后二诊	术后半个月，无特殊不适局部肿胀减轻、无明显骨性压痛、无异常活动。X线片结果显示骨折对位好，少量骨痂，内有螺钉固定（图 6-61）	骨折治疗后，复位好，肿减痛消	中药治宜补益肝肾，续筋接骨。方用接骨药，每次 6 g，每日 1 次。药物组成：续断、烫骨碎补、土鳖虫、煅自然铜等 6 味。调整石膏固定，不负重活动膝、髋关节
术后三诊	术后 1 个月，无特殊不适。局部无肿胀、无压痛，无异常活动。X线片结果显示骨折对位好，中量骨痂，内有螺钉固定（图 6-62）	骨折愈合顺利，仍需继续治疗	拆除外固定，不负重逐步活动踝关节。继续口服接骨药
术后四诊	术后 2 个月，无特殊不适。局部无肿胀、无压痛，无纵向叩击痛，无异常活动。X线片结果显示骨折对位好，大量骨痂，内固定螺钉位置好	骨折已经临床愈合，取出内固定	中药治宜补肝肾，续筋骨。方用整骨伸筋胶囊。药物组成：地龙、制马钱子、烫骨碎补、桑寄生等 8 味。嘱加大踝关节活动范围，逐步负重功能锻炼，不适随诊

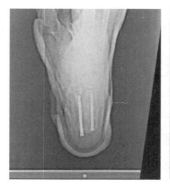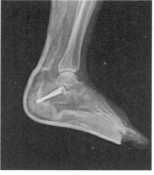

图 6-61　跟骨骨折医案 22 术后二诊 X 线片

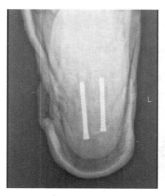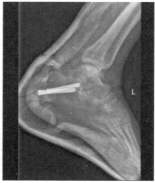

图 6-62　跟骨骨折医案 22 术后三诊 X 线片

二十三、跟骨骨折医案 23

姜某，男，48 岁，2023 年 4 月 8 日初诊。发病节气：清明。

【主诉】摔伤致右足跟部，肿痛、活动受限 6 小时。

【现病史】患者入院前 6 小时，因自己干活时摔伤右足跟部，当即肿痛、活动受限，伤后于当地医院就诊，行 X 线检查，结果显示骨折。现患者为求进一步诊治，来我院就诊，急诊经查体及阅片后以"右跟骨骨折"收入院。伤后无寒冷、发热、头痛、昏迷、恶心、呕吐，纳可、眠安，二便调。

【既往史】平素体健。

【过敏史】无。

【体格检查】右足部可见明显肿胀，局部压痛明显，可及骨擦感及骨异常活动，右足背动脉搏动可及，趾动、血运及感觉可，其余未见明显异常。

【辅助检查】X 线片结果显示右跟骨骨折，骨折断端错位（图 6-63）。

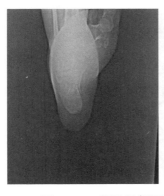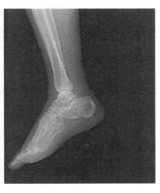

图 6-63　跟骨骨折医案 23 辅助检查 X 线片

【中医诊断】骨折。

【证候诊断】血瘀气滞证。

【西医诊断】右跟骨骨折。

【治法】活血化瘀，消肿止痛。

【处方】消肿止痛胶囊。

【手术治疗】行股神经和坐骨神经阻滞麻醉。麻醉成功后，患者取仰卧位，常规消毒，铺无菌巾、单，术中见右跟骨粉碎性骨折，折块分离、移位，折线累及跟距、跟骰关节面，关节面欠光整。术中诊断为右跟骨骨折，行右跟骨骨折闭合复位内固定术。采用拔伸牵引、端挤提按、克氏针撬拨复位跟骨骨折，取 2 枚直径 2.0 mm 的克氏针自跟骨后侧平行穿入至距下关节面下方，以 2 枚克氏针为导针，分别拧入 2 枚 6.5 mm × 46 mm、6.5 mm × 50 mm 的无头空心钉至距下关节面下方固定，另取 1 枚克氏针自跟骨后延跟骨长轴方向穿入，以此克氏针为导针，拧入 1 枚 6.5 mm × 65 mm 的空心钉固定；再取 1 枚克氏针局部穿入固定跟骨外侧关节面。透视见骨折复位满意，内固定可靠，检查无明显出血后，清点器械、纱布无误后缝合针眼，无菌敷料包扎，石膏托外固定。

【复诊】

	症状体征变化	病机演变及转归	治法及方药变化
术后二诊	术后半个月，无特殊不适。局部肿胀减轻、无明显骨性压痛、无异常活动。X线片结果显示骨折对位好，少量骨痂，内有镙钉固定（图6-64）	骨折治疗后，复位好，肿减痛消	中药治宜补益肝肾，续筋接骨。方用接骨药，每次6g，每日1次。药物组成：续断、烫骨碎补、土鳖虫、煅自然铜等6味。调整石膏固定，不负重活动膝、髋关节
术后三诊	术后1个月，无特殊不适。局部无肿胀、无压痛，无异常活动。X线片结果显示骨折对位好，中量骨痂，内有螺钉固定（图6-65）	骨折愈合顺利，仍需继续治疗	拆除外固定，不负重逐步活动踝关节。继续口服接骨药
术后四诊	术后2个月，无特殊不适。局部无肿胀、无压痛，无纵向叩击痛，无异常活动。X线片结果显示骨折对位好，大量骨痂，内固定螺钉位置好	骨折已经临床愈合，取出内固定	中药治宜补肝肾，续筋骨。方用整骨伸筋胶囊。药物组成：地龙、制马钱子、烫骨碎补、桑寄生等8味。嘱加大踝关节活动范围，逐步负重功能锻炼，不适随诊

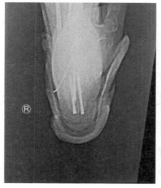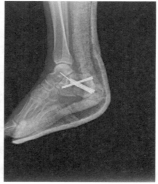

图6-64　跟骨骨折医案23术后二诊X线片

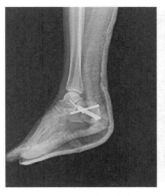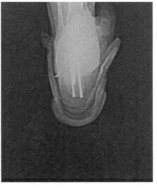

图 6-65　跟骨骨折医案 23 术后三诊 X 线片

二十四、跟骨骨折医案 24

王某，男，1963 年 8 月出生，2023 年 5 月 2 初诊。发病节气：小寒。

【主诉】摔伤右足跟部，肿痛、活动受限 4 天。

【现病史】患者于入院前 4 天，因下台阶时不慎摔倒，伤及右足跟部，当即肿痛、活动受限，未接受处理，急到乳山市某医院就诊，X 线片结果显示骨折，并住院治疗，为进一步治疗来诊，急诊查体、检查后以"右跟骨骨折"收入院。

【既往史】身体健康。

【过敏史】无。

【体格检查】右足跟部明显肿胀，局部压痛，可触及骨异常活动，足背动脉搏动可及，趾动、血运及感觉可，其余未见明显异常。

【辅助检查】X 线片结果显示右足跟骨粉碎骨折，关节面塌陷并嵌插（图 6-66）。

【中医诊断】骨折。

【证候诊断】血瘀气滞证。

【西医诊断】右跟骨粉碎骨折。

【治法】活血化瘀，消肿止痛。

【处方】消肿止痛胶囊。

【手术治疗】行股神经和坐骨神经阻滞麻醉。麻醉成功后，患者取仰卧位，常规消毒，铺无菌巾、单，术中见右跟骨粉碎性骨折，折块分离、移位，

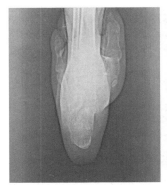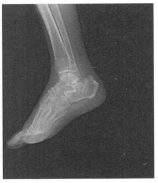

图 6-66　跟骨骨折医案 24 辅助检查 X 线片

折线累及跟距、跟骰关节面，关节面欠光整。术中诊断为右跟骨骨折，行右跟骨骨折闭合复位内固定术。采用拔伸牵引、端挤提按、克氏针撬拨复位跟骨骨折，取 2 枚直径 2.0 mm 的克氏针自跟骨后侧平行穿入至距下关节面下方，以 2 枚克氏针为导针，分别拧入 2 枚 6.5 mm×60 mm、6.5 mm×55 mm 的无头空心钉至距下关节面下方固定，透视见骨折复位满意，内固定可靠，另取 1 枚直径 2.0 mm 的克氏针自足跟外侧局部穿入跟骨外侧关节面，检查无明显出血后，清点器械，无菌敷料包扎，石膏托外固定。

【复诊】

	症状体征变化	病机演变及转归	治法及方药变化
术后二诊	经皮穿针术后 1 个月，无特殊不适。局部肿胀减轻、无明显骨性压痛、无纵向叩击痛、无异常活动。X 线片结果显示骨折对位好，少量骨痂，内有螺钉固定（图 6-67）	骨折治疗后，复位好，肿减痛消	中药治宜补益肝肾，续筋接骨。方用接骨药，每次 6 g，每日 1 次。药物组成：续断、烫骨碎补、土鳖虫、煅自然铜等 6 味。嘱坐位踩脚、滚轴练功，不负重踝关节屈伸锻炼
术后三诊	闭合复位术后 2 个月，无特殊不适。局部无肿胀、无压痛，无纵向叩击痛，无异常活动。X 线片结果显示骨折对位好，中量骨痂，内有螺钉固定（图 6-68）	骨折基本愈合，肝主筋，肾主骨，筋骨损伤，日久累及肝肾，致肝肾亏损	赤木洗剂外洗，药物组成：苏木、红花、海桐皮、伸筋草、透骨草等 9 味。中药治宜补益肝肾，舒筋通络。方用整骨伸筋胶囊。药物组成：地龙、制马钱子、烫骨碎补、桑寄生等 8 味。嘱 1 个月后复诊

	症状体征变化	病机演变及转归	治法及方药变化
术后四诊	闭合复位术后 3 个月，无特殊不适。局部无肿胀、无压痛，无纵向叩击痛，无异常活动。X 线片结果显示骨折对位好，骨折线消失	术后 3 个月，骨折愈合良好。无须特殊治疗	嘱逐步负重功能锻炼

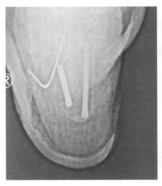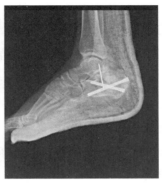

图 6-67　跟骨骨折医案 24 术后二诊 X 线片

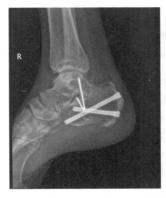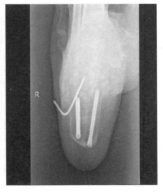

图 6-68　跟骨骨折医案 24 术后三诊 X 线片

第七章 肱骨髁上骨折医案记录

一、肱骨髁上骨折医案 1

张某，男，2013 年 4 月出生，2017 年 7 月 10 日初诊。发病节气：小暑。

【主诉】摔伤右肘部，疼痛、活动受限 14 小时。

【现病史】患者于入院前 14 小时，因在玩耍时摔倒，伤及右肘部，当即右肘部疼痛，不敢活动，急到威海市某医院就诊，X 线片结果显示骨折。为进一步治疗前来我院就诊。

【既往史】平素体健。

【过敏史】无。

【体格检查】右肘部肿胀，局部压痛，可触及骨异常活动，桡动脉搏动可，指动及血运可。

【辅助检查】X 线片结果显示右肱骨髁上骨折，断端错位（图 7-1）。

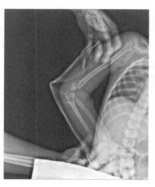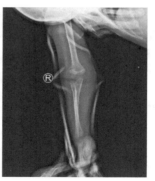

图 7-1 肱骨髁上骨折医案 1 辅助检查 X 线片

【中医诊断】骨折。

【证候诊断】血瘀气滞证。

【西医诊断】右肱骨髁上骨折。

【治法】活血化瘀，消肿止痛。

【处方】消肿止痛胶囊。

【手术治疗】行臂丛神经阻滞麻醉。麻醉成功后，患者取坐位，常规消毒铺巾，无菌操作。术者触摸骨折端，结合X线检查结果，了解骨折移位情况；两助手分别握持患肢上臂及腕部，顺势对抗拔伸牵引，校正重叠移位；术者双手四指环抱骨折近端，双拇指从肘后尺骨鹰嘴处推远折端向前，同时令远端助手在维持牵引下慢慢屈曲肘关节，纠正前后移位，然后一手握骨折远段向桡侧端提，一手握骨折近段向尺侧挤按，纠正左右移位并保持骨折远端轻度桡偏，透视显示复位满意后将2枚直径1.5 mm的克氏针自外髁最高点下方进入，斜行突破对侧皮质固定，剪断针尾，无菌包扎，铁丝托外固定，腕颈带悬吊患肢于屈肘90°位。术毕，拍摄X线片（图7-2）。

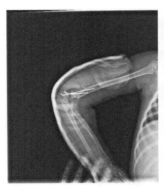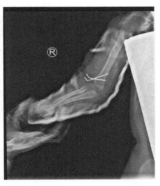

图7-2 肱骨髁上骨折医案1术后X线片

【复诊】

	症状体征变化	病机演变及转归	治法及方药变化
术后一诊	经皮穿针术后半个月，无特殊不适。局部肿胀减轻，石膏略松动。X线片结果显示骨折对位好，克氏针位置好	骨折治疗后，复位好，肿减痛消，正常恢复中	小儿稚阴稚阳之体，生机旺盛，骨折愈合能力强，不需药物治疗。继续用石膏外固定
术后二诊	经皮穿针术后一个半月，无特殊不适。局部无肿胀、无压痛、无纵向叩击痛，无异常活动。X线片结果显示骨折对位好，大量骨痂，克氏针位置好	骨折已经愈合	局麻下取出内固定克氏针，口服抗生素3天。1周后（针孔愈合）赤木洗剂外洗，药物组成：苏木、红花、海桐皮、伸筋草、透骨草等9味。肘关节屈伸功能锻炼

二、肱骨髁上骨折医案 2

房某，男，2013 年 10 月出生，2018 年 4 月 22 日初诊。发病节气：谷雨。

【主诉】摔伤右肘部，畸形、肿痛、活动受限 1 天。

【现病史】患者于入院前 1 天，因在床上玩耍时不慎摔下，摔伤右肘部，当即肿痛、畸形，不敢活动，未处理，急到莱阳市某医院就诊，X 线片结果显示右肱骨髁上骨折，为进一步治疗，急来我院就诊。

【既往史】平素体健。

【过敏史】无。

【体格检查】右肘部中度肿胀、畸形，压痛（＋），可触及骨异常活动，尺、桡动脉搏动可及，指动、血运及感觉可。

【辅助检查】X 线片结果显示右肱骨髁上骨折，远折端向后移位约 1/4，向前略有成角，折端略有嵌插（图 7-3）。

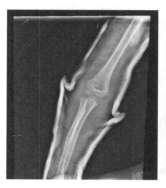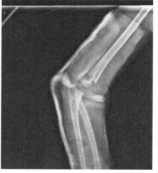

图 7-3　肱骨髁上骨折医案 2 辅助检查 X 线片

【中医诊断】骨折。

【证候诊断】血瘀气滞证。

【西医诊断】右肱骨髁上骨折。

【治法】活血化瘀，消肿止痛。

【处方】消肿止痛胶囊。

【手术治疗】行臂丛神经阻滞麻醉。麻醉成功后，患者取坐位，常规消毒铺巾，无菌操作。术者触摸骨折端，结合 X 线检查结果，了解骨折移位情况；两助手分别握持患肢上臂及腕部，顺势对抗拔伸牵引，校正重叠移位；

术者双手四指环抱骨折近端，双拇指从肘后尺骨鹰嘴处推远折端向前，同时令远端助手在维持牵引下慢慢屈曲肘关节，纠正前后移位，然后一手握骨折远段向桡侧端提，一手握骨折近段向尺侧挤按，纠正左右移位并保持骨折远端轻度桡偏，透视显示复位满意后将 2 枚直径 1.5 mm 克氏针自外髁最高点下方进入斜行突破对侧皮质固定，剪断针尾，无菌包扎，铁丝托外固定，腕颈带悬吊患肢于屈肘 90° 位。术毕。

【复诊】

	症状体征变化	病机演变及转归	治法及方药变化
术后一诊	经皮穿针术后半个月，无特殊不适。局部肿胀减轻，石膏略松动。X 线片结果显示骨折对位好，克氏针位置好（图 7-4）	骨折治疗后，复位好，肿减痛消，正常恢复中	小儿稚阴稚阳之体，生机旺盛，骨折愈合能力强，不需药物治疗。继续用石膏外固定
术后二诊	经皮穿针术后一个半月，无特殊不适。局部无肿胀、无压痛，无纵向叩击痛，无异常活动。X 线片结果显示骨折对位好，大量骨痂，克氏针位置好（图 7-5）	骨折已经愈合	局麻下取出内固定克氏针，口服抗生素 3 天。1 周后（针孔愈合）赤木洗剂外洗，药物组成：苏木、红花、海桐皮、伸筋草、透骨草等 9 味。肘关节屈伸功能锻炼

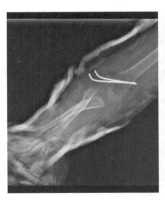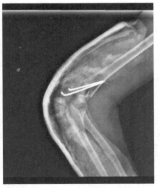

图 7-4　肱骨髁上骨折医案 2 术后一诊 X 线片

下篇

孙氏整骨医案记录

103

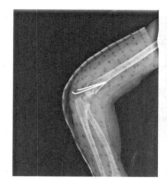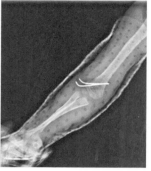

图 7-5 肱骨髁上骨折医案 2 术后二诊 X 线片

三、肱骨髁上骨折医案 3

邱某，男，2015 年 1 月出生，2019 年 4 月 11 日初诊。发病节气：小暑。

【主诉】摔伤右肘部，肿痛、活动受限 1 小时。

【现病史】患者于入院前 1 小时，在广场上走路时摔伤右肘部，当即肿痛、活动受限，未处理，为进一步治疗急来诊，X 线片结果显示右肱骨髁上骨折。门诊查体、辅助检查、拍 X 线片后以"右肱骨髁上骨折"收入院。患者受伤以来，无寒热，纳眠可，二便调。

【既往史】平素体健。

【过敏史】无。

【体格检查】右肘部肿胀畸形，局部压痛（＋），可及骨擦感及骨异常活动，尺、桡动脉搏动可及，指动、血运及感觉可，其余未见明显异常。

【辅助检查】X 线片结果显示右肱骨髁上骨折，折端分离移位（图 7-6）。

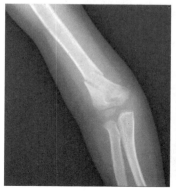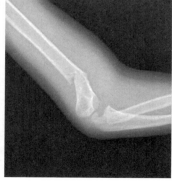

图 7-6 肱骨髁上骨折医案 3 辅助检查 X 线片

【中医诊断】骨折。

【证候诊断】血瘀气滞证。

【西医诊断】右肱骨髁上骨折。

【治法】活血化瘀，消肿止痛。

【处方】消肿止痛胶囊。

【手术治疗】行臂丛神经阻滞麻醉。麻醉成功后，患者取仰卧位，常规消毒，铺无菌巾、单，术中见右肱骨髁上骨折，断端错位。术中诊断为右肱骨髁上骨折，拟行手法复位穿针内固定术。采用手摸心会、拔伸牵引、端挤提按手法复位骨折，取 2 枚 2.0 mm 的克氏针自肱骨外髁上方经皮斜行 45° 交叉穿入固定，透视复位固定满意后，处理针尾，无菌包扎，石膏托外固定。

【复诊】

	症状体征变化	病机演变及转归	治法及方药变化
术后二诊	经皮穿针术后半个月，无特殊不适。局部肿胀减轻、无明显骨性压痛、无异常活动。X 线片结果显示骨折对位好，少量骨痂，内有克氏针固定（图 7-7）	骨折治疗后，复位好，肿减痛消	中药治宜补益肝肾，续筋接骨。方用接骨药，每次 3 g，每日 1 次。药物组成：续断、烫骨碎补、土鳖虫、煅自然铜等 6 味。调整石膏固定，不负重活动肩、腕关节
术后三诊	经皮穿针术后 1 个月，无特殊不适。局部无肿胀、无压痛，无异常活动。X 线片结果显示骨折对位好，中量骨痂，内有克氏针固定（图 7-8）	骨折愈合顺利，仍需继续治疗	拆除外固定，不负重逐步活动肘关节。继续口服接骨药
术后四诊	术后 2 个月，无特殊不适。局部无肿胀、无压痛，无纵向叩击痛，无异常活动。X 线片结果显示骨折对位好，大量骨痂，内固定克氏针位置好	骨折已经临床愈合，取出内固定	局麻下取出内固定克氏针，口服抗生素 3 天中药治宜补肝肾，续筋骨。方用整骨伸筋胶囊。药物组成：地龙、制马钱子、烫骨碎补、桑寄生等 8 味。嘱加大腕关节活动范围，逐步负重功能锻炼，不适随诊

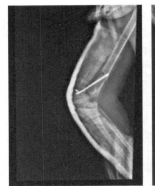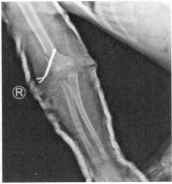

图 7-7　肱骨髁上骨折医案 3 术后二诊 X 线片

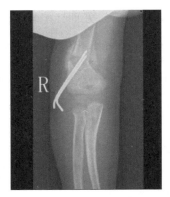

图 7-8　肱骨髁上骨折医案 3 术后三诊 X 线片

四、肱骨髁上骨折医案 4

马某，女，2007 年 2 月出生，2019 年 7 月 14 日初诊。发病节气：小暑。

【主诉】摔伤左肘部，肿痛、活动受限 2 小时。

【现病史】患者于入院前 2 小时，因在自家上楼梯时摔伤左肘部，于北京市某医院就诊，X 线片结果显示左肱骨髁上骨折，未行特殊处理，为进一步治疗来诊。门诊查体、辅助检查并查阅 X 线片后以"左肱骨髁上骨折"收入院。患者受伤以来，无寒热，纳眠可，二便调。

【既往史】平素体健。

【过敏史】无。

【体格检查】左肘部肿胀、畸形，局部压痛（＋），可触及骨擦感及异常活动，左尺、桡动脉搏动可及，指动、血运及感觉可，其余未见明显异常。

【辅助检查】X线片结果显示左肱骨髁上骨折，折端分离移位（图7-9）。

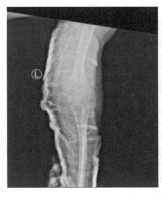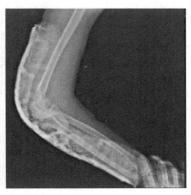

图7-9　肱骨髁上骨折医案4辅助检查X线片

【中医诊断】骨折。

【证候诊断】血瘀气滞证。

【西医诊断】左肱骨髁上骨折。

【治法】活血化瘀，消肿止痛。

【处方】消肿止痛胶囊。

【手术治疗】行臂丛神经阻滞麻醉。麻醉成功后，患者取仰卧位，常规消毒，铺无菌巾、单，术中见左肱骨髁上骨折，断端错位。术中诊断为左肱骨髁上骨折，拟行闭合复位内固定术。采用手摸心会、拔伸牵引、端挤提按手法复位骨折，取2枚2.0 mm的克氏针自肱骨外髁下方经皮斜行45°交叉穿入固定，透视复位固定满意后，处理针尾，无菌包扎，石膏托外固定。

【复诊】

	症状体征变化	病机演变及转归	治法及方药变化
术后二诊	经皮穿针术后半个月，无特殊不适。局部肿胀减轻、无明显骨性压痛、无异常活动。X线片结果显示骨折对位好，少量骨痂，内有克氏针固定（图7-10）	骨折治疗后，复位好，肿减痛消	中药治宜补益肝肾，续筋接骨。方用接骨药，每次3 g，每日1次。药物组成：续断、烫骨碎补、土鳖虫、煅自然铜等6味。调整石膏固定，不负重活动肩、腕关节

（续表）

	症状体征变化	病机演变及转归	治法及方药变化
术后三诊	经皮穿针术后1个月，无特殊不适。局部无肿胀、无压痛，无异常活动。X线片结果显示骨折对位好，中量骨痂，内有克氏针固定（图7-11）	骨折愈合顺利，仍需继续治疗	拆除外固定，不负重逐步活动肘关节。继续口服接骨药
术后四诊	术后2个月，无特殊不适。局部无肿胀、无压痛，无纵向叩击痛，无异常活动。X线片结果显示骨折对位好，大量骨痂，内固定克氏针位置好（图7-12）	骨折已经临床愈合	局麻下取出内固定克氏针，口服抗生素3天。中药治宜补肝肾，续筋骨。方用整骨伸筋胶囊。药物组成：地龙、制马钱子、烫骨碎补、桑寄生等8味。嘱加大肘关节活动范围，逐步负重功能锻炼，不适随诊

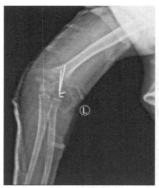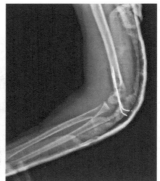

图 7-10　肱骨髁上骨折医案 4 术后二诊 X 线片

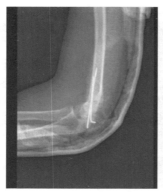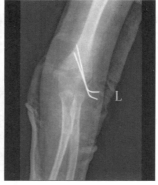

图 7-11　肱骨髁上骨折医案 4 术后三诊 X 线片

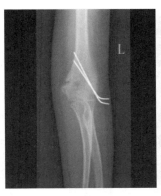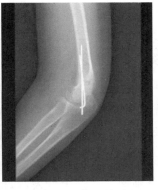

图 7-12　肱骨髁上骨折医案 4 术后四诊 X 线片

五、肱骨髁上骨折医案 5

赵某，男，2016 年 12 月出生，2021 年 3 月 23 日初诊。发病节气：春分。

【主诉】摔伤右肘，畸形、肿痛、活动受限 3 小时。

【现病史】患者于入院前 3 小时，因玩耍时不慎摔倒摔伤右肘，当即肿痛、畸形，不敢活动，未接受处理，急到当地医院就诊，X 线片结果显示骨折，为进一步治疗，急来我院就诊。

【既往史】平素体健。

【过敏史】无。

【体格检查】右肘部中度肿胀，局部压痛，可触及骨异常活动，尺、桡动脉搏动可及，指动、血运及感觉可。

【辅助检查】X 线片结果显示右肱骨髁上骨折，远断段向背侧移位（图 7-13）。

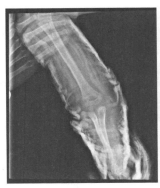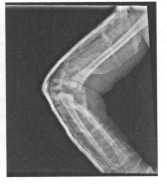

图 7-13　肱骨髁上骨折医案 5 辅助检查 X 线片

【中医诊断】骨折。

【证候诊断】血瘀气滞证。

【西医诊断】右肱骨髁上骨折。

【治法】活血化瘀，消肿止痛。

【处方】消肿止痛胶囊。

【手术治疗】行臂丛神经阻滞麻醉。麻醉成功后，患者取坐位，常规消毒铺巾，无菌操作。术者触摸骨折端，结合X线检查结果，了解骨折移位情况；两助手分别握持患肢上臂及腕部，顺势对抗拔伸牵引，校正重叠移位；术者双手四指环抱骨折近端，双拇指从肘后尺骨鹰嘴处推远折端向前，同时令远端助手在维持牵引下慢慢屈曲肘关节，纠正前后移位，然后一手握骨折远段向桡侧端提，一手握骨折近段向尺侧挤按，纠正左右移位并保持骨折远端轻度桡偏，术中透视显示复位满意后2枚直径1.5 mm克氏针向外髁最高点下方进入斜行突破对侧皮质固定，剪断针尾，无菌包扎，铁丝托外固定，腕颈带悬吊患肢于屈肘90°位。术毕。

【复诊】

	症状体征变化	病机演变及转归	治法及方药变化
术后一诊	经皮穿针术后半个月，无特殊不适。局部肿胀减轻，石膏略松动。X线片结果显示骨折对位好，克氏针位置好（图7-14）	骨折治疗后，复位好，肿减痛消，正常恢复中	小儿稚阴稚阳之体，生机旺盛，骨折愈合能力强，不需药物治疗。继用石膏外固定
术后二诊	经皮穿针术后一个半月，无特殊不适。局部无肿胀、无压痛，无纵向叩击痛，无异常活动。X线片结果显示骨折对位好，大量骨痂，克氏针位置好（图7-15）	骨折已经愈合	局麻下取出内固定克氏针，口服抗生素3天。1周后（针孔愈合）赤木洗剂外洗，药物组成：苏木、红花、海桐皮、伸筋草、透骨草等9味。进行肘关节屈伸功能锻炼

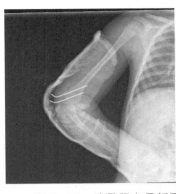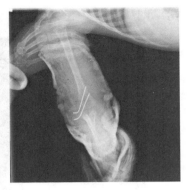

图 7-14　肱骨髁上骨折医案 5 术后一诊 X 线片

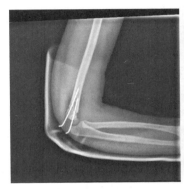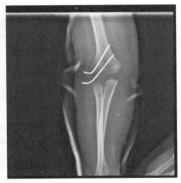

图 7-15　肱骨髁上骨折医案 5 术后二诊 X 线片

六、肱骨髁上骨折医案 6

于某，女，2016 年 9 月出生，2021 年 9 月 13 日初诊。发病节气：处暑。

【主诉】摔伤右肘，畸形、肿痛、活动受限 2 小时。

【现病史】患者于入院前 2 小时，因玩耍时不慎摔伤右肘部，当即肿痛、畸形，不敢活动，未处理，急到威海市某医院就诊，X 线片结果显示骨折，为进一步治疗，急来我院就诊。

【既往史】平素体健。

【过敏史】无。

【体格检查】右肘部中度肿胀，局部压痛，可触及骨异常活动，尺、桡动脉搏动可及，指动、血运及感觉可。

【辅助检查】X 线片结果显示右肱骨髁上骨折，远折端向背侧分离移位，断端嵌插（图7-16）。

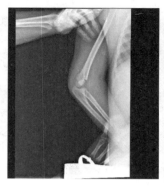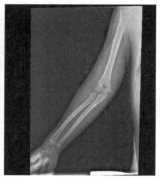

图7-16 肱骨髁上骨折医案6辅助检查X线片

【中医诊断】骨折。

【证候诊断】血瘀气滞证。

【西医诊断】右肱骨髁上骨折。

【治法】活血化瘀，消肿止痛。

【处方】消肿止痛胶囊。

【手术治疗】行臂丛神经阻滞麻醉。麻醉成功后，患者取坐位，常规消毒铺巾，无菌操作。术者触摸骨折端，结合X线检查结果，了解骨折移位情况；两助手分别握持患肢上臂及腕部，顺势对抗拔伸牵引，校正重叠移位；术者双手四指环抱骨折近端，双拇指从肘后尺骨鹰嘴处推远折端向前，同时令远端助手在维持牵引下慢慢屈曲肘关节，纠正前后移位，然后一手握骨折远段向桡侧端提，一手握骨折近段向尺侧挤按，纠正左右移位并保持骨折远端轻度桡偏，术中透视显示复位满意后，将2枚直径1.5 mm克氏针向外髁最高点下方进入，斜行突破对侧皮质后固定，剪断针尾，无菌包扎，铁丝托外固定，腕颈带悬吊患肢于屈肘90°位。术毕。

【复诊】

	症状体征变化	病机演变及转归	治法及方药变化
术后一诊	经皮穿针术后半个月，无特殊不适。局部肿胀减轻，石膏略松动。X线片结果显示骨折对位好，克氏针位置好（图7-17）	骨折治疗后，复位好，肿减痛消，正常恢复中	小儿稚阴稚阳之体，生机旺盛，骨折愈合能力强，不需药物治疗。继续用石膏外固定

	症状体征变化	病机演变及转归	治法及方药变化
术后二诊	经皮穿针术后一个半月，无特殊不适。局部无肿胀、无压痛，无纵向叩击痛，无异常活动。X 线片结果显示骨折对位好，大量骨痂，克氏针位置好（图 7-18）	骨折已经愈合	局麻下取出内固定克氏针，口服抗生素 3 天。1 周后（针孔愈合）赤木洗剂外洗，药物组成：苏木、红花、海桐皮、伸筋草、透骨草等 9 味。肘关节屈伸功能锻炼

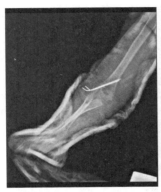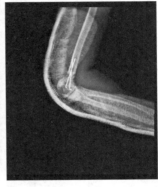

图 7-17　肱骨髁上骨折医案 6 术后一诊 X 线片

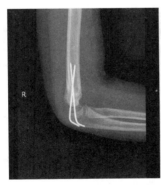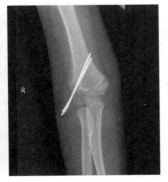

图 7-18　肱骨髁上骨折医案 6 术后二诊 X 线片

七、肱骨髁上骨折医案 7

王某，男，2013 年 10 月出生，2019 年 9 月 18 日初诊。发病节气：白露。

【主诉】摔伤左肘部，肿痛、活动受限 3 小时。

【现病史】患者于入院前3小时，因玩耍时摔倒，摔伤左肘部，当即肿痛，不敢活动，就诊于威海市某医院，X线片结果显示左肱骨髁上骨折，未行特殊处理，现为行进一步诊治急来诊。急诊查体、辅助检查、阅X线片后以"左肱骨髁上骨折"收入院。患者受伤以来，无寒热，纳眠可，二便调。

【既往史】平素体健。

【过敏史】无。

【体格检查】左肘部肿胀畸形，局部压痛明显，可及骨擦感及骨异常活动，尺、桡动脉搏动可及，指动、血运及感觉可，其余未见明显异常。

【辅助检查】X线片结果显示左肱骨髁上骨折，折端分离移（图7-19）。

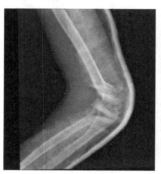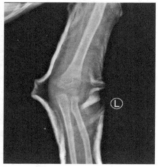

图7-19　肱骨髁上骨折医案7辅助检查X线片

【中医诊断】骨折。

【证候诊断】血瘀气滞证。

【西医诊断】左肱骨髁上骨折。

【治法】活血化瘀，消肿止痛。

【处方】消肿止痛胶囊。

【手术治疗】行臂丛神经阻滞麻醉。麻醉成功后，患者取仰卧位，常规消毒，铺无菌巾、单，术中见左肱骨髁上骨折，折端向前成角移位。术中诊断为左肱骨髁上骨折，拟行闭合复位内固定术。采用手摸心会、拔伸牵引、端挤提按手法复位骨折，取2枚1.6 mm的克氏针自肱骨外髁下方经皮斜行45°穿入至近折端尺侧皮质固定，透视复位固定满意后，处理针尾，无菌包扎，石膏托外固定。

【复诊】

	症状体征变化	病机演变及转归	治法及方药变化
术后二诊	经皮穿针术后半个月，无特殊不适。局部肿胀减轻、无明显骨性压痛、无异常活动。X线片结果显示骨折对位好，少量骨痂，内有克氏针固定（图7-20）	骨折治疗后，复位好，肿减痛消	中药治宜补益肝肾，续筋接骨。方用接骨药，每次3 g，每日1次。药物组成：续断、烫骨碎补、土鳖虫、煅自然铜等6味。调整石膏固定，不负重活动肩、腕关节
术后三诊	经皮穿针术后1个月，无特殊不适。局部无肿胀、无压痛，无异常活动。X线片结果显示骨折对位好，中量骨痂，内有克氏针固定（图7-21）	骨折愈合顺利，仍需继续治疗	拆除外固定，不负重逐步活动肘关节。继续口服接骨药
术后四诊	术后2个月，无特殊不适。局部无肿胀、无压痛，无纵向叩击痛，无异常活动。X线片结果显示骨折对位好，大量骨痂，内固定克氏针位置好	骨折已经临床愈合，取出内固定	局麻下取出内固定克氏针，口服抗生素3天。中药治宜补肝肾，续筋骨。方用整骨伸筋胶囊。药物组成：地龙、制马钱子、烫骨碎补、桑寄生等8味。嘱加大腕关节活动范围，逐步负重功能锻炼，不适随诊

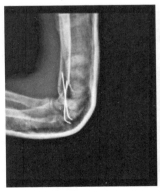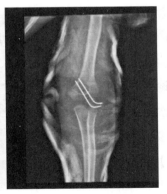

图7-20　肱骨髁上骨折医案7术后二诊X线片

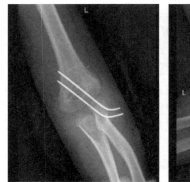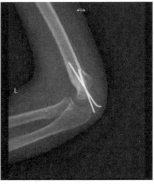

图 7-21　肱骨髁上骨折医案 7 术后三诊 X 线片

八、肱骨髁上骨折医案 8

江某，男，2017 年 4 月出生，2022 年 4 月 13 日初诊。发病节气：清明。

【主诉】摔伤右肘部，肿痛、活动受限 3 小时。

【现病史】患者于入院前 3 小时，因骑自行车时不慎摔伤右肘，当即肿痛、活动受限，未接受处理，急到当地医院就诊，X 线片结果显示骨折，为进一步治疗急来诊，急诊查体、辅助检查、阅 X 线片后以"右肱骨髁上骨折"收入院。

【既往史】平素体健。

【过敏史】无。

【体格检查】右肘部肿胀、畸形，局部压痛，可触及骨异常活动，尺、桡动脉搏动可及，指动、血运及感觉可。

【辅助检查】X 线片结果显示右肱骨髁上骨折，断端错位（图 7-22）。

【中医诊断】骨折。

【证候诊断】血瘀气滞证。

【西医诊断】右肱骨髁上骨折。

【治法】活血化瘀，消肿止痛。

【处方】消肿止痛胶囊。

【手术治疗】行臂丛神经阻滞麻醉。麻醉成功后，患者取坐位，常规消毒铺巾，无菌操作。术者触摸骨折端，结合 X 线检查结果，了解骨折移位情况；

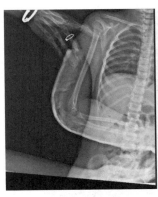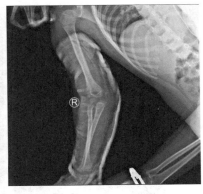

图 7-22 肱骨髁上骨折医案 8 辅助检查 X 线片

两助手分别握持患肢上臂及腕部，顺势对抗拔伸牵引，校正重叠移位；术者双手四指环抱骨折近端，双拇指从肘后尺骨鹰嘴处推远折端向前，同时令远端助手在维持牵引下慢慢屈曲肘关节，纠正前后移位，然后一手握骨折远段向桡侧端提，一手握骨折近段向尺侧挤按，纠正左右移位并保持骨折远端轻度桡偏，术中透视显示复位满意后 2 枚直径 1.5 mm 克氏针向外髁最高点下方进入斜行突破对侧皮质固定，剪断针尾，无菌包扎，铁丝托外固定，腕颈带悬吊患肢于屈肘 90° 位。术毕。

【复诊】

	症状体征变化	病机演变及转归	治法及方药变化
术后一诊	经皮穿针术后半个月，无特殊不适。局部肿胀减轻，石膏略松动。X 线片结果显示骨折对位好，克氏针位置好（图 7-23）	骨折治疗后，复位好，肿减痛消，正常恢复中	小儿稚阴稚阳之体，生机旺盛，骨折愈合能力强，不需药物治疗。继续用石膏外固定
术后二诊	经皮穿针术后一个半月，无特殊不适。局部无肿胀、无压痛，无纵向叩击痛，无异常活动。X 线片结果显示骨折对位好，大量骨痂，克氏针位置好	骨折已经愈合	局麻下取出内固定克氏针，口服抗生素 3 天。1 周后（针孔愈合）赤木洗剂外洗，药物组成：苏木、红花、海桐皮、伸筋草、透骨草等 9 味。肘关节屈伸功能锻炼

孙氏整骨医案记录

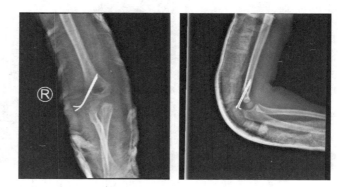

图 7-23　肱骨髁上骨折医案 8 术后一诊 X 线片

第八章　肱骨外科颈骨折医案记录

一、肱骨外科颈骨折医案 1

孙某，男，2011 年 2 月出生，2021 年 4 月 22 日初诊。发病节气：谷雨。

【主诉】摔伤左肩部，肿痛、活动受限 5 小时。

【现病史】患者于我院就诊前 5 小时，因在学校上体育课时摔伤左肩部，当即肿痛、活动受限，于荣成市某医院就诊，X 线片结果显示左肱骨外科颈骨折，未行特殊处理，现为行进一步诊治急来诊。急诊查体、辅助检查，以"左肱骨外科颈骨折"收入院。现无寒冷、发热、头痛、昏迷、恶心、呕吐，纳可、眠安，二便调。

【既往史】平素体健。

【过敏史】无。

【体格检查】左肩部肿胀，局部压痛（＋），可及骨异常活动，尺、桡动脉搏动可及，指动、血运及感觉可，其余肢体未见明显异常。

【辅助检查】X 线片结果显示左肱骨近端骨质不连续，无明显移位成角（图 8-1）。

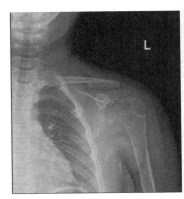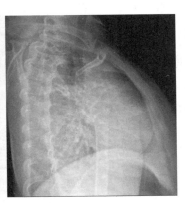

图 8-1　肱骨外科颈骨折医案 1 辅助检查 X 线片

【中医诊断】骨折。

【证候诊断】血瘀气滞证。

【西医诊断】左肱骨外科颈骨折。

【治法】活血化瘀，消肿止痛。

【处方】消肿止痛胶囊。

【手术治疗】行臂丛神经阻滞麻醉。麻醉成功后，患者取仰卧位，常规消毒，铺无菌巾、单，术中见左肱骨外科颈骨折，断端轻度错位，术中诊断为左肱骨外科颈骨折，拟行闭合复位内固定术。采用拔伸牵引、端挤提按手法复位骨折，取 1 枚直径 2.5 mm 的弹性髓内针自肱骨外髁经皮穿入髓腔内固定，至达肱骨头骨骺下，透视复位固定满意后，处理针尾，无菌包扎。颈腕带悬吊固定。

【复诊】

	症状体征变化	病机演变及转归	治法及方药变化
术后二诊	经皮穿针术后半个月，无特殊不适。局部肿胀减轻、无明显骨性压痛、无异常活动。X线片结果显示骨折对位好，少量骨痂，内有克氏针固定（图 8-2）	骨折治疗后，复位好，肿减痛消	中药治宜补益肝肾，续筋接骨。方用接骨药，每次 6 g，每日 1 次。药物组成：续断、烫骨碎补、土鳖虫、煅自然铜等 6 味。不负重活动腕、肘关节
术后三诊	经皮穿针术后 1 个月，无特殊不适。局部无肿胀、无压痛，无异常活动。X线片结果显示骨折对位好，中量骨痂，内有克氏针固定（图 8-3）	骨折愈合顺利，仍需继续治疗	拆除外固定，不负重逐步活动肩关节。继续口服接骨药
术后四诊	术后 2 个月，无特殊不适。局部无肿胀、无压痛，无纵向叩击痛，无异常活动。X线片结果显示骨折对位好，大量骨痂，内固定克氏针位置好	骨折已经临床愈合，取出内固定	局麻下取出内固定克氏针，口服抗生素 3 天。中药治宜补肝肾，续筋骨。方用整骨伸筋胶囊。药物组成：地龙、制马钱子、烫骨碎补、桑寄生等 8 味。嘱加大肩关节活动范围，逐步负重功能锻炼，不适随诊

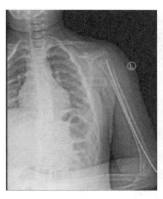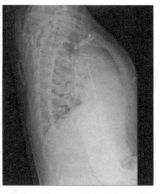

图 8-2　肱骨外科颈骨折医案 1 术后二诊 X 线片

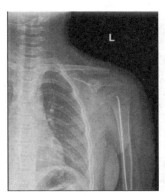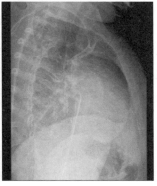

图 8-3　肱骨外科颈骨折医案 1 术后三诊 X 线片

二、肱骨外科颈骨折医案 2

于某，女，2013 年 9 月出生，2021 年 8 月 30 日初诊。发病节气：处暑。

【主诉】摔伤右肩部，肿痛、活动受限 1 天。

【现病史】患者于入院前 1 天，因在家小区花坛上摔下摔伤右肩部，当即肿痛、活动受限，于威海市某医院就诊，X 线片结果显示"骨折"，未行特殊处理，现为行进一步诊治急来诊。急诊查体、辅助检查、阅 X 线片后以"右肱骨外科颈骨折"收入院。现无寒冷、发热、头痛、昏迷、恶心、呕吐，纳可、眠安，二便调。

【既往史】平素体健。

【过敏史】无。

【体格检查】右肩部肿胀，局部压痛明显，可及骨异常活动，尺、桡动脉搏动可及，指动、血运及感觉可，其余肢体未见明显异常。

【辅助检查】X线片结果显示右肱骨外科颈骨折，断端错位（图8-4）。

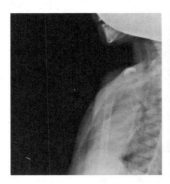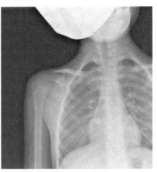

图8-4　肱骨外科颈骨折医案2辅助检查X线片

【中医诊断】骨折。

【证候诊断】血瘀气滞证。

【西医诊断】右肱骨外科颈骨折。

【治法】活血化瘀，消肿止痛。

【处方】消肿止痛胶囊。

【手术治疗】行臂丛神经阻滞麻醉。麻醉成功后，患者取仰卧位，常规消毒，铺无菌巾、单，术中见右肱骨外科颈骨折，断端错位。术中诊断为右肱骨外科颈骨折，拟行闭合复位内固定术。采用拔伸牵引、端挤提按手法复位骨折，取1枚直径2.5 mm的弹性髓内针自肱骨外髁经皮穿入髓腔内固定，至达肱骨头关节面软骨下，透视复位固定满意后，处理针尾，无菌包扎。上臂固定带固定、颈腕带悬吊固定。

【复诊】

	症状体征变化	病机演变及转归	治法及方药变化
术后二诊	经皮穿针术后半个月，无特殊不适。局部肿胀减轻、无明显骨性压痛、无异常活动。X线片结果显示骨折对位好，少量骨痂，内有克氏针固定（图8-5）	骨折治疗后，复位好，肿减痛消	中药治宜补益肝肾，续筋接骨。方用接骨药，每次3 g，每日1次。药物组成：续断、烫骨碎补、土鳖虫、煅自然铜等6味。不负重活动腕、肘关节

	症状体征变化	病机演变及转归	治法及方药变化
术后三诊	经皮穿针术后1个月，无特殊不适。局部无肿胀、无压痛，无异常活动。X线片结果显示骨折对位好，中量骨痂，内有克氏针固定（图8-6）	骨折愈合顺利，仍需继续治疗	拆除外固定，不负重逐步活动肩关节。继续口服接骨药
术后四诊	术后2个月，无特殊不适。局部无肿胀、无压痛，无纵向叩击痛，无异常活动。X线片结果显示骨折对位好，大量骨痂，内固定克氏针位置好	骨折已经临床愈合，取出内固定	局麻下取出内固定克氏针，口服抗生素3天。中药治宜补肝肾，续筋骨。方用整骨伸筋胶囊。药物组成：地龙、制马钱子、烫骨碎补、桑寄生等8味。嘱加大肩关节活动范围，逐步负重功能锻炼，不适随诊

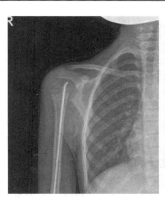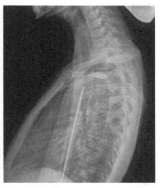

图8-5 肱骨外科颈骨折医案2术后二诊X线片

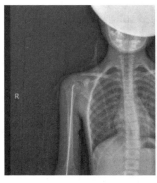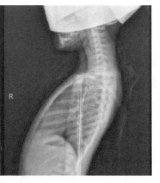

图8-6 肱骨外科颈骨折医案2术后三诊X线片

下篇

孙氏整骨医案记录

三、肱骨外科颈骨折医案 3

王某，女，1948 年 2 月出生，2022 年 11 月 5 日初诊。发病节气：霜降。

【主诉】摔伤右肩部，肿痛、活动受限 3 小时。

【现病史】患者于我院就诊前 3 小时，因走路掉沟里摔伤右肩部，当即肿痛、活动受限，未处理，为行诊治急来我院就诊。急诊查体、辅助检查、拍 X 线片后以"右肱骨外科颈骨折"收入院。现无寒冷、发热、头痛、昏迷、恶心、呕吐，未纳眠，二便调。

【既往史】原发性高血压。

【过敏史】无。

【体格检查】右肩部肿胀，局部压痛（＋），可触及骨异常活动，尺、桡动脉搏动可，指动、血运及感觉可。其余肢体未见明显异常。

【辅助检查】X 线片结果显示右肱骨外科颈骨质不连续，折端嵌插错位，向前外成角，肩关节间隙增宽。胸椎部分椎体楔形变（图 8-7）。

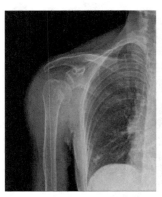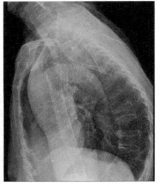

图 8-7　肱骨外科颈骨折医案 3 辅助检查 X 线片

【中医诊断】骨折。

【证候诊断】血瘀气滞证。

【西医诊断】右肱骨外科颈骨折。

【治法】活血化瘀，消肿止痛。

【处方】消肿止痛胶囊。

【手术治疗】行臂丛神经阻滞麻醉。麻醉成功后，患者取仰卧位，常规

消毒，铺无菌巾、单，术中见右肱骨外科颈呈粉碎骨折，断端错位。术中诊断为右肱骨外科颈骨折，拟行闭合复位内固定术。用电钻于肱骨外髁处分别开孔，取 2 枚直径 3.0 mm 的髓内针分别自开孔处穿入远折端髓腔内至骨折端，采用拔伸牵引、端挤提按手法复位骨折，将髓内针打入至达肱骨头关节面软骨下，透视复位固定满意后，处理针尾，无菌包扎。上臂固定带固定、颈腕带悬吊固定。

【复诊】

	症状体征变化	病机演变及转归	治法及方药变化
术后二诊	经皮穿针术后半个月，无特殊不适。局部肿胀减轻、无明显骨性压痛、无异常活动。X 线片结果显示骨折对位好，少量骨痂，内有克氏针固定（图 8-8）	骨折治疗后，复位好，肿减痛消	中药治宜补益肝肾，续筋接骨。方用接骨药，每次 6 g，每日 1 次。药物组成：续断、烫骨碎补、土鳖虫、煅自然铜等 6 味。不负重活动腕、肘关节
术后三诊	经皮穿针术后 1 个月，无特殊不适。局部无肿胀、无压痛，无异常活动。X 线片结果显示骨折对位好，中量骨痂，内有克氏针固定（图 8-9）	骨折愈合顺利，仍需继续治疗	拆除外固定，不负重逐步活动肩关节。继续口服接骨药
术后四诊	术后 2 个月，无特殊不适。局部无肿胀、无压痛，无纵向叩击痛，无异常活动。X 线片结果显示骨折对位好，大量骨痂，内固定克氏针位置好（图 8-10）	骨折已经临床愈合，取出内固定	局麻下取出内固定克氏针，口服抗生素 3 天。中药治宜补肝肾，续筋骨。方用整骨伸筋胶囊。药物组成：地龙、制马钱子、烫骨碎补、桑寄生等 8 味。嘱加大肩关节活动范围，逐步负重功能锻炼，不适随诊

孙氏整骨医案记录

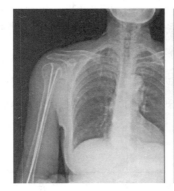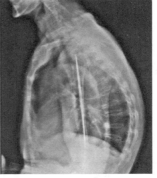

图 8-8　肱骨外科颈骨折医案 3 术后二诊 X 线片

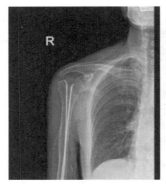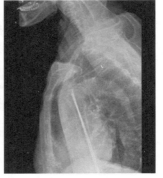

图 8-9　肱骨外科颈骨折医案 3 术后三诊 X 线片

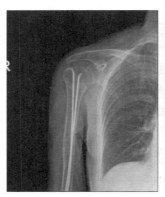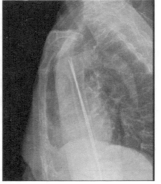

图 8-10　肱骨外科颈骨折医案 3 术后四诊 X 线片

第九章　肱骨外髁骨折医案记录

一、肱骨外髁骨折医案 1

鞠某，女，2017 年 4 月出生，2020 年 8 月 24 日初诊。发病节气：处暑。

【主诉】摔伤左肘部，肿痛、活动受限 1 小时。

【现病史】患者于入院前 1 小时，因在家门口玩耍时摔伤左肘部，当即肿痛、活动受限，未处理，为行诊治急来诊。急诊查体、辅助检查、拍 X 线片后以"左肱骨外髁骨折"收入院。现无寒冷、发热、头痛、昏迷、恶心、呕吐，未纳眠，二便未解。

【既往史】平素体健。

【过敏史】无。

【体格检查】左肘部肿胀，局部压痛明显，可及骨擦感及骨异常活动，尺、桡动脉搏动可及，指动、血运及感觉可，其余未见明显异常。

【辅助检查】X 线片结果显示左肱骨外髁骨质不连续，折块分离错位，桡骨小头向后略有移位，软组织肿胀（图 9-1）。

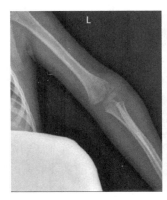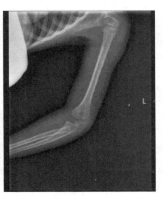

图 9-1　肱骨外髁骨折医案 1 辅助检查 X 线片

【中医诊断】骨折。

【证候诊断】血瘀气滞证。

【西医诊断】左肱骨外髁骨折。

【治法】活血化瘀，消肿止痛。

【处方】消肿止痛胶囊。

【手术治疗】行臂丛神经阻滞麻醉和全麻麻醉。麻醉成功后，患者取仰卧位，常规消毒，铺无菌巾、单，术中见左肱骨外髁骨折，断端错位。术中诊断为左肱骨外髁骨折，拟行闭合复位内固定术。采用手摸心会、端挤提按手法复位骨折，取 2 枚 1.4 mm 的克氏针分别自肱骨外髁经皮斜行穿入固定，透视复位固定满意后，处理针尾，无菌包扎，石膏托外固定。

【复诊】

	症状体征变化	病机演变及转归	治法及方药变化
术后二诊	经皮穿针术后半个月，无特殊不适。局部肿胀减轻、无明显骨性压痛、无异常活动。X线片结果显示骨折对位好，少量骨痂，内有克氏针固定（图9-2）	骨折治疗后，复位好，肿减痛消	患儿较小，未用中药。调整石膏固定，不负重活动肩、腕关节
术后三诊	经皮穿针术后1个月，无特殊不适。局部无肿胀、无压痛，无异常活动。X线片结果显示骨折对位好，中量骨痂，内有克氏针固定	骨折愈合顺利，老年人肝肾亏虚，仍需继续治疗	拆除外固定，不负重逐步活动肘关节
术后四诊	术后2个月，无特殊不适。局部无肿胀、无压痛，无纵向叩击痛，无异常活动。X线片结果显示骨折对位好，大量骨痂，内固定克氏针位置好	骨折已经临床愈合，取出内固定	局麻下取出内固定克氏针，口服抗生素3天。嘱加大肘关节活动范围，逐步负重功能锻炼，不适随诊

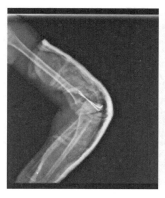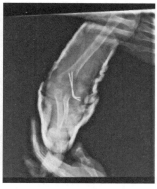

图 9-2　肱骨外髁骨折医案 1 术后二诊 X 线片

二、肱骨外髁骨折医案 2

徐某，男，2015 年 1 月出生，2021 年 2 月 12 日初诊。发病节气：立春。

【主诉】摔伤右肘部，肿痛、活动受限 1 天。

【现病史】患者于入院前 1 天，因在家走路摔伤右肘部，当即肿痛、活动受限，于某卫生院就诊，X 线片结果显示右肱骨外髁骨折，未行特殊处理，现为行进一步诊治急来诊。急诊查体、检查、阅片后以"右肱骨外髁骨折"收入院。现无寒冷、发热、头痛、昏迷、恶心、呕吐，纳可、眠安，二便调。

【既往史】平素体健。

【过敏史】无。

【体格检查】右肘部肿胀，局部压痛明显，可及骨擦感及骨异常活动，尺、桡动脉搏动可及，指动、血运及感觉可，其余肢体未见明显异常。

【辅助检查】X 线片结果显示右肱骨外髁骨折，折端分离移位（图 9-3）。

【中医诊断】骨折。

【证候诊断】血瘀气滞证。

【西医诊断】右肱骨外髁骨折。

【治法】活血化瘀，消肿止痛。

【处方】消肿止痛胶囊。

【手术治疗】行臂丛神经阻滞麻醉。麻醉成功后，患者取仰卧位，常规消毒，铺无菌巾、单，术中见右肱骨外髁骨折，断端错位。术中诊断为右肱骨外髁骨折，拟行闭合复位内固定术。采用手摸心会、拔伸牵引、端挤提按

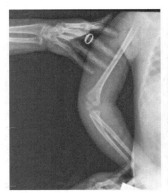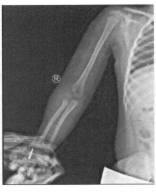

图 9-3　肱骨外髁骨折医案 2 辅助检查 X 线片

手法复位骨折，取 2 枚 1.6 mm 的克氏针分别自肱骨外髁处经皮局部穿入固定，透视复位固定满意后，处理针尾，留于皮外，无菌包扎，石膏托外固定。

【复诊】

	症状体征变化	病机演变及转归	治法及方药变化
术后二诊	经皮穿针术后半个月，无特殊不适。局部肿胀减轻、无明显骨性压痛、无异常活动。X 线片结果显示骨折对位好，少量骨痂，内有克氏针固定（图 9-4）	骨折治疗后，复位好，肿减痛消	中药治宜补益肝肾，续筋接骨。方用接骨药，每次 2 g，每日 1 次。药物组成：续断、烫骨碎补、土鳖虫、煅自然铜等 6 味。调整石膏固定，不负重活动肩、腕关节
术后三诊	经皮穿针术后 1 个月，无特殊不适。局部无肿胀、无压痛，无异常活动。X 线片结果显示骨折对位好，中量骨痂，内有克氏针固定（图 9-5）	骨折愈合顺利，老年人肝肾亏虚，仍需继续治疗	拆除外固定，不负重逐步活动肘关节。继续口服接骨药
术后四诊	术后 2 个月，无特殊不适。局部无肿胀、无压痛，无纵向叩击痛，无异常活动。X 线片结果显示骨折对位好，大量骨痂，内固定克氏针位置好	骨折已经临床愈合，取出内固定	局麻下取出内固定克氏针，口服抗生素 3 天。中药治宜补肝肾，续筋骨。方用整骨伸筋胶囊。药物组成：地龙、制马钱子、烫骨碎补、桑寄生等 8 味。嘱加大肘关节活动范围，逐步负重功能锻炼，不适随诊

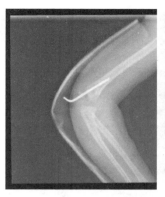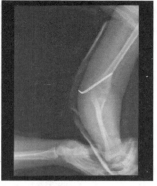

图 9-4　肱骨外髁骨折医案 2 术后二诊 X 线片

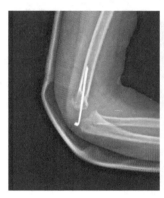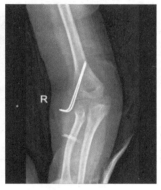

图 9-5　肱骨外髁骨折医案 2 术后三诊 X 线片

三、肱骨外髁骨折医案 3

孙某，男，2012 年 8 月出生，2021 年 7 月 14 日初诊。发病节气：小暑。

【主诉】摔伤左肘部，肿痛、活动受限 3 小时。

【现病史】患者于我院就诊前 3 小时，因在家门口骑自行车摔伤左肘部，当即肿痛、活动受限，于乳山市某医院就诊，X 线片结果显示骨折，未行特殊处理，现为行进一步诊治急来诊。急诊查体、辅助检查、阅片后以"左肱骨外髁骨折"收入院。现无寒冷、发热、头痛、昏迷、恶心、呕吐，未纳眠，二便调。

【既往史】平素体健。

【过敏史】无。

【体格检查】左肘部肿胀，局部压痛明显，可及骨擦感及骨异常活动，尺、桡动脉搏动可及，指动、血运及感觉可，其余肢体未见明显异常。

【辅助检查】X线片结果显示左侧肱骨远端背侧可见横行骨折线，断端未见明显分离移位，左侧肘关节间隙未见明显异常（图9-6）。

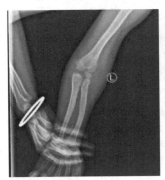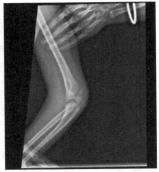

图9-6 肱骨外髁骨折医案3辅助检查X线片

【中医诊断】骨折。

【证候诊断】血瘀气滞证。

【西医诊断】左肱骨外髁骨折。

【治法】活血化瘀，消肿止痛。

【处方】消肿止痛胶囊。

【手术治疗】行全麻和臂丛神经阻滞麻醉。麻醉成功后，患者取仰卧位，常规消毒，铺无菌巾、单，术中见左肱骨外髁骨折，断端错位。术中诊断为左肱骨外髁骨折，拟行闭合复位内固定术。采用手摸心会、端挤提按手法复位骨折，分别取1枚直径2.0 mm及1枚直径1.6 mm的克氏针上电钻自肱骨外髁斜行穿入至近折端尺侧皮质，透视复位固定满意后，多余针尾折弯剪短留于皮外，无菌包扎，石膏托外固定。

【复诊】

	症状体征变化	病机演变及转归	治法及方药变化
术后二诊	经皮穿针术后半个月，无特殊不适。局部肿胀减轻、无明显骨性压痛、无异常活动。X线片结果显示骨折对位好，少量骨痂，内有克氏针固定（图9-7）	骨折治疗后，复位好，肿减痛消	中药治宜补益肝肾，续筋接骨。方用接骨药，每次2 g，每日1次。药物组成：续断、烫骨碎补、土鳖虫、煅自然铜等6味。调整石膏固定，不负重活动肩、腕关节

	症状体征变化	病机演变及转归	治法及方药变化
术后三诊	经皮穿针术后1个月，无特殊不适。局部无肿胀、无压痛、无异常活动。X线片结果显示骨折对位好，中量骨痂，内有克氏针固定（图9-8）	骨折愈合顺利，老年人肝肾亏虚，仍需继续治疗	拆除外固定，不负重逐步活动肘关节。继续口服接骨药
术后四诊	术后2个月，无特殊不适。局部无肿胀、无压痛，无纵向叩击痛，无异常活动。X线片结果显示骨折对位好，大量骨痂，内固定克氏针位置好	骨折已经临床愈合，取出内固定	局麻下取出内固定克氏针，口服抗生素3天。中药治宜补肝肾，续筋骨。方用整骨伸筋胶囊。药物组成：地龙、制马钱子、烫骨碎补、桑寄生等8味。嘱加大肘关节活动范围，逐步负重功能锻炼，不适随诊

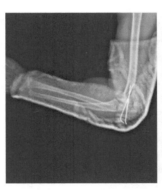
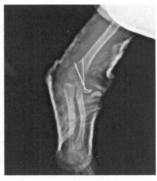

图 9-7　肱骨外髁骨折医案 3 术后二诊 X 线片

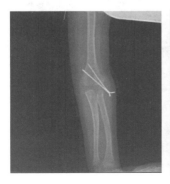
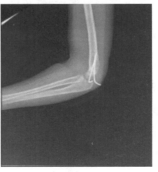

图 9-8　肱骨外髁骨折医案 3 术后三诊 X 线片

下篇

孙氏整骨医案记录

133

四、肱骨外髁骨折医案 4

谭某，男，2013 年 9 月出生，2021 年 9 月 12 日初诊。发病节气：白露。

【主诉】摔伤右肘部，肿痛、活动受限 1.5 小时。

【现病史】患者于我院就诊前 1.5 小时，因在公园玩耍时摔伤右肘部，当即肿痛、活动受限，未处理，为行诊治急来诊。急诊查体、辅助检查后以"右肱骨外髁骨折"收入院。现无寒冷、发热、头痛、昏迷、恶心、呕吐，未纳眠，二便调。

【既往史】平素体健。

【过敏史】无。

【体格检查】右肘部肿胀，局部压痛明显，可及骨异常活动，尺、桡动脉搏动可及，指动、血运及感觉可，其余肢体未见明显异常。

【辅助检查】X 线片结果显示右肱骨外髁骨折，骨块略分离错位，余骨骨质连续，关节结构未见明显异常。CT 结果显示右肱骨外侧髁及骨骺骨质不连续，断端未见明显错位；所示其余骨质未见明显骨折征象（图 9-9）。

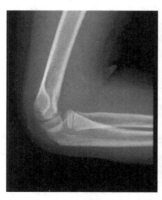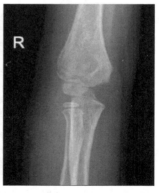

图 9-9　肱骨外髁骨折医案 4 辅助检查 X 线片

【中医诊断】骨折。

【证候诊断】血瘀气滞证。

【西医诊断】右肱骨外髁骨折。

【治法】活血化瘀，消肿止痛。

【处方】消肿止痛胶囊。

【手术治疗】行臂丛神经阻滞麻醉。麻醉成功后，患者取仰卧位，常规消毒，铺无菌巾、单，术中见右肱骨外髁骨折，折断略移位。术中诊断为右肱骨外髁骨折，拟行闭合复位内固定术。推挤复位骨折，取2枚直径1.6 mm的克氏针分别上电钻自肱骨外髁外侧斜行穿入至近折端对侧皮质，透视复位固定满意后，多余针尾折弯剪短留于皮外，无菌包扎，石膏托外固定。

【复诊】

	症状体征变化	病机演变及转归	治法及方药变化
术后二诊	经皮穿针术后半个月，无特殊不适。局部肿胀减轻、无明显骨性压痛、无异常活动。X线片结果显示骨折对位好，少量骨痂，内有克氏针固定（图9-10）	骨折治疗后，复位好，肿减痛消	中药治宜补益肝肾，续筋接骨。方用接骨药，每次2 g，每日1次。药物组成：续断、烫骨碎补、土鳖虫、煅自然铜等6味。调整石膏固定，不负重活动肩、腕关节
术后三诊	经皮穿针术后1个月，无特殊不适。局部无肿胀、无压痛，无异常活动。X线片结果显示骨折对位好，中量骨痂，内有克氏针固定（图9-11）	骨折愈合顺利，老年人肝肾亏虚，仍需继续治疗	拆除外固定，不负重逐步活动肘关节。继续口服接骨药
术后四诊	术后2个月，无特殊不适。局部无肿胀、无压痛，无纵向叩击痛，无异常活动。X线片结果显示骨折对位好，大量骨痂，内固定克氏针位置好	骨折已经临床愈合，取出内固定	局麻下取出内固定克氏针，口服抗生素3天。中药治宜补肝肾，续筋骨。方用整骨伸筋胶囊。药物组成：地龙、制马钱子、烫骨碎补、桑寄生等8味。嘱加大肘关节活动范围，逐步负重功能锻炼，不适随诊

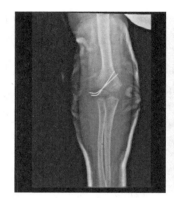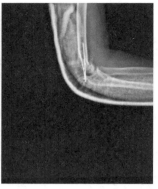

图 9-10　肱骨外髁骨折医案 4 术后二诊 X 线片

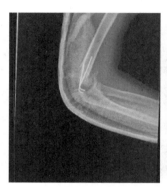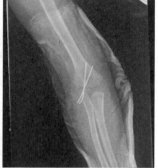

图 9-11　肱骨外髁骨折医案 4 术后三诊 X 线片

五、肱骨外髁骨折医案 5

于某，男，2014 年 12 月出生，2021 年 9 月 19 日初诊。发病节气：白露。

【主诉】摔伤右肘部，肿痛、活动受限 1 天。

【现病史】患者于入院前 1 天，因在家小区玩耍时摔伤右肘部，当即肿痛、活动受限，于胶州市某医院就诊，X 线片结果显示骨折，于青岛市某医院行石膏外固定，现为行进一步诊治急来诊。急诊查体、辅助检查、阅 X 线片后以"右肱骨外髁骨折"收入院。现无寒冷、发热、头痛、昏迷、恶心、呕吐，纳可、眠安，二便调。

【既往史】平素体健。

【过敏史】无。

【体格检查】右肘部肿胀，局部压痛明显，可及骨异常活动，尺、桡动脉搏动可及，指动、血运及感觉可，其余未见明显异常。

【辅助检查】X线片结果显示右肱骨外髁骨折，折端分离移位（图9-12）。

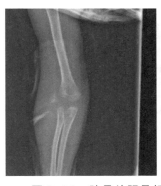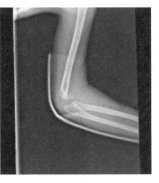

图9-12　肱骨外髁骨折医案5辅助检查X线片

【中医诊断】骨折。

【证候诊断】血瘀气滞证。

【西医诊断】右肱骨外髁骨折。

【治法】活血化瘀，消肿止痛。

【处方】消肿止痛胶囊。

【手术治疗】行臂丛神经阻滞麻醉。麻醉成功后，患者取仰卧位，常规消毒，铺无菌巾、单，术中见右肱骨外髁骨折，断端分离移位。术中诊断为右肱骨外髁骨折，拟行闭合复位内固定术。采用手摸心会、端挤提按、克氏针撬拨手法复位骨折，取2枚直径1.6 mm的克氏针分别上电钻，自肱骨外髁骨块外侧斜行穿入至近折端尺侧皮质，透视复位固定满意后，多余针尾折弯剪短留于皮外，无菌包扎，石膏托外固定。

【复诊】

	症状体征变化	病机演变及转归	治法及方药变化
术后二诊	经皮穿针术后半个月，无特殊不适。局部肿胀减轻、无明显骨性压痛、无异常活动。X线片结果显示骨折对位好，少量骨痂，内有克氏针固定（图9-13）	骨折治疗后，复位好，肿减痛消	中药治宜补益肝肾，续筋接骨。方用接骨药，每次2 g，每日1次。药物组成：续断、烫骨碎补、土鳖虫、煅自然铜等6味。调整石膏固定，不负重活动肩、腕关节

（续表）

	症状体征变化	病机演变及转归	治法及方药变化
术后三诊	经皮穿针术后1个月，无特殊不适。局部无肿胀、无压痛，无异常活动X线片结果显示骨折对位好，中量骨痂，内有克氏针固定（图9-14）	骨折愈合顺利，老年人肝肾亏虚，仍需继续治疗	拆除外固定，不负重逐步活动肘关节。继续口服接骨药
术后四诊	术后2个月，无特殊不适。局部无肿胀、无压痛，无纵向叩击痛，无异常活动。X线片结果显示骨折对位好，大量骨痂，内固定克氏针位置好	骨折已经临床愈合，取出内固定	局麻下取出内固定克氏针，口服抗生素3天。中药治宜补肝肾，续筋骨。方用整骨伸筋胶囊。药物组成：地龙、制马钱子、烫骨碎补、桑寄生等8味。嘱加大肘关节活动范围，逐步负重功能锻炼，不适随诊

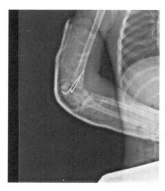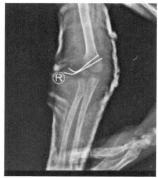

图 9-13　肱骨外髁骨折医案 5 术后二诊 X 线片

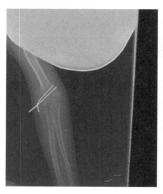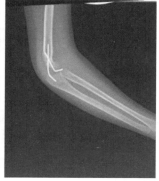

图 9-14　肱骨外髁骨折医案 5 术后三诊 X 线片

六、肱骨外髁骨折医案6

穆某，男，2019年11月出生，2022年2月28日初诊。发病节气：雨水。

【主诉】摔伤左肘部，肿痛、活动受限1天。

【现病史】患者于入院前1天，因在家从沙发上摔下摔伤左肘部，当即肿痛、活动受限，于威海市妇幼保健院就诊，X线片结果显示骨折，未处理，现为行进一步诊治急来诊。急诊查体、辅助检查、阅X线片后以"左肱骨外髁骨折"收入院。现无寒冷、发热、头痛、昏迷、恶心、呕吐，纳可、眠安，二便调。

【既往史】平素体健。

【过敏史】无。

【体格检查】左肘部肿胀，局部压痛明显，可及骨擦感及骨异常活动，尺、桡动脉搏动可及，指动、血运及感觉可，其余肢体未见明显异常。

【辅助检查】X线片结果显示左肱骨外髁骨折，折端分离移位（图9-15）。

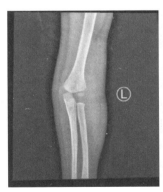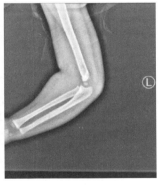

图9-15　肱骨外髁骨折医案6辅助检查X线片

【中医诊断】骨折。

【证候诊断】血瘀气滞证。

【西医诊断】左肱骨外髁骨折。

【治法】活血化瘀，消肿止痛。

【处方】消肿止痛胶囊。

【手术治疗】行全身麻醉。麻醉成功后，患者取仰卧位，常规消毒，铺无菌巾、单,术中见左肱骨外髁骨折,折端分离移位。术中诊断为左肱骨外髁骨折,拟行闭合复位内固定术。采用手摸心会、端挤提按手法复位骨折,用2枚直径1.4 mm的克氏针分别上电钻,自肱骨外髁处斜行穿入至对侧皮质固定,术中透视复位固定满意后,多余针尾折弯剪短留于皮外,无菌包扎,石膏托外固定。

【复诊】

	症状体征变化	病机演变及转归	治法及方药变化
术后二诊	经皮穿针术后半个月,无特殊不适。局部肿胀减轻、无明显骨性压痛、无异常活动。X线片结果显示骨折对位好,少量骨痂,内有克氏针固定(图9-16)	骨折治疗后,复位好,肿减痛消	患者年龄较小,未用中药。调整石膏固定,不负重活动肩、腕关节
术后三诊	经皮穿针术后1个月,无特殊不适。局部无肿胀、无压痛,无异常活动。X线片结果显示骨折对位好,中量骨痂,内有克氏针固定(图9-17)	骨折愈合顺利,老年人肝肾亏虚,仍需继续治疗	拆除外固定,不负重逐步活动肘关节
术后四诊	术后2个月,无特殊不适。局部无肿胀、无压痛,无纵向叩击痛,无异常活动。X线片结果显示骨折对位好,大量骨痂,内固定克氏针位置好	骨折已经临床愈合,取出内固定	局麻下取出内固定克氏针,口服抗生素3天。嘱加大肘关节活动范围,逐步负重功能锻炼,不适随诊

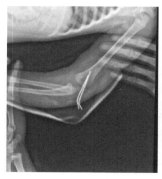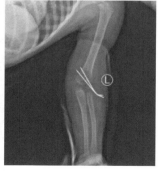

图9-16 肱骨外髁骨折医案6术后二诊X线片

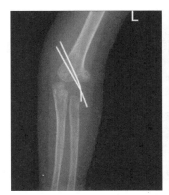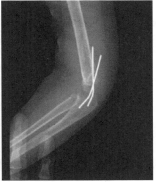

图 9-17 肱骨外髁骨折医案 6 术后三诊 X 线片

第十章　踝关节骨折医案记录

一、踝关节骨折医案 1

孙某，男，1957 年 8 月出生，2019 年 4 月 21 日初诊。发病节气：谷雨。

【主诉】扭伤右踝部，肿痛、活动受限 3 天。

【现病史】患者于入院前 3 天，因骑电动车不慎扭伤右踝部，当即肿痛、活动受限，就诊于威海市某医院，X 线片结果显示"右外踝骨折"住院治疗，现仍肿痛，为进一步治疗，来诊。急诊查体、辅助检查、阅 X 线片后以"右外踝骨折"收入院。现无寒冷、发热、头痛、昏迷、恶心、呕吐，纳好、眠安，二便调。

【既往史】平素体健。

【过敏史】无。

【体格检查】右踝部肿胀，外侧压痛（＋），可触及骨擦感及骨异常活动，足背及胫后动脉搏动可及，趾动、血运及感觉好，其余肢体未见明显异常。

【辅助检查】X 线片结果显示右外踝骨折，折端分离移位（图 10-1）。

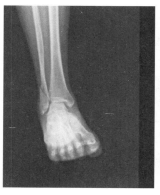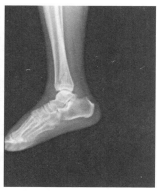

图 10-1　踝关节骨折医案 1 辅助检查 X 线片

【中医诊断】骨折。

【证候诊断】血瘀气滞证。

【西医诊断】右外踝骨折。

【治法】活血化瘀，消肿止痛。

【处方】消肿止痛胶囊。

【手术治疗】行股神经和坐骨神经麻醉。麻醉成功后，患者取仰卧位，常规消毒，铺无菌巾、单，术中见右外踝螺旋形骨折，远折端轻度向外移位。术中诊断为右外踝骨折，拟行闭合复位内固定术。采用拔伸牵引、端挤提按手法复位骨折，取 1 枚 2.5 mm 的克氏针上电钻自外踝尖纵向穿入髓腔内固定，再取 2 枚 2.5 mm 的克氏针自外踝后方斜行 45° 穿入固定，至胫骨远端内侧皮质穿出，透视复位固定满意，处理针尾，无菌包扎，石膏托外固定。

【复诊】

	症状体征变化	病机演变及转归	治法及方药变化
术后二诊	经皮穿针术后半个月，无特殊不适。局部肿胀减轻、无明显骨性压痛、无异常活动。X 线片结果显示骨折对位好，少量骨痂，内有克氏针固定（图 10-2）	骨折治疗后，复位好，肿减痛消	中药治宜补益肝肾，续筋接骨。方用接骨药，每次 6 g，每日 1 次。药物组成：续断、烫骨碎补、土鳖虫、煅自然铜等 6 味。调整石膏固定，不负重活动髋、膝关节
术后三诊	经皮穿针术后 1 个月，无特殊不适。局部无肿胀、无压痛，无异常活动。X 线片结果显示骨折对位好，中量骨痂，内有克氏针固定（图 10-3）	骨折愈合顺利，仍需继续治疗	拆除外固定，不负重逐步活动踝关节。继续口服接骨药
术后四诊	术后 2 个月，无特殊不适。局部无肿胀、无压痛，无纵向叩击痛，无异常活动。X 线片结果显示骨折对位好，大量骨痂，内固定克氏针位置好	骨折已经临床愈合，取出内固定	局麻下取出内固定克氏针，口服抗生素 3 天。中药治宜补肝肾，续筋骨。方用整骨伸筋胶囊。药物组成：地龙、制马钱子、烫骨碎补、桑寄生等 8 味。嘱加大踝关节活动范围，逐步负重功能锻炼，不适随诊

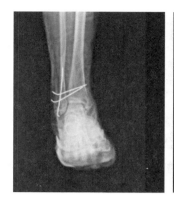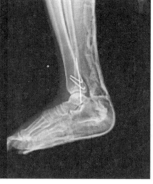

图 10-2　踝关节骨折医案 1 术后二诊 X 线片

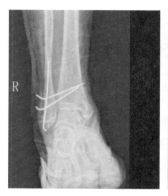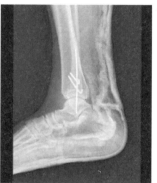

图 10-3　踝关节骨折医案 1 术后三诊 X 线片

二、踝关节骨折医案 2

张某，女，1983 年 12 月出生，2020 年 6 月 19 日初诊。发病节气：芒种。

【主诉】扭伤左踝部，肿痛、活动受限 2 小时。

【现病史】患者于入院前 2 小时，因在台阶上不慎扭伤左踝部，当即肿痛、活动受限，未处理，于急诊就诊。患者受伤以来，无寒热，纳眠可，二便调。

【既往史】平素体健。

【过敏史】无。

【体格检查】左踝部明显肿胀，局部压痛明显，可及骨擦感及骨异常活动，足背动脉搏动可及，趾动、血运及感觉可，其余未见明显异常。

【辅助检查】X 线片结果显示左外踝骨折，折端略分离移位，关节对应良好，周围软组织肿胀（图 10-4）。

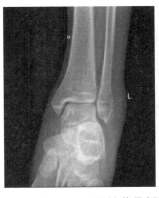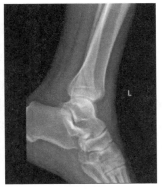

图 10-4　踝关节骨折医案 2 辅助检查 X 线片

【中医诊断】骨折。

【证候诊断】血瘀气滞证。

【西医诊断】左外踝骨折。

【治法】活血化瘀，消肿止痛。

【处方】消肿止痛胶囊。

【手术治疗】行股神经和坐骨神经麻醉。麻醉成功后，患者取仰卧位，常规消毒，铺无菌巾、单，术中见左外踝骨折，折端略分离移位，左后踝骨折，折端无明显移位。术中诊断为左外踝骨折和左后踝骨折，拟行闭合复位内固定术。采用拔伸牵引、端挤提按手法复位骨折，取 1 枚 2.5 mm 的克氏针上电钻自外踝尖纵向穿入髓腔内，至近折端内侧皮质穿出，再取 1 枚 2.5 mm 的克氏针自外踝后方斜行 45° 穿入固定，至胫骨远端内侧皮质穿出，术中透视复位固定满意，处理针尾，无菌包扎，石膏托外固定。

【复诊】

	症状体征变化	病机演变及转归	治法及方药变化
术后二诊	经皮穿针术后半个月，无特殊不适。局部肿胀减轻、无明显骨性压痛、无异常活动。X 线片结果显示骨折对位好，少量骨痂，内有克氏针固定（图 10-5）	骨折治疗后，复位好，肿减痛消	中药治宜补益肝肾，续筋接骨。方用接骨药，每次 6 g，每日 1 次。药物组成：续断、烫骨碎补、土鳖虫、煅自然铜等 6 味。调整石膏固定，不负重活动髋、膝关节

（续表）

		症状体征变化	病机演变及转归	治法及方药变化
术后三诊		经皮穿针术后1个月，无特殊不适。局部无肿胀、无压痛，无异常活动。X线片结果显示骨折对位好，中量骨痂，内有克氏针固定（图10-6）	骨折愈合顺利，仍需继续治疗	拆除外固定，不负重逐步活动踝关节。继续口服接骨药
术后四诊		术后2个月，无特殊不适。局部无肿胀、无压痛，无纵向叩击痛，无异常活动。X线片结果显示骨折对位好，大量骨痂，内固定克氏针位置好	骨折已经临床愈合，取出内固定	局麻下取出内固定克氏针，口服抗生素3天。中药治宜补肝肾，续筋骨。方用整骨伸筋胶囊。药物组成：地龙、制马钱子、烫骨碎补、桑寄生等8味。嘱加大踝关节活动范围，逐步负重功能锻炼，不适随诊

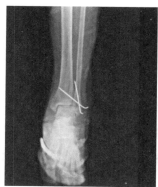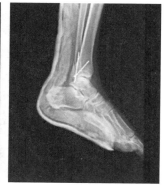

图 10-5　踝关节骨折医案 2 术后二诊 X 线片

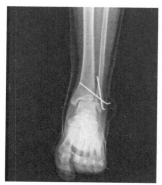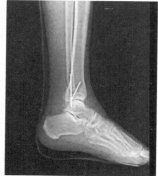

图 10-6　踝关节骨折医案 2 术后三诊 X 线片

三、踝关节骨折医案 3

王某，女，1982 年 11 月出生，2020 年 9 月 1 日初诊。发病节气：处暑。

【主诉】摔伤右踝部，肿痛、活动受限 6 天。

【现病史】患者于入院前 6 天，因在家下台阶时摔伤右踝部，当即肿痛、活动受限，于当地医院就诊，X 线片结果显示右外踝骨折，未行特殊处理，现为行进一步诊治急来诊。患者受伤以来，无寒热，纳眠可，二便调。

【既往史】平素体健。

【过敏史】无。

【体格检查】右踝部肿胀，可见皮下瘀斑，局部压痛明显，可及骨擦感及骨异常活动，足背动脉搏动可及，趾动、血运及感觉可，其余未见明显异常。

【辅助检查】X 线片结果显示右外踝骨折，折端分离移位（图 10-7）。

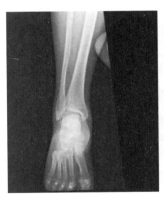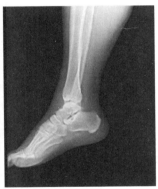

图 10-7　踝关节骨折医案 3 辅助检查 X 线片

【中医诊断】骨折。

【证候诊断】血瘀气滞证。

【西医诊断】右外踝骨折。

【治法】活血化瘀，消肿止痛。

【处方】消肿止痛胶囊。

【手术治疗】行股神经和坐骨神经麻醉。麻醉成功后，患者取仰卧位，常规消毒，铺无菌巾、单，术中见右外踝骨折，断端错位。术中诊断为右外踝骨折，拟行闭合复位内固定术。采用拔伸牵引、端挤提按手法复位骨折，取 1 枚 2.5 mm 的克氏针上电钻自外踝尖纵向穿入髓腔内固定，再取 1 枚

下篇　孙氏整骨医案记录

2.5 mm 的克氏针自外踝后方斜行 45° 穿入固定，至胫骨远端内侧皮质穿出，透视复位固定满意，处理针尾，无菌包扎，石膏托外固定。

【复诊】

	症状体征变化	病机演变及转归	治法及方药变化
术后二诊	经皮穿针术后半个月，无特殊不适。局部肿胀减轻、无明显骨性压痛、无异常活动。X 线片结果显示骨折对位好，少量骨痂，内有克氏针固定（图 10-8）	骨折治疗后，复位好，肿减痛消	中药治宜补益肝肾，续筋接骨。方用接骨药，每次 6 g，每日 1 次。药物组成：续断、烫骨碎补、土鳖虫、煅自然铜等 6 味。调整石膏固定，不负重活动髋、膝关节
术后三诊	经皮穿针术后 1 个月，无特殊不适。局部无肿胀、无压痛，无异常活动。X 线片结果显示骨折对位好，中量骨痂，内有克氏针固定（图 10-9）	骨折愈合顺利，仍需继续治疗	拆除外固定，不负重逐步活动踝关节。继续口服接骨药
术后四诊	术后 2 个月，无特殊不适。局部无肿胀、无压痛，无纵向叩击痛，无异常活动。X 线片结果显示骨折对位好，大量骨痂，内固定克氏针位置好	骨折已经临床愈合，取出内固定	局麻下取出内固定克氏针，口服抗生素 3 天。中药治宜补肝肾，续筋骨。方用整骨伸筋胶囊。药物组成：地龙、制马钱子、烫骨碎补、桑寄生等 8 味。嘱加大踝关节活动范围，逐步负重功能锻炼，不适随诊

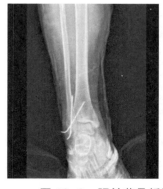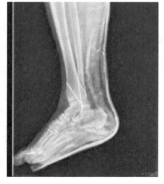

图 10-8　踝关节骨折医案 3 术后二诊 X 线片

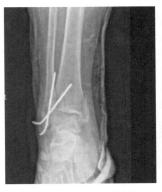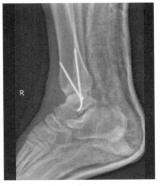

图 10-9　踝关节骨折医案 3 术后三诊 X 线片

四、踝关节骨折医案 4

邵某，男，1992 年 8 月出生，2020 年 12 月 21 日初诊。发病节气：冬至。

【主诉】扭伤右踝部，肿痛、活动受限 1 小时。

【现病史】患者于入院前 1 小时，因在工地干活时扭伤右踝部，当即肿痛、活动受限，未处理，为行诊治急来诊。患者受伤以来，无寒热，纳眠可，二便调。

【既往史】平素体健。

【过敏史】无。

【体格检查】右踝部肿胀，局部压痛明显，可及骨擦感及骨异常活动，足背动脉搏动可及，趾动、血运及感觉可，其余肢体未见明显异常。

【辅助检查】X 线片结果显示右外踝骨质不连续，折端略移位，软组织肿胀，踝关节结构良好（图 10-10）。

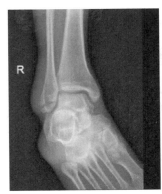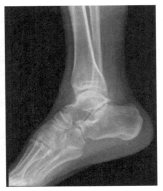

图 10-10　踝关节骨折医案 4 辅助检查 X 线片

【中医诊断】骨折。

【证候诊断】血瘀气滞证。

【西医诊断】右外踝骨折。

【治法】活血化瘀，消肿止痛。

【处方】消肿止痛胶囊。

【手术治疗】行股神经和坐骨神经麻醉。麻醉成功后，患者取仰卧位，常规消毒，铺无菌巾、单，术中见右外踝骨折，折端略移位。术中诊断为右外踝骨折，拟行闭合复位内固定术。采用拔伸牵引、端挤提按手法复位骨折，取 2 枚直径 2.0 mm 的克氏针上电钻分别自外踝尖交叉穿入固定，透视复位固定满意，处理针尾，留于皮外，无菌包扎，石膏托外固定。

【复诊】

	症状体征变化	病机演变及转归	治法及方药变化
术后二诊	经皮穿针术后半个月，无特殊不适。局部肿胀减轻、无明显骨性压痛、无异常活动。X线片结果显示骨折对位好，少量骨痂，内有克氏针固定（图 10-11）	骨折治疗后，复位好，肿减痛消	中药治宜补益肝肾，续筋接骨。方用接骨药，每次 6 g，每日 1 次。药物组成：续断、烫骨碎补、土鳖虫、煅自然铜等 6 味。调整石膏固定，不负重活动髋、膝关节
术后三诊	经皮穿针术后 1 个月，无特殊不适。局部无肿胀、无压痛，无异常活动。X线片结果显示骨折对位好，中量骨痂，内有克氏针固定（图 10-12）	骨折愈合顺利，仍需继续治疗	拆除外固定，不负重逐步活动踝关节。继续口服接骨药
术后四诊	术后 2 个月，无特殊不适。局部无肿胀、无压痛，无纵向叩击痛，无异常活动。X线片结果显示骨折对位好，大量骨痂，内固定克氏针位置好	骨折已经临床愈合，取出内固定	局麻下取出内固定克氏针，口服抗生素 3 天。中药治宜补肝肾，续筋骨。方用整骨伸筋胶囊。药物组成：地龙、制马钱子、烫骨碎补、桑寄生等 8 味。嘱加大踝关节活动范围，逐步负重功能锻炼，不适随诊

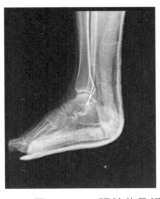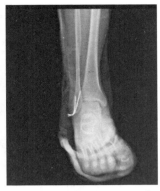

图 10-11　踝关节骨折医案 4 术后二诊 X 线片

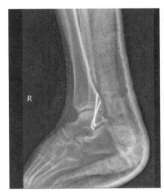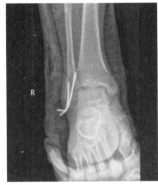

图 10-12　踝关节骨折医案 4 术后三诊 X 线片

五、踝关节骨折医案 5

梁某，男，1974 年 4 月出生，2021 年 1 月 5 日初诊。发病节气：小寒。

【主诉】扭伤右踝部，肿痛、活动受限 2 天。

【现病史】患者于入院前 2 天，因走路扭伤右踝部，当即肿痛、活动受限，于北京市某医院就诊，行 CT 检查，结果显示右外踝骨折，未行处理，之后于威海市某医院就诊，住院给予输液等治疗，现为行进一步诊治来我院就诊。患者受伤以来，无寒热，纳眠可，二便调。

【既往史】平素体健。

【过敏史】无。

【体格检查】右踝部肿胀，局部压痛明显，可及骨擦感及骨异常活动，足背动脉搏动可及，趾动、血运及感觉可，其余肢体未见明显异常。

【辅助检查】X线片检查结果显示右外踝骨折,折端分离移位(图10-13)。

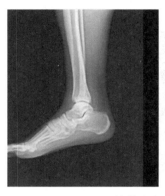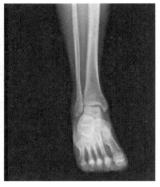

图10-13　踝关节骨折医案5辅助检查X线片

【中医诊断】骨折。

【证候诊断】血瘀气滞证。

【西医诊断】右外踝骨折。

【治法】活血化瘀,消肿止痛。

【处方】消肿止痛胶囊。

【手术治疗】行股神经和坐骨神经麻醉。麻醉成功后,患者取仰卧位,常规消毒,铺无菌巾、单,术中见右外踝骨折,远折端轻度向外移位。术中诊断为右外踝骨折,拟行闭合复位内固定术。采用拔伸牵引、端挤提按手法复位骨折,取1枚直径2.5 mm的克氏针上电钻自外踝尖纵向穿入髓腔内固定,再取1枚2.5 mm的克氏针自外踝后方斜行45°穿入固定,至胫骨远端内侧皮质穿出,透视复位固定满意,处理针尾,无菌包扎,石膏托外固定。

【复诊】

	症状体征变化	病机演变及转归	治法及方药变化
术后二诊	经皮穿针术后半个月,无特殊不适。局部肿胀减轻、无明显骨性压痛、无异常活动。X线片结果显示骨折对位好,少量骨痂,内有克氏针固定(图10-14)	骨折治疗后,复位好,肿减痛消	中药治宜补益肝肾,续筋接骨。方用接骨药,每次6 g,每日1次。药物组成:续断、烫骨碎补、土鳖虫、煅自然铜等6味。调整石膏固定,不负重活动髋、膝关节

	症状体征变化	病机演变及转归	治法及方药变化
术后三诊	经皮穿针术后1个月，无特殊不适。局部无肿胀、无压痛，无异常活动。X线片结果显示骨折对位好，中量骨痂，内有克氏针固定（图10-15）	骨折愈合顺利，仍需继续治疗	拆除外固定，不负重逐步活动踝关节。继续口服接骨药
术后四诊	术后2个月，无特殊不适。局部无肿胀、无压痛，无纵向叩击痛，无异常活动。X线片结果显示骨折对位好，大量骨痂，内固定克氏针位置好	骨折已经临床愈合，取出内固定	局麻下取出内固定克氏针，口服抗生素3天。中药治宜补肝肾，续筋骨。方用整骨伸筋胶囊。药物组成：地龙、制马钱子、烫骨碎补、桑寄生等8味。嘱加大踝关节活动范围，逐步负重功能锻炼，不适随诊

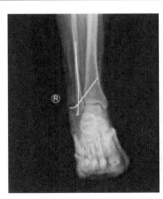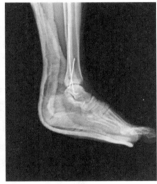

图 10-14　踝关节骨折医案 5 术后二诊 X 线片

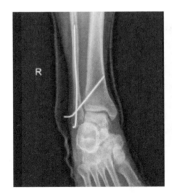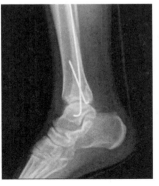

图 10-15　踝关节骨折医案 5 术后三诊 X 线片

六、踝关节骨折医案6

刘某，女，1960年5月出生，2021年12月15日初诊。发病节气：大雪。

【主诉】摔伤右踝部，肿痛、活动受限1天。

【现病史】患者于入院前1天，因在家走路滑倒摔伤右踝部，当即肿痛、活动受限，于威海市某医院就诊，X线片结果显示"骨折"，未接受处理，现为行进一步诊治急来诊。急诊查体、辅助检查、阅X线片后以"右外踝骨折"收入院。现无寒冷、发热、头痛、昏迷、恶心、呕吐，纳可、眠可，二便调。

【既往史】平素体健。

【过敏史】无。

【体格检查】右踝部肿胀，局部压痛明显，可及骨擦感及骨异常活动，足背动脉搏动可及，趾动、血运及感觉可，其余肢体未见明显异常。

【辅助检查】X线片结果显示右外踝骨折，折端分离移位（图10-16）。

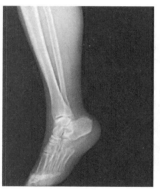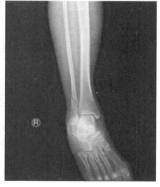

图10-16 踝关节骨折医案6辅助检查X线片

【中医诊断】骨折。

【证候诊断】血瘀气滞证。

【西医诊断】右外踝骨折。

【治法】活血化瘀，消肿止痛。

【处方】消肿止痛胶囊。

【手术治疗】行股神经和坐骨神经麻醉。麻醉成功后，患者取仰卧位，常规消毒，铺无菌巾、单，术中见右外踝呈粉碎性骨折，断端轻度移位。术中诊断为右外踝骨折，拟行闭合复位内固定术。采用拔伸牵引、端挤提按手法复位骨折，取一直径 2.5 mm 的克氏针上电钻自外踝尖纵向穿入髓腔内固定，再取 1 枚直径 2.5 mm 的克氏针自外踝后方斜行 45° 穿入固定，至胫骨远端内侧皮质穿出，透视复位固定满意，处理针尾，无菌包扎，石膏托外固定。

【复诊】

	症状体征变化	病机演变及转归	治法及方药变化
术后二诊	经皮穿针术后半个月，无特殊不适。局部肿胀减轻、无明显骨性压痛、无异常活动。X 线片结果显示骨折对位好，少量骨痂，内有克氏针固定（图 10-17）	骨折治疗后，复位好，肿减痛消	中药治宜补益肝肾，续筋接骨。方用接骨药，每次 6 g，每日 1 次。药物组成：续断、烫骨碎补、土鳖虫、煅自然铜等 6 味。调整石膏固定，不负重活动髋、膝关节
术后三诊	经皮穿针术后 1 个月，无特殊不适。局部无肿胀、无压痛，无异常活动。X 线片结果显示骨折对位好，中量骨痂，内有克氏针固定（图 10-18）	骨折愈合顺利，仍需继续治疗	拆除外固定，不负重逐步活动踝关节。继续口服接骨药
术后四诊	术后 2 个月，无特殊不适。局部无肿胀、无压痛，无纵向叩击痛，无异常活动。X 线片结果显示骨折对位好，大量骨痂，内固定克氏针位置好	骨折已经临床愈合，取出内固定	局麻下取出外露内固定克氏针，口服抗生素 3 天。中药治宜补肝肾，续筋骨。方用整骨伸筋胶囊。药物组成：地龙、制马钱子、烫骨碎补、桑寄生等 8 味。嘱加大踝关节活动范围，逐步负重功能锻炼，不适随诊

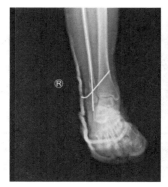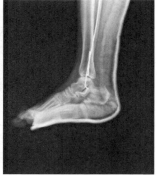

图 10-17　踝关节骨折医案 6 术后二诊 X 线片

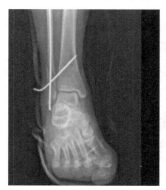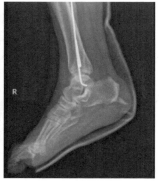

图 10-18　踝关节骨折医案 6 术后三诊 X 线片

七、踝关节骨折医案 7

王某，女，1989 年 2 月出生，2022 年 2 月 9 日初诊。发病节气：立春。

【主诉】扭伤右踝部，肿痛、活动受限 8 天。

【现病史】患者于入院前 8 天，因在家下楼梯时扭伤右踝部，当即肿痛、活动受限，于威海市某医院就诊，行 CT 检查，结果显示"骨折"，未处理，现仍疼痛不适，为行进一步诊治来我院就诊。患者受伤以来，无寒热，纳眠可，二便调。

【既往史】平素体健。

【过敏史】无。

【体格检查】右踝部肿胀，局部压痛明显，可及骨擦感及骨异常活动，足背动脉搏动可及，趾动、血运及感觉可，其余肢体未见明显异常。

【辅助检查】X线检查结果显示右外踝骨折，折端分离移位（图10-19）。

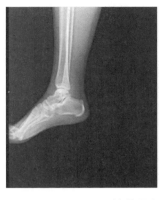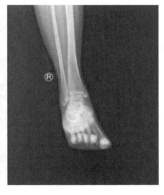

图 10-19　踝关节骨折医案 7 辅助检查 X 线片

【中医诊断】骨折。

【证候诊断】血瘀气滞证。

【西医诊断】右外踝骨折。

【治法】活血化瘀，消肿止痛。

【处方】消肿止痛胶囊。

【手术治疗】行股神经和坐骨神经麻醉。麻醉成功后，患者取仰卧位，常规消毒，铺无菌巾、单，术中见右外踝骨折，断端错位。术中诊断为右外踝骨折，拟行闭合复位内固定术。采用拔伸牵引、端挤提按手法复位骨折，取 2 枚直径 1.6 mm 克氏针上电钻分别自外踝尖局部交叉穿入固定，透视复位固定满意，处理针尾，无菌包扎，石膏托外固定。

【复诊】

	症状体征变化	病机演变及转归	治法及方药变化
术后二诊	经皮穿针术后半个月，无特殊不适。局部肿胀减轻、无明显骨性压痛、无异常活动。X线片结果显示骨折对位好，少量骨痂，内有克氏针固定（图10-20）	骨折治疗后，复位好，肿减痛消	中药治宜补益肝肾，续筋接骨。方用接骨药，每次6 g，每日1次。药物组成：续断、烫骨碎补、土鳖虫、煅自然铜等 6 味。调整石膏固定，不负重活动髋、膝关节

（续表）

	症状体征变化	病机演变及转归	治法及方药变化
术后三诊	经皮穿针术后1个月，无特殊不适。局部无肿胀、无压痛，无异常活动。X线片结果显示骨折对位好，中量骨痂，内有克氏针固定（图10-21）	骨折愈合顺利，仍需继续治疗	拆除外固定，不负重逐步活动踝关节。继续口服接骨药
术后四诊	术后2个月，无特殊不适。局部无肿胀、无压痛，无纵向叩击痛，无异常活动。X线片结果显示骨折对位好，大量骨痂，内固定克氏针位置好	骨折已经临床愈合，取出内固定	局麻下取出内固定克氏针，口服抗生素3天。中药治宜补肝肾，续筋骨。方用整骨伸筋胶囊。药物组成：地龙、制马钱子、烫骨碎补、桑寄生等8味。嘱加大踝关节活动范围，逐步负重功能锻炼，不适随诊

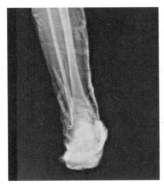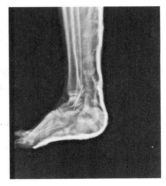

图 10-20　踝关节骨折医案 7 术后二诊 X 线片

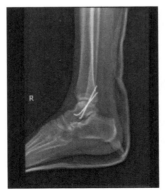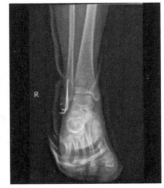

图 10-21　踝关节骨折医案 7 术后三诊 X 线片

第十一章　胫腓骨骨折医案记录

一、胫腓骨骨折医案 1

于某，男，2009 年 4 月出生，2023 年 4 月 27 日初诊。发病节气：谷雨。

【主诉】摔伤左小腿，肿痛、活动受限 16 小时。

【现病史】患者于我院就诊前 16 小时，因在学校从床铺梯子上摔下摔伤左小腿，当即肿痛、活动受限，于当地医院就诊，X 线片结果显示骨折，未处理，为行诊治急来我院就诊。急诊查体、辅助检查以"左胫腓骨闭合性骨折"收入院。现无寒冷、发热、头痛、昏迷、恶心、呕吐，纳可、眠可，二便调。

【既往史】平素体健。

【过敏史】无。

【体格检查】左小腿上段肿胀，局部压痛（＋），可触及骨异常活动，足背动脉搏动可，趾动、血运及感觉可。其余肢体未见明显异常。

【辅助检查】X 线片结果显示左胫腓骨上段骨折，断端错位（图 11-1）。

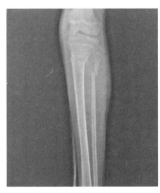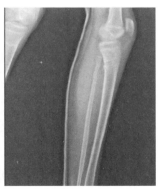

图 11-1　胫腓骨骨折医案 1 辅助检查 X 线片

【中医诊断】骨折。

【证候诊断】血瘀气滞证。

【西医诊断】左胫腓骨闭合性骨折。

【治法】活血化瘀，消肿止痛。

【处方】消肿止痛胶囊。

【手术治疗】行硬膜外麻醉。麻醉成功后，患者取仰卧位，常规消毒，铺无菌巾、单，术中见左胫腓骨上段骨折，断端错位。术中诊断为左胫腓骨闭合性骨折，拟行闭合复位内固定术。采用拔伸牵引、端挤提按手法复位骨折，取 3 枚直径 2.5 mm 克氏针分别上电钻局部穿入固定胫骨骨折，用电钻于腓骨远端避开骨骺开孔，取 1 枚直径 2.0 mm 弹性髓内针自开孔处穿入腓骨远折端髓腔至断端，撬拨复位骨折端，将髓内针穿入至近折端髓腔内固定，透视复位固定满意后，多余针尾折弯剪短留于皮外，无菌包扎，石膏托外固定。

【复诊】

	症状体征变化	病机演变及转归	治法及方药变化
术后二诊	经皮穿针术后半个月，无特殊不适。局部肿胀减轻、无明显骨性压痛、无异常活动。X 线片结果显示骨折对位好，少量骨痂，内有克氏针固定（图 11-2）	骨折治疗后，复位好，肿减痛消	中药治宜补益肝肾，续筋接骨。方用接骨药，每次 6 g，每日 1 次。药物组成：续断、烫骨碎补、土鳖虫、煅自然铜等 6 味。调整石膏固定
术后三诊	经皮穿针术后 1 个月，无特殊不适。局部无肿胀、无压痛，无异常活动。X 线片结果显示骨折对位好，中量骨痂，内有克氏针固定（图 11-3）	骨折愈合顺利，老年人肝肾亏虚，仍需继续治疗	拆除外固定，不负重逐步活动膝、踝关节。继续口服接骨药
术后四诊	术后 2 个月，无特殊不适。局部无肿胀、无压痛，无纵向叩击痛，无异常活动。X 线片结果显示骨折对位好，大量骨痂，内固定克氏针位置好	骨折已经临床愈合，取出内固定	局麻下取出内固定克氏针，口服抗生素 3 天。中药治宜补肝肾，续筋骨。方用整骨伸筋胶囊。药物组成：地龙、制马钱子、烫骨碎补、桑寄生等 8 味。嘱加大膝、踝关节活动范围，逐步负重功能锻炼，不适随诊

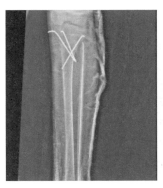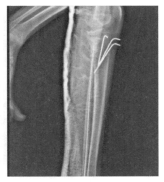

图 11-2　胫腓骨骨折医案 1 术后二诊 X 线片

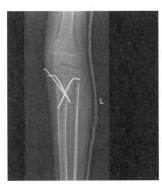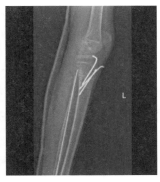

图 11-3　胫腓骨骨折医案 1 术后三诊 X 线片

二、胫腓骨骨折医案 2

王某，男，2007 年 8 月出生，2019 年 5 月 24 日初诊。发病节气：小满。

【主诉】摔伤左小腿，疼痛、肿胀、活动不利 2 小时。

【现病史】患者于入院前 2 小时，因在公园玩耍时不慎摔倒，摔伤左小腿，当即致疼痛、肿胀、不敢活动，来诊。患者伤后无昏迷，无恶心和呕吐，无寒热，纳眠可，二便调。

【既往史】既往体健

【过敏史】无

【体格检查】左小腿轻度肿胀，胫骨前中下段及外侧中上段压痛（＋），可触及骨擦感及异常活动。足背及胫后动脉搏动好，趾动、感觉及血运好。

【辅助检查】X 线片结果显示左胫腓骨骨折，腓骨中上段及胫骨中下段短螺旋形骨折，远折端向内侧移位（图 11-4）。

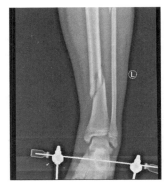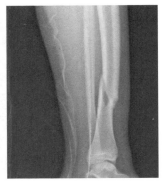

图 11-4　胫腓骨骨折医案 2 辅助检查 X 线片

【中医诊断】骨折。

【证候诊断】血瘀气滞证。

【西医诊断】左胫腓骨骨折。

【治法】活血化瘀，消肿止痛。

【处方】消肿止痛胶囊。

【手术治疗】行股神经和坐骨神经阻滞麻醉。麻醉成功后，患者取仰卧位，常规消毒，铺无菌巾、单，手摸新会，结合术中透视，明确诊断为左胫腓骨骨折、腓骨中上段及胫骨中下段短螺旋形骨折，胫骨远折端向内侧移位。术中诊断为左胫腓骨骨折，拟行闭合复位内固定术。采用拔伸牵引、提按端挤纠正骨折断端移位，取直径 3.0 mm 克氏针避开骨骺，于胫骨远端内侧钻孔，取 1 枚直径 3.0 mm 国产弹性髓内针自钻开孔处穿入，过骨折断端继续打入近折端髓腔内。另取 4 枚 2.0 mm 克氏针局部交叉固定骨折断端，透视见位置满意，弹性钉针尾折弯剪短留于皮内，克氏针折弯剪短留皮外，无菌包扎，石膏托固定患肢。

【复诊】

	症状体征变化	病机演变及转归	治法及方药变化
术后二诊	术后半个月，无特殊不适。局部肿胀减轻、无明显骨性压痛、无纵向叩击痛、无异常活动。X 线片结果显示骨折对位好，少量骨痂，内固定克氏针位置好，外固定架位置好（图 11-5）	骨折治疗后，复位好，肿减痛消	中药治宜补益肝肾，续筋接骨。方用接骨药，每次6 g，每日一次。药物组成：续断、烫骨碎补、土鳖虫、煅自然铜等 6 味

	症状体征变化	病机演变及转归	治法及方药变化
术后三诊	术后一个半月，无特殊不适。局部无肿胀、无压痛、无纵向叩击痛，无异常活动。X线片结果显示骨折对位好，中量骨痂，外固定架位置好（图11-6）	骨折愈合过程中，肝主筋，肾主骨，筋骨损伤，日久累及肝肾，有肝肾亏损之虞	中药治宜补益肝肾，续筋接骨。方用接骨药，每次6 g，每日一次。药物组成：续断、烫骨碎补、土鳖虫、煅自然铜等6味。逐步负重功能锻炼
术后四诊	术后4个月，无特殊不适。局部无肿胀、无压痛、无纵向叩击痛，无异常活动。X线片结果显示骨折对位好，大量骨痂，内固定克氏针位置好	骨折已经临床愈合	取出内固定，口服抗生素3天。1周后（钉孔愈合）赤木洗剂外洗，药物组成：苏木、红花、海桐皮、伸筋草、透骨草等9味。中药治宜补益肝肾，舒筋通络。方用整骨伸筋胶囊。药物组成：地龙、制马钱子、烫骨碎补、桑寄生等8味

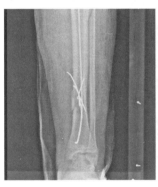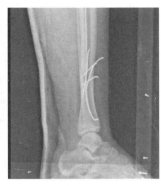

图 11-5　胫腓骨骨折医案 2 术后二诊 X 线片

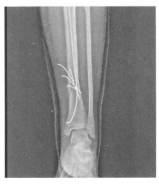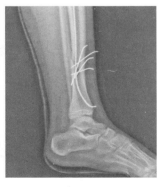

图 11-6　胫腓骨骨折医案 2 术后三诊 X 线片

三、胫腓骨骨折医案3

乔某，女，2008年8月出生，2019年7月27日初诊。发病节气：大暑。

【主诉】摔伤左小腿，肿痛、活动受限3小时。

【现病史】患者于入院前3小时，因在自家玩耍时摔伤小腿，当即肿痛，不敢活动，未行其他特殊处理，为进一步治疗急来诊。患者伤后无昏迷，无恶心和呕吐，无寒热，纳眠可，二便调。

【既往史】既往体健。

【过敏史】无。

【体格检查】左小腿轻度肿胀，胫前中下段及外侧中上段压痛（＋），可触及骨擦感及异常活动。足背及胫后动脉搏动好，趾动、感觉及血运好。

【辅助检查】X线片结果显示左胫腓骨骨折，折端分离移位（图11-7）。

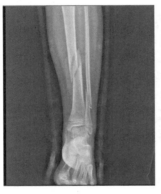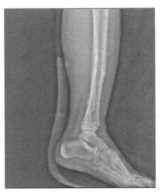

图11-7　胫腓骨骨折医案3辅助检查X线片

【中医诊断】骨折。

【证候诊断】血瘀气滞证。

【西医诊断】左胫腓骨骨折。

【治法】活血化瘀，消肿止痛。

【处方】消肿止痛胶囊。

【手术治疗】行股神经和坐骨神经阻滞麻醉。麻醉成功后，患者取仰卧位，常规消毒，铺无菌巾、单，术中见左胫腓骨骨折，断端错位；左胫骨远端骨骺骨折，无明显移位。术中诊断为左胫腓骨骨折和左胫骨远端骨骺骨折，拟行闭合复位内固定术。采用拔伸牵引、端挤提按手法复位骨折，取 1 枚 2.0 mm 的克氏针自内踝经皮穿入至对侧皮质，另取 2 枚 2.5 mm 的克氏针分别自胫骨近折端内侧打入至远折端对侧皮质，透视复位固定满意后，处理针尾，缝合创口，无菌包扎。石膏托外固定。

【复诊】

	症状体征变化	病机演变及转归	治法及方药变化
术后二诊	术后半个月，无特殊不适。局部肿胀减轻、无明显骨性压痛、无纵向叩击痛、无异常活动。X 线片结果显示骨折对位好，少量骨痂，外固定架位置好，内固定克氏针位置好（图 11-8）	骨折治疗后，复位好，肿减痛消	中药治宜补益肝肾，续筋接骨。方用接骨药，每次 6 g，每日一次。药物组成：续断、烫骨碎补、土鳖虫、煅自然铜等 6 味
术后三诊	术后一个半月，无特殊不适。局部无肿胀、无压痛，无纵向叩击痛，无异常活动。X 线片结果显示骨折对位好，中量骨痂，外固定架位置好，内固定克氏针位置好（图 11-9）	骨折愈合过程中，肝主筋，肾主骨，筋骨损伤，日久累及肝肾，有肝肾亏损之虞	中药治宜补益肝肾，续筋接骨。方用接骨药，每次 6 g，每日 1 次。药物组成：续断、烫骨碎补、土鳖虫、煅自然铜等 6 味。逐步负重功能锻炼
术后四诊	术后 4 个月，无特殊不适。局部无肿胀、无压痛，无纵向叩击痛，无异常活动。X 线片结果显示骨折对位好，大量骨痂，内固定克氏针位置好	骨折已经临床愈合	取出内固定，口服抗生素 3 天。1 周后（钉孔愈合）赤木洗剂外洗。药物组成：苏木、红花、海桐皮、伸筋草、透骨草等 9 味。中药治宜补益肝肾，舒筋通络。方用整骨伸筋胶囊。药物组成：地龙、制马钱子、烫骨碎补、桑寄生等 8 味

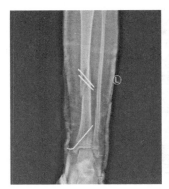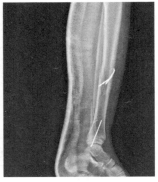

图 11-8　胫腓骨骨折医案 3 术后二诊 X 线片

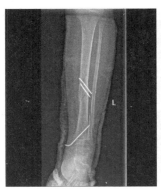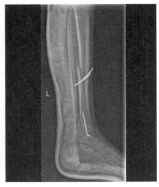

图 11-9　胫腓骨骨折医案 3 术后三诊 X 线片

四、胫腓骨骨折医案 4

柏某，男，2009 年 2 月出生，2022 年 10 月 12 日初诊。发病节气：寒露。

【主诉】摔伤左小腿，肿痛、活动受限 2 天。

【现病史】患者于入院前 2 天，因骑电动车时不慎摔伤左小腿，当即肿痛、活动受限，未处理，急到当地医院就诊，X 线片结果显示骨折，给予石膏外固定，为进一步治疗来诊。患者伤后无昏迷，无恶心和呕吐，无寒热，纳眠可，二便调。

【既往史】既往体健。

【过敏史】无。

【体格检查】左小腿轻度肿胀，胫骨前中下段及外侧中上段压痛（+），可触及骨擦感及异常活动。足背及胫后动脉搏动好，趾动、感觉及血运好。

【辅助检查】X 线片结果显示左胫腓骨下段粉碎性骨折（图 11-10）。

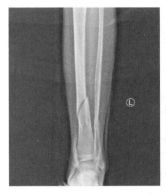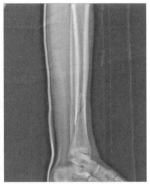

图 11-10　胫腓骨骨折医案 4 辅助检查 X 线片

【中医诊断】骨折。

【证候诊断】血瘀气滞证。

【西医诊断】左胫腓骨骨折。

【治法】活血化瘀，消肿止痛。

【处方】消肿止痛胶囊。

【手术治疗】行硬膜外麻醉。麻醉成功后，患者取仰卧位，常规消毒，铺无菌巾、单，术中透视见左胫腓骨下段骨折，折端旋转错位，先行胫骨骨折闭合复位内固定术，取 1 枚 2.5 mm 的克氏针于内踝上方避开骺线分别开孔，于开孔处打入 2 枚直径 2.5 mm 的 AO 弹性髓内针至胫骨髓腔，将弹性髓内针打至与骨折端平齐，牵引结合手法推挤复位骨折端。之后将髓内针打入至胫骨近端固定，再取 2 枚直径 2.0 mm 的 AO 克氏针局部经皮穿入固定胫骨骨折端，于外踝尖处以 1 枚直径 2.0 mm 的克氏针开孔，于开孔处打入 1 枚直径 2.0 mm 的 AO 克氏针过骨折端至腓骨近端固定。术中透视见骨折复位满意，内固定长短位置合适，处理针尾，消毒皮肤，无菌敷料包扎，术后石膏夹外固定。

168

【复诊】

	症状体征变化	病机演变及转归	治法及方药变化
术后二诊	术后半个月，无特殊不适。局部肿胀减轻、无明显骨性压痛、无纵向叩击痛、无异常活动。X线片结果显示骨折对位好，少量骨痂，外固定架位置好	骨折治疗后，复位好，肿减痛消	中药治宜补益肝肾，续筋接骨。方用接骨药，每次6g，每日1次。药物组成：续断、烫骨碎补、土鳖虫、煅自然铜等6味
术后三诊	术后一个半月，无特殊不适。局部无肿胀、无压痛，无纵向叩击痛，无异常活动。X线片结果显示骨折对位好，中量骨痂，外固定架位置好	骨折愈合过程中，肝主筋，肾主骨，筋骨损伤，日久累及肝肾，有肝肾亏损之虞	中药治宜补益肝肾，续筋接骨。方用接骨药，每次6g，每日1次。药物组成：续断、烫骨碎补、土鳖虫、煅自然铜等6味。逐步负重功能锻炼
术后四诊	术后4个月，无特殊不适。局部无肿胀、无压痛，无纵向叩击痛，无异常活动。X线片结果显示骨折对位好，大量骨痂，内固定克氏针位置好	骨折已经临床愈合	取出内固定，口服抗生素3天。1周后（钉孔愈合）赤木洗剂外洗，药物组成：苏木、红花、海桐皮、伸筋草、透骨草等9味。中药治宜补益肝肾，舒筋通络。方用整骨伸筋胶囊。药物组成：地龙、制马钱子、烫骨碎补、桑寄生等8味

五、胫腓骨骨折医案5

马某，男，2010年9月出生，2020年7月5日初诊。发病节气：夏至。

【主诉】撞伤右小腿，肿痛、活动受限2天。

【现病史】患者于入院前2天，因车祸撞伤右小腿，当即肿痛、活动受限，就诊于威海市某医院，X线片结果显示右胫腓骨骨折，住院给予夹板外固定、消肿止痛等治疗，未行其他特殊处理，为行进一步治疗，急来诊。患者伤后无昏迷，无恶心和呕吐，无寒热，纳眠可，二便调。

【既往史】既往体健。

【过敏史】无。

【体格检查】右小腿肿胀，可见皮下瘀斑，局部压痛明显，可及骨擦感及骨异常活动，足背动脉搏动可及，趾动、血运及感觉可，其余未见明显异常。

【辅助检查】X线片结果显示右胫腓骨骨折，折端分离移位（图11-11）。

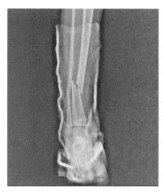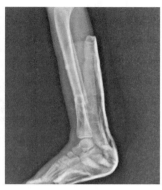

图 11-11　胫腓骨骨折医案5辅助检查X线片

【中医诊断】骨折。

【证候诊断】血瘀气滞证。

【西医诊断】右胫腓骨骨折。

【治法】活血化瘀，消肿止痛。

【处方】消肿止痛胶囊。

【手术治疗】行全身麻醉。麻醉成功后，患者取仰卧位，常规消毒，铺无菌巾、单，术中见右胫腓骨下段骨折，断端错位。术中诊断为右胫腓骨骨折，拟行闭合复位内固定术。采用拔伸牵引、端挤提按手法复位骨折，取2枚2.5 mm的弹性髓内钉分别自胫骨结节内外侧经皮穿入胫骨髓腔内固定，取2枚2.0 mm克氏针自胫骨近折端内侧局部穿入固定，另取1枚2.0 mm的弹性髓内钉自外踝避开骨骺向近端穿入腓骨髓腔内固定，透视复位固定满意后，处理针尾，无菌包扎，石膏托外固定。

【复诊】

	症状体征变化	病机演变及转归	治法及方药变化
术后二诊	术后半个月，无特殊不适。局部肿胀减轻、无明显骨性压痛、无纵向叩击痛、无异常活动。X线片结果显示骨折对位好，少量骨痂，外固定架位置好（图11-12）	骨折治疗后，复位好，肿减痛消	中药治宜补益肝肾，续筋接骨。方用接骨药，每次6g，每日1次。药物组成：续断、烫骨碎补、土鳖虫、煅自然铜等6味
术后三诊	术后一个半月，无特殊不适。局部无肿胀、无压痛，无纵向叩击痛，无异常活动。X线片结果显示骨折对位好，中量骨痂，外固定架位置好（图11-13）	骨折愈合过程中，肝主筋，肾主骨，筋骨损伤，日久累及肝肾，有肝肾亏损之虞	中药治宜补益肝肾，续筋接骨。方用接骨药，每次6g，每日1次。药物组成：续断、烫骨碎补、土鳖虫、煅自然铜等6味。逐步负重功能锻炼
术后四诊	术后4个月，无特殊不适。局部无肿胀、无压痛，无纵向叩击痛，无异常活动。X线片结果显示骨折对位好，大量骨痂，内固定克氏针位置好	骨折已经临床愈合	取出内固定，口服抗生素3天。1周后（钉孔愈合）赤木洗剂外洗，药物组成：苏木、红花、海桐皮、伸筋草、透骨草等9味。中药治宜补益肝肾，舒筋通络。方用整骨伸筋胶囊。药物组成：地龙、制马钱子、烫骨碎补、桑寄生等8味

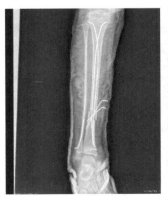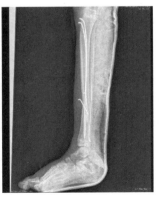

图 11-12　胫腓骨骨折医案5术后二诊X线片

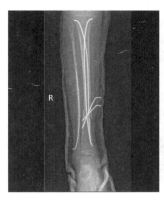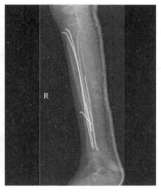

图 11-13 胫腓骨骨折医案 5 术后三诊 X 线片

六、胫腓骨骨折医案 6

岳某，男，2012 年 11 月出生，2020 年 4 月 25 日初诊。发病节气：谷雨。

【主诉】摔伤右踝部，畸形、肿痛、活动受限 3 小时。

【现病史】患者于入院前 3 小时，因在公园玩耍时不慎摔伤右踝部，当即肿痛、畸形，不敢活动，未处理，急来我院就诊。患者伤后无昏迷，无恶心和呕吐，无寒热，纳眠可，二便调。

【既往史】既往体健。

【过敏史】无。

【体格检查】右踝部中度肿胀，局部压痛，可触及骨异常活动，足背动脉搏动可及，趾动、血运及感觉可 。

【辅助检查】X 线片结果显示右胫腓骨下段骨质不连续，折端向内背侧成角，胫骨折端稍示错位（图 11-14）。

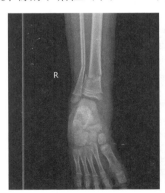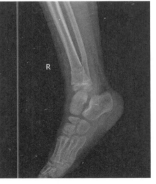

图 11-14 胫腓骨骨折医案 6 辅助检查 X 线片

【中医诊断】骨折。

【证候诊断】血瘀气滞证。

【西医诊断】右胫腓骨骨折。

【治法】活血化瘀，消肿止痛。

【处方】消肿止痛胶囊。

【手术治疗】行全身麻醉。麻醉成功后，患者取仰卧位，常规消毒，铺无菌巾、单，术中透视见右胫腓骨下段骨折，断端向内后成角，手法推挤提按复位骨折端，于外踝最高点避开骨骺以 1 枚直径 2.0 mm 的克氏针开孔，取 1 枚直径 2.0 mm 的 AO 弹性髓内针自开孔处打入至腓骨近端固定，另取 3 枚直径 2.0 mm 的 AO 克氏针，自右小腿前侧经皮自胫骨近折端斜行穿入至骨折远端固定，透视见骨折复位满意，内固定长短位置合适，将克氏针折弯剪短针尾留于皮外，消毒皮肤，无菌敷料包扎，术后石膏夹外固定。

【复诊】

	症状体征变化	病机演变及转归	治法及方药变化
术后二诊	术后半个月，无特殊不适。局部肿胀减轻、无明显骨性压痛、无纵向叩击痛、无异常活动。X线片结果显示骨折对位好，少量骨痂，外固定架位置好（图 11-15）	骨折治疗后，复位好，肿减痛消	中药治宜补益肝肾，续筋接骨。方用接骨药，每次 6 g，每日 1 次。药物组成：续断、烫骨碎补、土鳖虫、煅自然铜等 6 味
术后三诊	术后一个半月，无特殊不适。局部无肿胀、无压痛，无纵向叩击痛，无异常活动。X线片结果显示骨折对位好，中量骨痂，外固定架位置好（图 11-16）	骨折愈合过程中，肝主筋，肾主骨，筋骨损伤，日久累及肝肾，有肝肾亏损之虞	中药治宜补益肝肾，续筋接骨。方用接骨药，每次 6 g，每日 1 次。药物组成：续断、烫骨碎补、土鳖虫、煅自然铜等 6 味。逐步负重功能锻炼

	症状体征变化	病机演变及转归	治法及方药变化
术后四诊	术后4个月，无特殊不适。局部无肿胀、无压痛，无纵向叩击痛，无异常活动。X线片结果显示骨折对位好，大量骨痂，内固定克氏针位置好	骨折已经临床愈合	取出胫骨外露的内固定克氏针，口服抗生素3天。1周后（钉孔愈合）赤木洗剂外洗，药物组成：苏木、红花、海桐皮、伸筋草、透骨草等9味。中药治宜补益肝肾，舒筋通络。方用整骨伸筋胶囊。药物组成：地龙、制马钱子、烫骨碎补、桑寄生等8味

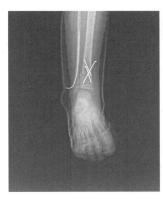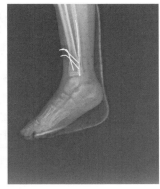

图 11-15 胫腓骨骨折医案 6 术后二诊 X 线片

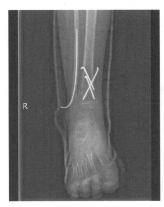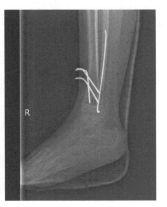

图 11-16 胫腓骨骨折医案 6 术后三诊 X 线片

第十二章　孟氏骨折医案记录

一、孟氏骨折医案 1

徐某，男，2012 年 8 月出生，2018 年 9 月 6 日初诊。发病节气：处暑。

【主诉】摔伤右肘部，肿痛、活动受限 3 天。

【现病史】患者于入院前 3 天，因走路不慎摔伤右肘部，当即肿痛、不敢活动，就诊于莱阳市某医院，X 线片结果显示"右孟氏骨折"，行石膏托外固定，现患肢仍肿痛，为进一步治疗，来诊。急诊查体、辅助检查以"右孟氏骨折"收入院。现无寒冷、发热、头痛、昏迷、恶心、呕吐，纳好、眠安，二便调。

【既往史】平素体健。

【过敏史】无。

【体格检查】右肘部肿胀，压痛（+），可触及骨异常活动，尺、桡动脉搏动好，指动、血运及感觉好，其余肢体未见明显异常。

【辅助检查】X 线片结果显示右孟氏骨折，折端分离移位（图 12-1）。

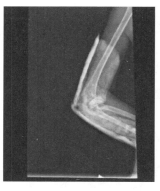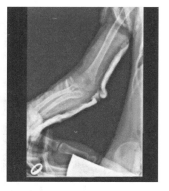

图 12-1　孟氏骨折医案 1 辅助检查 X 线片

【中医诊断】骨折。

【证候诊断】血瘀气滞证。

【西医诊断】右孟氏骨折。

【治法】活血化瘀，消肿止痛。

【处方】消肿止痛胶囊。

【手术治疗】行臂丛和全麻麻醉。麻醉成功后，患者取仰卧位，常规消毒，铺无菌巾、单，术中见右尺骨上段骨折，断端无移位，向桡侧成角，桡骨小头向外前半脱位。术中诊断为右孟氏骨折，行闭合复位内固定术。采用拔伸牵引、分骨手法纠正尺骨成角，取 1 枚 2.0 mm 的克氏针上电钻经皮自尺骨鹰嘴穿入尺骨髓腔内固定，透视复位固定满意，处理针尾，无菌包扎，石膏托外固定。

【复诊】

	症状体征变化	病机演变及转归	治法及方药变化
术后二诊	经皮穿针术后半个月，无特殊不适。局部肿胀减轻、无明显骨性压痛、无异常活动。X 线片结果显示骨折对位好，少量骨痂，内有克氏针固定	骨折治疗后，复位好，肿减痛消	中药治宜补益肝肾，续筋接骨。方用接骨药，每次 3 g，每日 1 次。药物组成：续断、烫骨碎补、土鳖虫、煅自然铜等 6 味。调整石膏固定，不负重活动肩、手关节
术后三诊	经皮穿针术后 1 个月，无特殊不适。局部无肿胀、无压痛，无异常活动。X 线片结果显示骨折对位好，中量骨痂，内有克氏针固定	骨折愈合顺利，老年人肝肾亏虚，仍需继续治疗	拆除外固定，不负重逐步活动肘关节。继续口服接骨药
术后四诊	术后 2 个月，无特殊不适。局部无肿胀、无压痛，无纵向叩击痛，无异常活动。X 线片结果显示骨折对位好，大量骨痂，内固定克氏针位置好	骨折已经临床愈合，取出内固定	局麻下取出内固定克氏针，口服抗生素 3 天。中药治宜补肝肾，续筋骨。方用整骨伸筋胶囊。药物组成：地龙、制马钱子、烫骨碎补、桑寄生等 8 味。嘱加大肘关节活动范围，逐步负重功能锻炼，不适随诊

二、孟氏骨折医案 2

黄某，男，2 岁，2018 年 11 月 28 日初诊。发病节气：小雪。

【主诉】摔伤右肘部，疼痛、活动受限 4 小时。

【现病史】患者于入院前 3 小时，因玩耍时不慎摔伤右肘部，即感疼痛、活动受限，在当地医院拍 X 线片见右孟氏骨折，未行特殊治疗，急来我院诊疗，急诊查体、检查后以"右孟氏骨折"收住院治疗。现一般情况可，神志清，精神可，无寒冷、发热、头痛、昏迷、恶心、呕吐，未纳眠，二便未解。

【既往史】平素体健。

【过敏史】无。

【体格检查】右肘部肿胀，皮肤张力不高，压痛（+），未触及明显骨擦感及骨异常活动，尺、桡动脉搏动好，指动及血运好，其余肢体未见明显异常。

【辅助检查】X 线片结果显示右尺骨近端骨折，成角畸形，桡骨小头半脱位（图 12-2）。

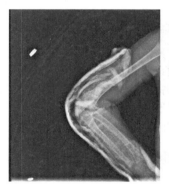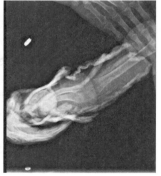

图 12-2　孟氏骨折医案 2 辅助检查 X 线片

【中医诊断】骨折。

【证候诊断】血瘀气滞证。

【西医诊断】右孟氏骨折。

【治法】活血化瘀，消肿止痛。

【处方】消肿止痛胶囊。

【手术治疗】行臂丛神经阻滞麻醉。麻醉成功后，患者取仰卧位，常规消毒，铺无菌巾、单，术中见右孟氏骨折，桡骨下段断端全错，下尺桡关节纵向分离。术中诊断为右孟氏骨折，拟行闭合复位内固定术。牵引下采用提按、分骨手法复位骨折，取 1 枚 2.5 mm 的克氏针上电钻自桡骨远端背侧避开肌腱斜行穿入髓腔内至近端桡骨小头，另取 1 枚 2.5 mm 的克氏针自尺骨远端横行穿入固定至桡骨远折端，透视复位固定满意后，处理针尾，无菌包扎，石膏夹外固定。

【复诊】

	症状体征变化	病机演变及转归	治法及方药变化
术后二诊	经皮穿针术后半个月，无特殊不适。局部肿胀减轻、无明显骨性压痛、无异常活动。X 线片结果显示骨折对位好，少量骨痂，内有克氏针固定（图 12-3）	骨折治疗后，复位好，肿减痛消	中药治宜补益肝肾，续筋接骨。方用接骨药，每次 6 g，每日 1 次。药物组成：续断、烫骨碎补、土鳖虫、煅自然铜等 6 味。调整石膏固定，不负重活动肩、肘关节
术后三诊	经皮穿针术后 1 个月，无特殊不适。局部无肿胀、无压痛，无异常活动。X 线片结果显示骨折对位好，中量骨痂，内有克氏针固定（图 12-4）	骨折愈合顺利，仍需继续治疗	拆除外固定，不负重逐步活动肩、肘关节。继续口服接骨药
术后四诊	术后 2 个月，无特殊不适。局部无肿胀、无压痛，无纵向叩击痛，无异常活动。X 线片结果显示骨折对位好，大量骨痂，内固定克氏针位置好	骨折已经临床愈合，取出内固定	局麻下取出内固定克氏针，口服抗生素 3 天。中药治宜补肝肾，续筋骨。方用整骨伸筋胶囊。药物组成：地龙、制马钱子、烫骨碎补、桑寄生等 8 味。嘱患者逐渐加大腕关节活动范围，逐步负重功能锻炼，不适随诊

下篇

孙氏整骨医案记录

177

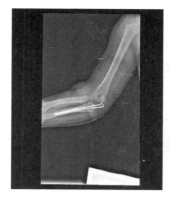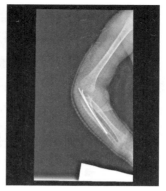

图 12-3　孟氏骨折医案 2 术后二诊 X 线片

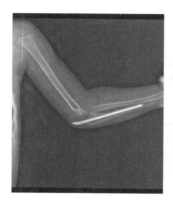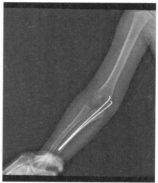

图 12-4　孟氏骨折医案 2 术后三诊 X 线片

三、孟氏骨折医案 3

董某，女，5 岁。2019 年 5 月 27 初诊，发病节气：小满。

【主诉】摔伤致右肘部，肿痛、活动受限 5 小时。

【现病史】患者于入院前 5 小时，因玩耍时不慎摔伤右肘部，当即肿痛、活动受限。伤后急入当地医院拍 X 线片，结果显示骨折，余未行其他特殊治疗。现为进一步治疗，来我院就诊，急诊查体、阅片后以"右孟氏骨折"收入院，患者伤后无头晕、昏迷、恶心、呕吐、寒冷、发热，未纳眠，二便调。

【既往史】平素体健。

【过敏史】无。

【体格检查】右肘部肿胀、畸形，右肘内外侧局部压痛，可触及骨异常活动，右手伸拇及伸腕无力，因患者欠配合右手各指感觉待查，尺、桡动脉搏动好，血运好，其余肢体未见明显异常。

【辅助检查】X线片结果显示右孟氏骨折，桡骨小头可见脱位（图12-5）。

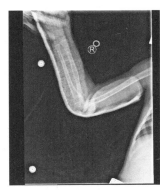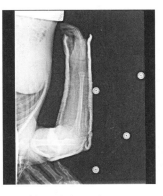

图12-5　孟氏骨折医案3辅助检查X线片

【中医诊断】骨折。

【证候诊断】血瘀气滞证。

【西医诊断】右孟氏骨折。

【治法】活血化瘀，消肿止痛。

【处方】消肿止痛胶囊。

【手术治疗】行臂丛神经阻滞麻醉。麻醉成功后，患者取仰卧位，常规消毒，铺无菌巾、单，术中见右桡骨多段骨折，断端错位，下尺桡关节分离。术中诊断为右孟氏骨折，拟行闭合复位内固定术。采用拔伸牵引、端挤提按、分骨、撬拨手法复位骨折，取2枚2.5 mm的克氏针自桡骨远端背侧穿入随腔内固定，另取1枚2.5 mm的克氏针自尺骨远端横行固定下尺桡关节，透视复位固定满意，处理针尾，无菌包扎。石膏托外固定。

【复诊】

	症状体征变化	病机演变及转归	治法及方药变化
术后二诊	经皮穿针术后半个月，无特殊不适。局部肿胀减轻、无明显骨性压痛、无异常活动。X线片结果显示骨折对位好，少量骨痂，内有克氏针固定（图12-6）	骨折治疗后，复位好，肿减痛消	中药治宜补益肝肾，续筋接骨。方用接骨药，每次6 g，每日1次。药物组成：续断、烫骨碎补、土鳖虫、煅自然铜等6味。调整石膏固定，不负重活动肩、肘关节

（续表）

	症状体征变化	病机演变及转归	治法及方药变化
术后三诊	经皮穿针术后1个月，无特殊不适。局部无肿胀、无压痛，无异常活动。X线片结果显示骨折对位好，中量骨痂，内有克氏针固定（图12-7）	骨折愈合顺利，仍需继续治疗	拆除外固定，不负重逐步活动肩、肘关节。继续口服接骨药
术后四诊	术后2个月，无特殊不适。局部无肿胀、无压痛，无纵向叩击痛，无异常活动。X线片结果显示骨折对位好，大量骨痂，内固定克氏针位置好	骨折已经临床愈合，取出内固定	局麻下取出内固定克氏针，口服抗生素3天。中药治宜补肝肾，续筋骨。方用整骨伸筋胶囊。药物组成：地龙、制马钱子、烫骨碎补、桑寄生等8味。嘱患者逐渐加大腕关节活动范围，逐步负重功能锻炼，不适随诊

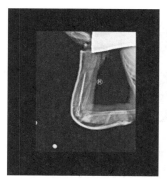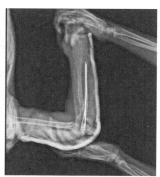

图12-6　孟氏骨折医案3术后二诊X线片

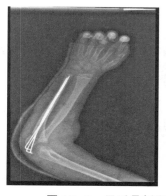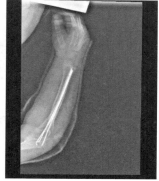

图12-7　孟氏骨折医案3术后三诊X线片

四、孟氏骨折医案 4

唐某，男，6 岁，2021 年 6 月 28 日初诊。发病节气：夏至。

【主诉】摔伤致左肘部肿痛、活动受限 6 小时。

【现病史】患者于入院前 6 小时，因在幼儿园上体能课时摔伤左肘部，当即肿痛、活动受限，伤后于当地医院行 X 线检查，结果显示骨折，未行其他特殊治疗。现为求进一步诊治，来我院就诊，急诊经查体、阅片后以"左孟氏骨折"收入院，患者伤后无寒冷、发热、恶心、呕吐、头晕、昏迷，纳可眠安，二便正常。

【既往史】平素体健。

【过敏史】无。

【体格检查】左肘部可见明显肿痛，肘关节前侧、后侧及外侧局部压痛明显，可触及骨异常活动，左肘关节屈伸活动受限，左腕部未见肿胀，轻度压痛，左桡动脉可触及，指端血运及感觉可，其余未见明显异常。

【辅助检查】X 线片结果显示左尺骨鹰嘴骨皮质褶皱，桡骨小头向前外侧脱位（图 12-8）。

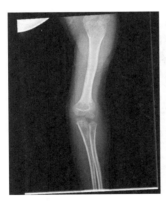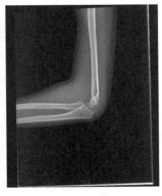

图 12-8 孟氏骨折医案 4 辅助检查 X 线片

【中医诊断】骨折。

【证候诊断】血瘀气滞证。

【西医诊断】左孟氏骨折。

【治法】活血化瘀，消肿止痛。

孙氏整骨医案记录

【处方】消肿止痛胶囊。

【手术治疗】行臂丛神经阻滞麻醉。麻醉成功后，患者取仰卧位，常规消毒，铺无菌巾、单，术中见左孟氏骨折，桡骨下段断端轻度移位，下尺桡关节轻度纵向分离。术中诊断为左孟氏骨折，拟行闭合复位内固定术。牵引下采用提按、分骨手法复位骨折，取 2 枚 1.8 mm 的 AO 克氏针分别上电钻，自桡骨远端背侧避开肌腱斜行穿入髓腔内至近端桡骨髓腔内，透视复位固定满意后，处理针尾，无菌包扎，石膏夹外固定。

【复诊】

	症状体征变化	病机演变及转归	治法及方药变化
术后二诊	经皮穿针术后半个月，无特殊不适。局部肿胀减轻、无明显骨性压痛、无异常活动。X线片结果显示骨折对位好，少量骨痂，内有克氏针固定（图12-9）	骨折治疗后，复位好，肿减痛消	中药治宜补益肝肾，续筋接骨。方用接骨药，每次6 g，每日 1 次。药物组成：续断、烫骨碎补、土鳖虫、煅自然铜等 6 味。调整石膏固定，不负重活动肩、肘关节
术后三诊	经皮穿针术后 1 个月，无特殊不适。局部无肿胀、无压痛，无异常活动。X线片结果显示骨折对位好，中量骨痂，内有克氏针固定（图 12-10）	骨折愈合顺利，仍需继续治疗	拆除外固定，不负重逐步活动肩、肘关节。继续口服接骨药
术后四诊	术后 2 个月，无特殊不适。局部无肿胀、无压痛，无纵向叩击痛，无异常活动。X线片结果显示骨折对位好，大量骨痂，内固定克氏针位置好	骨折已经临床愈合，取出内固定	局麻下取出内固定克氏针，口服抗生素 3 天。中药治宜补肝肾，续筋骨。方用整骨伸筋胶囊。药物组成：地龙、制马钱子、烫骨碎补、桑寄生等 8 味。嘱患者逐渐加大腕关节活动范围，逐步负重功能锻炼，不适随诊

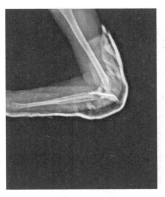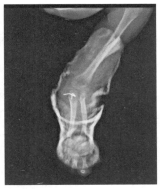

图 12-9　孟氏骨折医案 4 术后二诊 X 线片

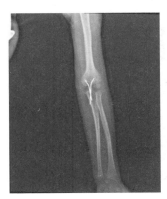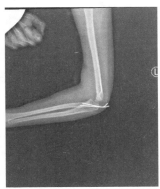

图 12-10　孟氏骨折医案 4 术后三诊 X 线片

五、孟氏骨折医案 5

郑某，女，2014 年 8 月出生，2021 年 8 月 25 日初诊。发病节气：处暑。

【主诉】摔伤左前臂，肿痛、活动受限 1 天。

【现病史】患者于入院前 1 天，因从健身器材上摔下，摔伤左前臂，当即肿痛、活动受限，于乳山市某医院就诊，X 线片结果显示骨折，未行特殊处理，现为行进一步诊治急来诊。急诊查体、辅助检查以"左孟氏骨折"收入院。现无寒冷、发热、头痛、昏迷、恶心、呕吐，纳可、眠安，二便调。

【既往史】平素体健。

【过敏史】无。

【体格检查】左前臂肿胀，局部压痛明显，可及骨擦感及骨异常活动，尺、桡动脉搏动可及，左手中指及环指指端麻木感，其余指动、血运及感觉可，其余肢体未见明显异常。

【辅助检查】X 线片结果显示左尺骨中段骨折，断端错位，左桡骨小头向外稍示移位（图 12-11）。

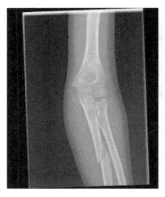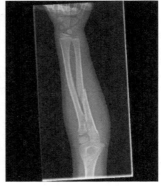

图 12-11　孟氏骨折医案 5 辅助检查 X 线片

【中医诊断】骨折。

【证候诊断】血瘀气滞证。

【西医诊断】左孟氏骨折。

【治法】活血化瘀，消肿止痛。

【处方】消肿止痛胶囊。

【手术治疗】行臂丛神经阻滞麻醉。麻醉成功后，患者取仰卧位，常规消毒，铺无菌巾、单，术中见左尺骨中段骨折，折线呈螺旋形，断端错位，左桡骨小头向外稍移位。术中诊断为左孟氏骨折，拟行闭合复位内固定术。用电钻于尺骨鹰嘴后侧开孔，取 1 枚直径 2.5 mm 弹性髓内针自开孔处穿入近折端髓腔内，采用拔伸牵引、端挤提按手法复位骨折，将髓内针打入至远折断髓腔内固定，透视复位固定满意后，处理针尾，埋于皮下，无菌包扎伤口。石膏托外固定。

【复诊】

	症状体征变化	病机演变及转归	治法及方药变化
术后二诊	经皮穿针术后半个月,无特殊不适。局部肿胀减轻、无明显骨性压痛、无异常活动。X线片结果显示骨折对位好,少量骨痂,内有克氏针固定(图12-12)	骨折治疗后,复位好,肿减痛消	中药治宜补益肝肾,续筋接骨。方用接骨药,每次3 g,每日1次。药物组成:续断、烫骨碎补、土鳖虫、煅自然铜等6味。调整石膏固定,不负重活动肩、手关节
术后三诊	经皮穿针术后1个月,无特殊不适,局部无肿胀、无压痛,无异常活动。X线片结果显示骨折对位好,中量骨痂,内有克氏针固定(图12-13)	骨折愈合顺利,老年人肝肾亏虚,仍需继续治疗	拆除外固定,不负重逐步活动肘关节。继续口服接骨药
术后四诊	术后2个月,无特殊不适。局部无肿胀、无压痛,无纵向叩击痛,无异常活动。X线片结果显示骨折对位好,大量骨痂,内固定克氏针位置好	骨折已经临床愈合,取出内固定	局麻下取出内固定克氏针,口服抗生素3天。中药治宜补肝肾,续筋骨。方用整骨伸筋胶囊。药物组成:地龙、制马钱子、烫骨碎补、桑寄生等8味。嘱加大肘关节活动范围,逐步负重功能锻炼,不适随诊

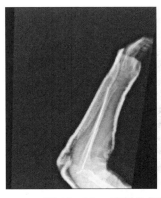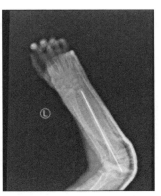

图 12-12　孟氏骨折医案 5 术后二诊 X 线片

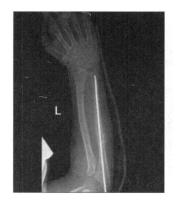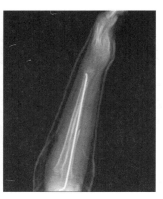

图 12-13　孟氏骨折医案 5 术后三诊 X 线片

六、孟氏骨折医案 6

丁某，女，2014 年 7 月出生，2021 年 12 月 9 日初诊。发病节气：大雪。

【主诉】摔伤左肘部，肿痛、活动受限 5 小时。

【现病史】患者于入院前 5 小时，因在学校跑步时摔伤左肘部，当即肿痛、活动受限，于威海卫市某医院就诊，X 线片结果显示骨折，未处理，现为行进一步诊治急来诊。急诊查体、辅助检查后以"左孟氏骨折"收入院。现无寒冷、发热、头痛、昏迷、恶心、呕吐，纳可、眠可，二便调。

【既往史】平素体健。

【过敏史】无。

【体格检查】左肘部肿胀，局部压痛明显，未及明显骨异常活动，尺、桡动脉搏动可及，指动、血运及感觉可，其余肢体未见明显异常。

【辅助检查】X 线片结果显示左孟氏骨折，折端错位（图 12-14）。

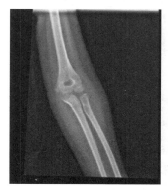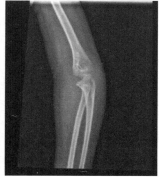

图 12-14　孟氏骨折医案 6 辅助检查 X 线片

【中医诊断】骨折。

【证候诊断】血瘀气滞证。

【西医诊断】左孟氏骨折。

【治法】活血化瘀，消肿止痛。

【处方】消肿止痛胶囊。

【手术治疗】行臂丛神经阻滞麻醉。麻醉成功后，患者取仰卧位，常规消毒，铺无菌巾、单，术中见左尺骨近端骨折，断端向外轻度成角，左桡骨小头向外略移位。术中诊断为左孟氏骨折，拟行闭合复位内固定术。采用拔伸牵引、分骨、端挤提按手法复位骨折，取 2 枚直径 2.0 mm 克氏针上电钻，自尺骨鹰嘴经皮穿入髓腔内固定，透视复位固定满意后，处理针尾，无菌包扎伤口。石膏托外固定。

【复诊】

	症状体征变化	病机演变及转归	治法及方药变化
术后二诊	经皮穿针术后半个月，无特殊不适。局部肿胀减轻、无明显骨性压痛、无异常活动。X 线片结果显示骨折对位好，少量骨痂，内有克氏针固定（图 12-15）	骨折治疗后，复位好，肿减痛消	中药治宜补益肝肾，续筋接骨。方用接骨药，每次 3 g，每日 1 次。药物组成：续断、烫骨碎补、土鳖虫、煅自然铜等 6 味。调整石膏固定，不负重活动肩、手关节
术后三诊	经皮穿针术后 1 个月，无特殊不适。局部无肿胀、无压痛，无异常活动。X 线片结果显示骨折对位好，中量骨痂，内有克氏针固定	骨折愈合顺利，老年人肝肾亏虚，仍需继续治疗	拆除外固定，不负重逐步活动肘关节。继续口服接骨药
术后四诊	术后 2 个月，无特殊不适。局部无肿胀、无压痛，无纵向叩击痛，无异常活动。X 线片结果显示骨折对位好，大量骨痂，内固定克氏针位置好	骨折已经临床愈合，取出内固定	局麻下取出内固定克氏针，口服抗生素 3 天。中药治宜补肝肾，续筋骨。方用整骨伸筋胶囊。药物组成：地龙、制马钱子、烫骨碎补、桑寄生等 8 味。嘱加大肘关节活动范围，逐步负重功能锻炼，不适随诊

孙氏整骨医案记录

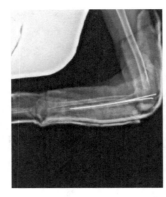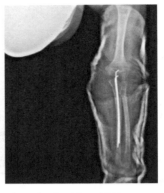

图 12-15　孟氏骨折医案 6 术后二诊 X 线片

七、孟氏骨折医案 7

朱某，男，2014 年 5 月出生，2022 年 8 月 21 日初诊。发病节气：立秋。

【主诉】摔伤右肘部，肿痛、活动受限 1 天。

【现病史】患者于入院前 1 天，因骑自行车摔伤右肘部，当即肿痛、活动受限，于威海市某医院就诊，X 线片结果显示骨折，行手法复位，未行其他处理，现为行进一步诊治急来我院就诊。急诊查体、辅助检查、阅 X 线片后以"右孟氏骨折"收入院。现无寒冷、发热、头痛、昏迷、恶心、呕吐，纳可、眠安，二便调。

【既往史】平素体健。

【过敏史】无。

【体格检查】右肘部肿胀，局部压痛（＋），可触及骨异常活动，尺、桡动脉搏动可，指端麻木感，指动及血运可。其余肢体未见明显异常。

【辅助检查】X 线片结果显示右侧尺骨近端骨折，断端错位，右肘关节脱位（图 12-16）。

【中医诊断】骨折。

【证候诊断】血瘀气滞证。

【西医诊断】右孟氏骨折。

【治法】活血化瘀，消肿止痛。

【处方】消肿止痛胶囊。

【手术治疗】行臂丛神经阻滞麻醉。麻醉成功后，患者取仰卧位，常规

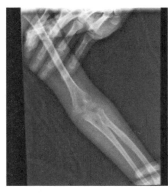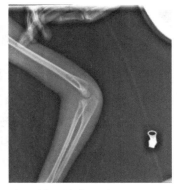

图 12-16　孟氏骨折医案 7 辅助检查 X 线片

消毒，铺无菌巾、单，术中见左尺骨近端骨折，断端向外轻度成角，左桡骨小头向外半脱位。术中诊断为左孟氏骨折，拟行闭合复位内固定术。采用拔伸牵引、端挤提按手法复位骨折及脱位，屈肘 90°，取 1 枚直径 1.6 mm 的克氏针上电钻，自肱骨小头后方经皮向桡骨头方向穿入桡骨髓腔内固定，透视复位固定满意后，处理针尾，无菌包扎伤口。石膏托外固定。

【复诊】

	症状体征变化	病机演变及转归	治法及方药变化
术后二诊	经皮穿针术后半个月，无特殊不适。局部肿胀减轻、无明显骨性压痛、无异常活动。X 线片结果显示骨折对位好，少量骨痂，内有克氏针固定（图 12-17）	骨折治疗后，复位好，肿减痛消	中药治宜补益肝肾，续筋接骨。方用接骨药，每次 3 g，每日 1 次。药物组成：续断、烫骨碎补、土鳖虫、煅自然铜等 6 味。调整石膏固定，不负重活动肩、手关节
术后三诊	经皮穿针术后 1 个月，无特殊不适。局部无肿胀、无压痛，无异常活动。X 线片结果显示骨折对位好，中量骨痂，内有克氏针固定（图 12-18）	骨折愈合顺利，老年人肝肾亏虚，仍需继续治疗	拆除外固定，不负重逐步活动肘关节。继续口服接骨药

（续表）

	症状体征变化	病机演变及转归	治法及方药变化
术后四诊	术后2个月，无特殊不适。局部无肿胀、无压痛，无纵向叩击痛，无异常活动。X线片结果显示骨折对位好，大量骨痂，内固定克氏针位置好	骨折已经临床愈合，取出内固定	局麻下取出内固定克氏针，口服抗生素3天。中药治宜补肝肾，续筋骨。方用整骨伸筋胶囊。药物组成：地龙、制马钱子、烫骨碎补、桑寄生等8味。嘱加大肘关节活动范围，逐步负重功能锻炼，不适随诊

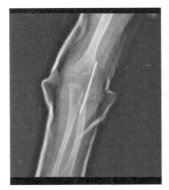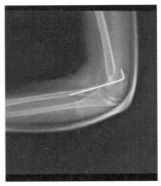

图 12-17　孟氏骨折医案 7 术后二诊 X 线片

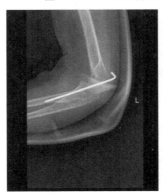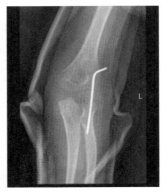

图 12-18　孟氏骨折医案 7 术后三诊 X 线片

八、孟氏骨折医案 8

于某，男，47 岁，2023 年 3 月 16 日初诊。发病节气：惊蛰。

【主诉】摔伤致左前臂肿痛、活动受限 2 小时。

【现病史】患者于入院前 2 小时，因自己干活时从高处坠落，摔伤左前臂，伤后急来我院就诊，急诊经查体及阅 X 线片后以"左孟氏骨折"收入院。伤后无寒冷、发热、头痛、昏迷、恶心、呕吐，纳可、眠安，二便调。

【既往史】平素体健。

【过敏史】无。

【体格检查】左前臂可见肿胀及畸形，局部压痛明显，可及骨擦感及骨异常活动，左桡动脉搏动可及，指动、血运及感觉可，其余未见明显异常。

【辅助检查】X 线片结果显示左尺骨上段骨质不连续，断端错位成角，左桡骨向外、向后移位，尺骨鹰嘴向后稍示移位，肘关节对应关系欠佳，肱骨内外侧髁边缘可见游离骨样密度影，边缘圆滑（图 12-19）。

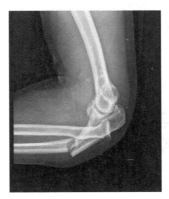

图 12-19　孟氏骨折医案 8 辅助检查 X 线片

【中医诊断】骨折。

【证候诊断】血瘀气滞证。

【西医诊断】左孟氏骨折。

【治法】活血化瘀，消肿止痛。

【处方】消肿止痛胶囊。

【手术治疗】行臂丛神经阻滞麻醉。麻醉成功后，患者取仰卧位，常规消毒，铺无菌巾、单，术中见左孟氏骨折，桡骨下段断端错位，下尺桡关节纵向分离。术中诊断为左孟氏骨折，拟行闭合复位内固定术。牵引下采用提按、分骨手法复位骨折，取 2 枚 2.5 mm 的克氏针分别上电钻自桡骨远端背侧避开肌腱斜行穿入髓腔内至近端桡骨小头，透视复位固定满意后，处理针尾，无菌包扎，石膏托外固定。

【复诊】

	症状体征变化	病机演变及转归	治法及方药变化
术后二诊	经皮穿针术后半个月，无特殊不适。局部肿胀减轻、无明显骨性压痛、无异常活动。X 线片结果显示骨折对位好，少量骨痂，内有克氏针固定（图 12-20）	骨折治疗后，复位好，肿减痛消	中药治宜补益肝肾，续筋接骨。方用接骨药，每次 6 g，每日 1 次。药物组成：续断、烫骨碎补、土鳖虫、煅自然铜等 6 味。调整石膏固定，不负重活动肩、肘关节

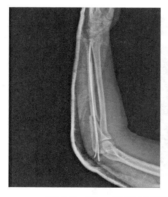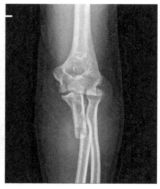

图 12-20　孟氏骨折医案 8 术后二诊 X 线片

第十三章　桡骨颈骨折医案记录

一、桡骨颈骨折医案 1

张某，男，2011 年 9 月出生，2023 年 4 月 22 日初诊。发病节气：谷雨。

【主诉】摔伤左肘部，肿痛、活动受限 1 天。

【现病史】患者于入院前 1 天，因玩耍时摔伤左肘部，当即肿痛、活动受限，于威海市某医院就诊，X 线片结果显示骨折，未处理，现为行进一步诊治急来我院就诊。急诊查体、辅助检查、阅 X 线片后以"左桡骨颈骨折"收入院。现无寒冷、发热、头痛、昏迷、恶心、呕吐，纳好、眠安，二便调。

【既往史】平素体健。

【过敏史】无。

【体格检查】左肘部肿胀，局部压痛（+），可触及骨异常活动，尺、桡动脉搏动好，指动、血运及感觉好。右膝关节肿胀，局部轻压痛，前侧可见轻微皮擦伤，未触及骨异常活动，右膝关节活动良好，足背动脉搏动好，趾动、血运及感觉好。其余肢体未见明显异常。

【辅助检查】X 线片结果显示左桡骨近端骨折，断端错位（图 13-1）。

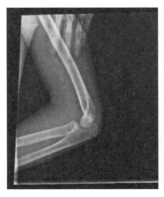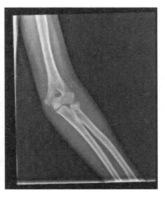

图 13-1　桡骨颈骨折医案 1 辅助检查 X 线片

【中医诊断】骨折。

【证候诊断】血瘀气滞证。

【西医诊断】左桡骨颈骨折。

【治法】活血化瘀，消肿止痛。

【处方】消肿止痛胶囊。

【手术治疗】行臂丛神经阻滞麻醉。患者取仰卧位，常规消毒铺巾，行闭合复位内固定手术。采用克氏针撬拨复位骨折，取 2 枚直径 1.6 mm 的克氏针经皮穿入交叉固定，透视复位固定满意后，针尾折弯剪短留于皮外，无菌包扎，石膏托外固定。

【复诊】

	症状体征变化	病机演变及转归	治法及方药变化
术后二诊	经皮穿针术后半个月，无特殊不适，局部肿胀减轻、无明显骨性压痛、无异常活动。X 线片结果显示骨折对位好，少量骨痂，内有克氏针固定（图 13-2）	骨折治疗后，复位好，肿减痛消	中药治宜补益肝肾，续筋接骨。方用接骨药，每次 3 g，每日 1 次。药物组成：续断、烫骨碎补、土鳖虫、煅自然铜等 6 味。调整石膏固定，不负重活动肩、腕关节
术后三诊	经皮穿针术后 1 个月，无特殊不适。局部无肿胀、无压痛，无异常活动。X 线片结果显示骨折对位好，中量骨痂，内有克氏针固定（图 13-3）	骨折愈合顺利	拆除外固定，不负重逐步活动肘关节。继续口服接骨药
术后四诊	术后 2 个月，无特殊不适。局部无肿胀、无压痛，无纵向叩击痛，无异常活动。X 线片结果显示骨折对位好，大量骨痂，内固定克氏针位置好	骨折已经临床愈合，取出内固定	局麻下取出内固定克氏针，口服抗生素 3 天。中药治宜补肝肾，续筋骨。方用整骨伸筋胶囊。药物组成：地龙、制马钱子、烫骨碎补、桑寄生等 8 味。嘱加大肘关节活动范围，逐步负重功能锻炼，不适随诊

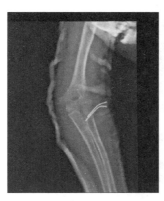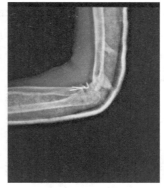

图 13-2　桡骨颈骨折医案 1 术后二诊 X 线片

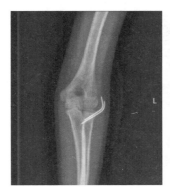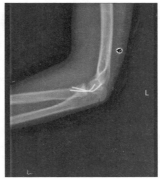

图 13-3　桡骨颈骨折医案 1 术后三诊 X 线片

二、桡骨颈骨折医案 2

于某，女，1966 年 5 月出生，2022 年 12 月 27 日初诊。发病节气：冬至。

【主诉】摔伤致左肘部肿痛、活动受限 4 小时。

【现病史】患者于入院前 4 小时，因在家门口滑倒摔伤左肘部，当即肿痛、活动受限，来我院就诊。患者伤后无昏迷、呕吐、恶心，无寒热，纳眠可，二便无异常。

【既往史】身体健康。

【过敏史】无。

【体格检查】左肘部可见明显肿胀，局部压痛明显，可及骨擦感及骨异常活动，左桡动脉搏动可及，指动、血运及感觉可。

【辅助检查】X线片结果显示左桡骨颈骨折，骨折断端错位，累及关节面（图13-4）。

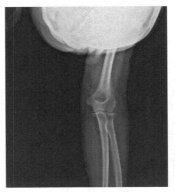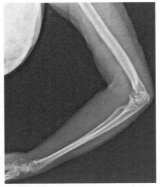

图13-4　桡骨颈骨折医案2辅助检查X线片

【中医诊断】骨折。

【证候诊断】血瘀气滞证。

【西医诊断】左桡骨颈骨折。

【治法】活血化瘀，消肿止痛。

【处方】消肿止痛胶囊。

【手术治疗】行臂丛神经阻滞麻醉。麻醉成功后，患者取仰卧位，常规消毒，铺无菌巾、单，术中透视见左桡骨颈骨折，骨折断端错位。术中诊断为左桡骨颈骨折。拟行闭合复位内固定手术。克氏针翘拨复位骨折，取2枚直径1.4 mm克氏针经皮局部交叉固定，透视复位固定满意后，针尾折弯剪短留于皮外，无菌包扎，石膏托外固定。

【复诊】

	症状体征变化	病机演变及转归	治法及方药变化
术后二诊	经皮穿针术后半个月，无特殊不适。局部肿胀减轻，石膏略松动。X线片结果显示骨折对位好，克氏针位置好（图13-5）	骨折治疗后，复位好，肿减痛消，正常恢复中	小儿稚阴稚阳之体，生机旺盛，骨折愈合能力强，不需药物治疗。更换石膏，加强外固定

	症状体征变化	病机演变及转归	治法及方药变化
术后三诊	经皮穿针术后1个月，无特殊不适。局部无肿胀、无压痛，无纵向叩击痛，无异常活动。X线片结果显示骨折对位好，大量骨痂，克氏针位置好（图13-6）	骨折已经愈合	局麻下取出内固定克氏针，口服抗生素3天。1周后（针孔愈合）赤木洗剂外洗，药物组成：苏木、红花、海桐皮、伸筋草、透骨草等9味
术后四诊	术后2个月，无特殊不适。局部无肿胀、无压痛，无纵向叩击痛，无异常活动。X线片结果显示骨折对位好，大量骨痂，内固定克氏针位置好	骨折已经临床愈合，取出内固定	局麻下取出内固定克氏针，口服抗生素3天。中药治宜补肝肾，续筋骨。方用整骨伸筋胶囊。药物组成：地龙、制马钱子、烫骨碎补、桑寄生等8味。嘱加大肘关节活动范围，逐步负重功能锻炼，不适随诊

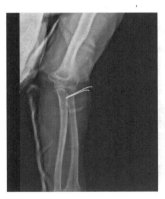
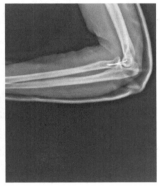

图 13-5　桡骨颈骨折医案 2 术后二诊 X 线片

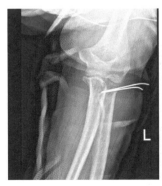
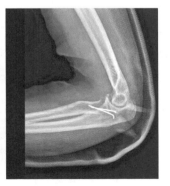

图 13-6　桡骨颈骨折医案 2 术后三诊 X 线片

三、桡骨颈骨折医案 3

张某，男，2011 年 5 月出生，2022 年 10 月 27 初诊。发病节气：霜降。

【主诉】摔伤左肘部，肿痛、活动受限 3 小时。

【现病史】患者于入院前 3 小时，因滑倒摔伤左肘部，当即肿痛、活动受限，来我院就诊。患者伤后无昏迷、呕吐、恶心，无寒热，纳眠可，二便无异常。

【既往史】身体健康。

【过敏史】无。

【体格检查】左肘部轻度肿胀，外侧压痛（＋），尺、桡动脉搏动好，指动、血运及感觉可，其余未见明显异常。

【辅助检查】X 线片结果显示左桡骨颈骨折，骨折断端错位，累及关节面（图 13-7）。

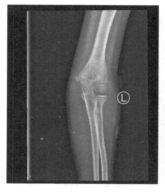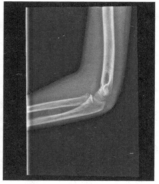

图 13-7　桡骨颈骨折医案 3 辅助检查 X 线片

【中医诊断】骨折。

【证候诊断】血瘀气滞证。

【西医诊断】左桡骨颈骨折。

【治法】活血化瘀，消肿止痛。

【处方】消肿止痛胶囊。

【手术治疗】行臂丛神经阻滞麻醉。麻醉成功后，患者取仰卧位，常规消毒，铺无菌巾、单，术中见左桡骨颈骨折，近端向前向外移位。术中诊断为左桡骨颈骨折，拟行左桡骨颈骨折闭合复位内固定术。透视下定位骨折位置，取2枚克氏针自肘关节外侧及前侧插入骨折端撬拨复位，复位成功后，取2枚直径1.6 mm克氏针自外侧由近端交叉穿入远端至对侧皮质固定，透视复位固定满意后，将多余针尾折弯剪短埋于皮外，无菌敷料包扎，石膏托外固定。

【复诊】

	症状体征变化	病机演变及转归	治法及方药变化
术后二诊	经皮穿针术后半个月，无特殊不适。局部肿胀减轻，石膏略松动。X线片结果显示骨折对位好，克氏针位置好	骨折治疗后，复位好，肿减痛消，正常恢复中	小儿稚阴稚阳之体，生机旺盛，骨折愈合能力强，不需药物治疗。更换石膏，加强外固定
术后三诊	经皮穿针术后1个月，无特殊不适。局部无肿胀、无压痛，无纵向叩击痛，无异常活动。X线片结果显示骨折对位好，大量骨痂，克氏针位置好	骨折已经愈合	口服抗生素3天。1周后（针孔愈合）赤木洗剂外洗。药物组成：苏木、红花、海桐皮、伸筋草、透骨草等9味
术后四诊	术后2个月，无特殊不适。局部无肿胀、无压痛，无纵向叩击痛，无异常活动。X线片结果显示骨折对位好，大量骨痂，内固定克氏针位置好	骨折已经临床愈合，取出内固定	局麻下取出内固定克氏针，口服抗生素3天。中药治宜补肝肾，续筋骨。方用整骨伸筋胶囊。药物组成：地龙、制马钱子、烫骨碎补、桑寄生等8味。嘱加大肘关节活动范围，逐步负重功能锻炼，不适随诊

四、桡骨颈骨折医案 4

张某，男，1983 年 5 月出生，2022 年 1 月 11 日初诊。发病节气：小寒。

【主诉】摔伤致左肘部肿痛、活动受限 7 天。

【现病史】患者于入院前 7 天，因自己干活时从梯子上摔下，摔伤左肘部，当即肿痛、活动受限，急来诊。患者伤后无昏迷、恶心、呕吐，无寒热，纳眠可，二便无异常。

【既往史】身体健康。

【过敏史】无。

【体格检查】左肘部轻度肿胀，外侧压痛（+），尺、桡动脉搏动好，指动、血运及感觉可，其余未见明显异常。

【辅助检查】X 线片结果显示左桡骨颈骨折，骨折断端错位，累及关节面（图 13-8）。

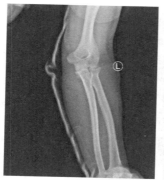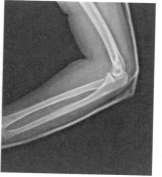

图 13-8 桡骨颈骨折医案 4 辅助检查 X 线片

【中医诊断】骨折。

【证候诊断】血瘀气滞证。

【西医诊断】左桡骨颈骨折。

【治法】活血化瘀，消肿止痛。

【处方】消肿止痛胶囊。

【手术治疗】行臂丛神经阻滞麻醉。麻醉成功后，患者取仰卧位，常规消毒，铺无菌巾、单，术中透视见左桡骨颈骨折、骨折断顿错位。术中诊断为左桡骨颈骨折，拟行闭合复位内固定术。克氏针撬拨复位骨折，取 2 枚 1.25 mm AO 克氏针，经皮局部交叉固定骨折断端，透视复位固定满意后，多余针尾折弯剪短留于皮外，无菌包扎，石膏托旋后外固定。

【复诊】

	症状体征变化	病机演变及转归	治法及方药变化
术后二诊	经皮穿针术后半个月，无特殊不适。局部肿胀减轻，石膏略松动。X 线片结果显示骨折对位好，克氏针位置好（图 13-9）	骨折治疗后，复位好，肿减痛消，正常恢复中	小儿稚阴稚阳之体，生机旺盛，骨折愈合能力强，不需药物治疗。更换石膏，加强外固定
术后三诊	经皮穿针术后 1 个月，无特殊不适。局部无肿胀、无压痛，无纵向叩击痛，无异常活动。X 线片结果显示骨折对位好，大量骨痂，克氏针位置好	骨折已经愈合	局麻下取出内固定克氏针，口服抗生素 3 天。1 周后（针孔愈合）赤木洗剂外洗。药物组成：苏木、红花、海桐皮、伸筋草、透骨草等 9 味

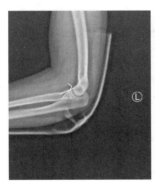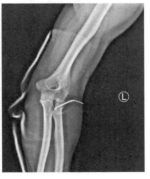

图 13-9　桡骨颈骨折医案 4 术后二诊 X 线片

五、桡骨颈骨折医案 5

于某，女，1976 年 1 月出生，2023 年 1 月 19 日初诊。发病节气：大寒。

【主诉】摔伤致左肘部肿痛、活动受限 1 天。

【现病史】患者于入院前 1 天，因外出走路时摔伤左肘部，当即肿痛、活动受限，伤后于当地医院就诊并行 X 线片检查，结果显示骨折，患者为求进一步诊治，来我院就诊。患者伤后无昏迷、恶心、呕吐，无寒热，纳眠可，二便无异常。

【既往史】身体健康。

【过敏史】无。

【体格检查】左肘部轻度肿胀，外侧压痛（＋），尺、桡动脉搏动好，指动、血运及感觉可，其余未见明显异常。

【辅助检查】X 线片结果显示左桡骨颈骨折，骨折断端错位，累及关节面（图 13-10）。

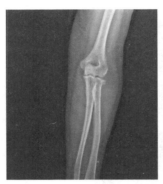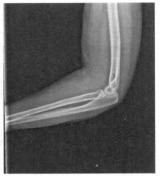

图 13-10 桡骨颈骨折医案 5 辅助检查 X 线片

【中医诊断】骨折。

【证候诊断】血瘀气滞证。

【西医诊断】左桡骨颈骨折。

【治法】活血化瘀，消肿止痛。

【处方】消肿止痛胶囊。

【手术治疗】行臂丛神经阻滞麻醉。麻醉成功后，患者取仰卧位，常规消毒，铺无菌巾、单，术中透视见左桡骨颈骨折，骨折断端错位，骨折线累及关节面。术中诊断为左桡骨颈骨折，拟行闭合复位内固定手术。克氏针翘拨复位骨折，取 2 枚直径 1.6 mm 克氏针经皮局部交叉固定，透视复位固定满意后，针尾折弯剪短留于皮外，无菌包扎，石膏托外固定。

【复诊】

	症状体征变化	病机演变及转归	治法及方药变化
术后二诊	经皮穿针术后半个月，无特殊不适。局部肿胀减轻，石膏略松动。X线片结果显示骨折对位好，克氏针位置好（图13-11）	骨折治疗后，复位好，肿减痛消，正常恢复中	小儿稚阴稚阳之体，生机旺盛，骨折愈合能力强，不需药物治疗。更换石膏，加强外固定
术后三诊	经皮穿针术后1个月，无特殊不适。局部无肿胀、无压痛，无纵向叩击痛，无异常活动。X线片结果显示骨折对位好，大量骨痂，克氏针位置好	骨折已经愈合	局麻下取出内固定克氏针，口服抗生素3天。1周后（针孔愈合）赤木洗剂外洗。药物组成：苏木、红花、海桐皮、伸筋草、透骨草等9味

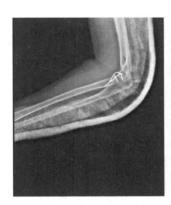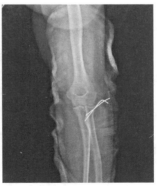

图13-11 桡骨颈骨折医案5术后二诊X线片

第十四章　桡骨远端骨折医案记录

一、桡骨远端骨折医案 1

李某，男，1980 年 2 月出生，2016 年 10 月 7 日初诊。发病节气：清明。

【主诉】摔伤左腕部，畸形、肿痛、活动受限 1 天。

【现病史】患者于入院前 1 天，因下楼梯时不慎摔倒，摔伤左腕部，当即肿痛、畸形，不敢活动，急到当地医院就诊，X 线片结果显示左桡骨远端骨折，为进一步治疗来诊。

【既往史】平素体健。

【过敏史】无。

【体格检查】左腕部肿胀，餐叉样畸形，压痛（＋），可触及骨擦感及异常活动，尺、桡动脉搏动好，指端血运好。

【辅助检查】X 线片结果显示左桡骨远端粉碎骨折，骨折端嵌插，累及关节面（图 14-1）。

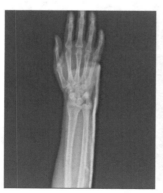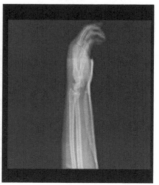

图 14-1　桡骨远端骨折医案 1 辅助检查 X 线片

【中医诊断】骨折。

【证候诊断】血瘀气滞证。

【西医诊断】左桡骨远端骨折。

【治法】活血化瘀，消肿止痛。

【处方】消肿止痛胶囊。

【手术治疗】行臂丛神经阻滞麻醉。麻醉成功后，患者取坐位，常规消毒铺巾。患肢屈肘90°，术者触摸骨折端，结合X线片结果，了解骨折移位情况。一助手握持患肘，另一助手以双手分别握持患者大小鱼际，两助手对抗拔伸牵引，持续数分钟，待有牵开感时，术者双手将近折端向桡背侧端提，同时远侧助手配合迅速将腕关节掌屈尺偏，大部分骨折移位已经校正；术者以双手四指环抱近折端向桡背侧端提，拇指向掌尺侧挤按远折端，校正残余移位，触摸骨折端平整，证实复位成功，再以推拿按摩手法理顺筋络。维持复位，一助手取2枚直径2.0 mm的克氏针，自桡骨茎突经皮斜行钻入近折端，突破桡骨近端内侧皮质固定。自尺骨远端距离尺骨小头关节面约1 cm处经皮用1枚直径2.0 mm的克氏针平行于桡骨远端关节面方向钻入桡骨远端，固定下尺桡关节，防止骨折短缩移位。透视证实骨折复位满意，克氏针位置好；针尾端折弯剪短留于皮外，针孔无菌包扎，石膏夹外固定。腕颈带悬吊患肢于屈肘90°位。术毕。

【复诊】

	症状体征变化	病机演变及转归	治法及方药变化
术后二诊	经皮穿针术后半个月，无特殊不适。局部肿胀减轻、无明显压痛、无纵向叩击痛、无异常活动。X线片结果显示骨折对位好，少量骨痂，内有克氏针固定（图14-2）	骨折治疗后，复位好，肿减痛消	中药治宜补益肝肾，续筋接骨。方用接骨药，每次6 g，每日1次。药物组成：续断、烫骨碎补、土鳖虫、煅自然铜等6味
术后三诊	经皮穿针术后1个月，无特殊不适。局部无肿胀、无压痛，无叩击痛，无异常活动。X线片结果显示骨折对位好，骨折线模糊，内有克氏针固定（图14-3）	骨折中期，腕关节固定中，活动受限	拆除石膏外固定，拔除下尺桡关节克氏针，逐步活动腕关节。继续口服接骨药

（续表）

	症状体征变化	病机演变及转归	治法及方药变化
术后四诊	术后一个半月，无特殊不适。局部无肿胀、无压痛，无纵向叩击痛，无异常活动。腕关节活动好，X线片结果显示骨折对位好，骨折线模糊，内固定克氏针位置好	骨折已经临床愈合，取出内固定	局麻下取出内固定克氏针，口服抗生素3天。1周后（针孔愈合）赤木洗剂外洗。药物组成：苏木、红花、海桐皮、伸筋草、透骨草等9味。中药治宜补益肝肾，舒筋通络。方用整骨伸筋胶囊。药物组成：地龙、制马钱子、烫骨碎补、桑寄生等8味

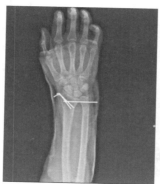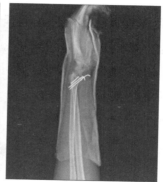

图14-2　桡骨远端骨折医案1术后二诊X线片

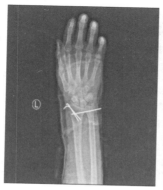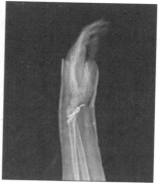

图14-3　桡骨远端骨折医案1术后三诊X线片

二、桡骨远端骨折医案 2

许某，女，1958 年 10 月出生，2018 年 8 月 21 日初诊。发病节气：立秋。

【主诉】摔伤左腕部，畸形、肿痛、活动受限 2 小时。

【现病史】患者于入院前 2 小时，因在家不慎在凳子上摔下，摔伤左腕部，当即肿痛、畸形，不敢活动，未处理，急来我院就诊。患者受伤以来，无寒热，纳眠可，二便调。

【既往史】平素体健。

【过敏史】无。

【体格检查】左腕部肿胀，餐叉样畸形，压痛（＋），可触及骨擦感及异常活动，尺、桡动脉搏动好，指端血运好。

【辅助检查】X 线片结果显示左桡骨远端粉碎骨折，骨折端嵌插，累及关节面（图 14-4）。

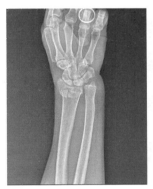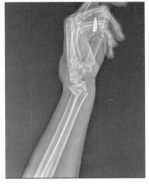

图 14-4　桡骨远端骨折医案 2 辅助检查 X 线片

【中医诊断】骨折。

【证候诊断】血瘀气滞证。

【西医诊断】左桡骨远端骨折。

【治法】活血化瘀，消肿止痛。

【处方】消肿止痛胶囊。

【手术治疗】行臂丛神经阻滞麻醉。麻醉成功后，患者取坐位，常规消毒铺巾。患肢屈肘 90°，术者触摸骨折端，结合 X 线片结果，了解骨折移位

下篇

孙氏整骨医案记录

情况；一助手握持患肘，另一助手以双手分别握持患者大小鱼际，两助手对抗拔伸牵引，持续数分钟，待有牵开感时，术者双手将近折端向桡背侧端提，同时远侧助手配合迅速将腕关节掌屈尺偏，大部分骨折移位已经校正；术者以双手四指环抱近折端向桡背侧端提，拇指向掌尺侧挤按远折端，校正残余移位，触摸骨折端平整，证实复位成功，再以推拿按摩手法理顺筋络。维持复位，一助手取 2 枚直径 2.0 mm 的克氏针，自桡骨茎突经皮斜行钻入近折端，突破桡骨近端内侧皮质固定。自尺骨远端距离尺骨小头关节面约 1 cm 处，经皮用 1 枚直径 2.0 mm 的克氏针平行于桡骨远端关节面方向钻入桡骨远端，固定下尺桡关节，防止骨折短缩移位。透视证实骨折复位满意，克氏针位置好；针尾端折弯剪短留于皮外，针孔无菌包扎，石膏夹外固定。腕颈带悬吊患肢于屈肘 90° 位。术毕。

【复诊】

	症状体征变化	病机演变及转归	治法及方药变化
术后二诊	经皮穿针术后半个月，无特殊不适。局部肿胀减轻、无明显压痛、无纵向叩击痛、无异常活动。X 线片结果显示骨折对位好，少量骨痂，内有克氏针固定（图 14-5）	骨折治疗后，复位好，肿减痛消	中药治宜补益肝肾，续筋接骨。方用接骨药，每次 6 g，每日 1 次。药物组成：续断、烫骨碎补、土鳖虫、煅自然铜等 6 味
术后三诊	经皮穿针术后 1 个月，无特殊不适。局部无肿胀、无压痛，无叩击痛，无异常活动。X 线片结果显示骨折对位好，骨折线模糊，内有克氏针固定（图 14-6）	骨折中期，腕关节固定中，活动受限	拆除石膏外固定，拔除下尺桡关节克氏针，逐步活动腕关节。继续口服接骨药
术后四诊	术后一个半月，无特殊不适。局部无肿胀、无压痛，无纵向叩击痛、无异常活动。腕关节活动好，X 线片结果显示骨折对位好，骨折线模糊，内固定克氏针位置好	骨折已经临床愈合，取出内固定	局麻下取出内固定克氏针，口服抗生素 3 天。一周后（针孔愈合）赤木洗剂外洗。药物组成：苏木、红花、海桐皮、伸筋草、透骨草等 9 味。中药治宜补益肝肾，舒筋通络。方用整骨伸筋胶囊。药物组成：地龙、制马钱子、烫骨碎补、桑寄生等 8 味

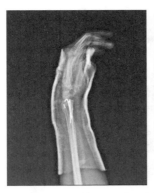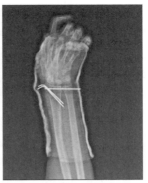

图 14-5 桡骨远端骨折医案 2 术后二诊 X 线片

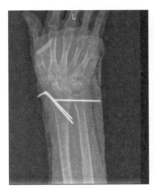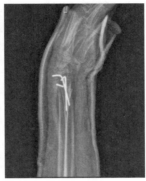

图 14-6 桡骨远端骨折医案 2 术后三诊 X 线片

三、桡骨远端骨折医案 3

冯某，女，1952 年 1 月出生，2019 年 9 月 26 日初诊。发病节气：秋分。

【主诉】摔伤左腕部，畸形、肿痛、活动受限 3 小时。

【现病史】患者于入院前 3 小时，因在自家地里干活时不慎滑倒摔伤左腕部，当即肿痛、畸形，不敢活动，未处理，急来我院就诊。患者受伤以来，无寒热，纳眠可，二便调。

【既往史】平素体健。

【过敏史】无。

【体格检查】左腕部中度肿胀，局部压痛，可触及骨异常活动，尺、桡动脉搏动可及，指动、血运及感觉可，其余未见明显异常。

【辅助检查】X 线片结果显示左桡骨远端骨折，远折端向外向背侧错位，断端向掌侧成角（图 14-7）。

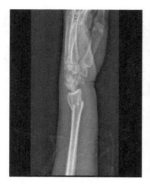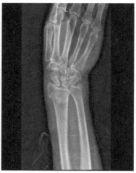

图 14-7　桡骨远端骨折医案 3 辅助检查 X 线片

【中医诊断】骨折。

【证候诊断】血瘀气滞证。

【西医诊断】左桡骨远端骨折。

【治法】活血化瘀，消肿止痛。

【处方】消肿止痛胶囊。

【手术治疗】行臂丛神经阻滞麻醉。麻醉成功后，患者取坐位，常规消毒铺巾。患肢屈肘 90°，术者触摸骨折端，结合 X 线片结果，了解骨折移位情况；一助手握持患肘，另一助手以双手分别握持患者大小鱼际，两助手对抗拔伸牵引，持续数分钟，待有牵开感时，术者双手将近折端向桡背侧端提，同时远侧助手配合迅速将腕关节掌屈尺偏，大部分骨折移位已经校正；术者以双手四指环抱近折端向桡背侧端提，拇指向掌尺侧挤按远折端，校正残余移位，触摸骨折端平整，证实复位成功，再以推拿按摩手法理顺筋络。维持复位，一助手取 2 枚直径 2.0 mm 的克氏针，自桡骨茎突经皮斜行钻入近折端，突破桡骨近端内侧皮质固定。自尺骨远端距离尺骨小头关节面约 1 cm 处，经皮用 1 枚直径 2.0 mm 的克氏针平行于桡骨远端关节面方向钻入桡骨远端，固定下尺桡关节，防止骨折短缩移位。透视证实骨折复位满意，克氏针位置好；针尾端折弯剪短留于皮外，针孔无菌包扎，石膏夹外固定。腕颈带悬吊患肢于屈肘 90° 位。术毕。

【复诊】

	症状体征变化	病机演变及转归	治法及方药变化
术后二诊	经皮穿针术后半个月，无特殊不适。局部肿胀减轻、无明显压痛、无纵向叩击痛、无异常活动。X线片结果显示骨折对位好，少量骨痂，内有克氏针固定（图14-8）	骨折治疗后，复位好，肿减痛消	中药治宜补益肝肾，续筋接骨。方用接骨药，每次6 g，每日1次。药物组成：续断、烫骨碎补、土鳖虫、煅自然铜等6味
术后三诊	经皮穿针术后1个月，无特殊不适。局部无肿胀、无压痛，无叩击痛，无异常活动。X线片结果显示骨折对位好，骨折线模糊，内有克氏针固定（图14-9）	骨折中期，腕关节固定中，活动受限	拆除石膏外固定，拔除下尺桡关节克氏针，逐步活动腕关节。继续口服接骨药
术后四诊	术后一个半月，无特殊不适。局部无肿胀、无压痛，无纵向叩击痛，无异常活动。腕关节活动好。X线片结果显示骨折对位好，骨折线模糊，内固定克氏针位置好	骨折已经临床愈合，取出内固定	局麻下取出内固定克氏针，口服抗生素3天。1周后（针孔愈合）用赤木洗剂外洗。药物组成：苏木、红花、海桐皮、伸筋草、透骨草等9味。中药治宜补益肝肾，舒筋通络。方用整骨伸筋胶囊。药物组成：地龙、制马钱子、烫骨碎补、桑寄生等8味

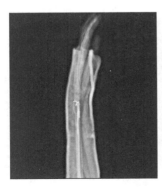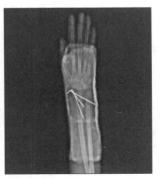

图14-8 桡骨远端骨折医案3术后二诊X线片

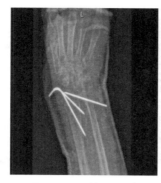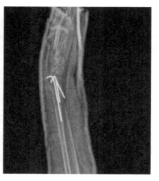

图 14-9　桡骨远端骨折医案 3 术后三诊 X 线片

四、桡骨远端骨折医案 4

陈某，男，1981 年 10 月出生，2019 年 11 月 4 日初诊。发病节气：霜降。

【主诉】摔伤右腕部，肿痛、活动受限 3 小时。

【现病史】患者于入院前 3 小时摔伤右腕部，当即肿痛、活动受限，就诊于某卫生院，X 线片结果显示右桡骨远端骨折，未处理，为进一步治疗，急来诊。患者受伤以来，无寒热，纳眠可，二便调。

【既往史】平素体健。

【过敏史】无。

【体格检查】右腕部肿胀畸形，局部压痛明显，可及骨擦感及骨异常活动，右腕关节主动活动不能，尺、桡动脉搏动可及，指动、血运及感觉可，其余未见明显异常。

【辅助检查】X 线片结果显示右桡骨远端骨折，折端分离移位（图 14-10）。

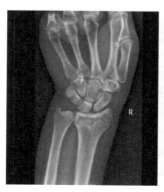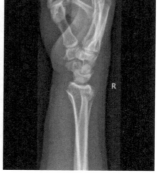

图 14-10　桡骨远端骨折医案 4 辅助检查 X 线片

【中医诊断】骨折。

【证候诊断】血瘀气滞证。

【西医诊断】右桡骨远端骨折。

【治法】活血化瘀，消肿止痛。

【处方】消肿止痛胶囊。

【手术治疗】行臂丛神经阻滞麻醉。麻醉成功后，患者取仰卧位，常规消毒，铺无菌巾、单，术中见右桡骨远端呈粉碎性骨折，折端分离移位。术中诊断为右桡骨远端骨折，拟行闭合复位内固定术。牵引下采用拔伸牵引、端挤提按手法复位骨折，保持右腕部掌屈尺偏位，用 2 枚 2.0 mm 的克氏针分别上电钻自桡骨茎突斜行 45° 穿入至近折端尺侧皮质，另取 1 枚 2.0 mm 的克氏针自尺骨远端横行穿入固定至桡骨远折端，透视复位固定满意后，多余针尾折弯剪短留于皮外，无菌包扎，石膏夹外固定。

【复诊】

	症状体征变化	病机演变及转归	治法及方药变化
术后二诊	经皮穿针术后半个月，无特殊不适。局部肿胀减轻、无明显骨性压痛、无异常活动。X 线片结果显示骨折对位好，少量骨痂，内有克氏针固定（图 14-11）	骨折治疗后，复位好，肿减痛消	中药治宜补益肝肾，续筋接骨。方用接骨药，每次 6 g，每日 1 次。药物组成：续断、烫骨碎补、土鳖虫、煅自然铜等 6 味。调整石膏固定，不负重活动肩、肘关节
术后三诊	经皮穿针术后 1 个月，无特殊不适。局部无肿胀、无压痛，无异常活动。X 线片结果显示骨折对位好，中量骨痂，内有克氏针固定（图 14-12）	骨折愈合顺利，老年人肝肾亏虚，仍需继续治疗	拆除外固定，功能锻炼。继续口服接骨药
术后四诊	术后 2 个月，无特殊不适。局部无肿胀、无压痛，无纵向叩击痛，无异常活动。X 线片结果显示骨折对位好，大量骨痂，内固定克氏针位置好	骨折已经临床愈合，取出内固定	局麻下取出内固定克氏针，口服抗生素 3 天。中药治宜补肝肾，续筋骨。方用整骨伸筋胶囊。药物组成：地龙、制马钱子、烫骨碎补、桑寄生等 8 味。嘱积极进行腕关节功能锻炼，逐步负重功能锻炼，不适随诊

下篇

孙氏整骨医案记录

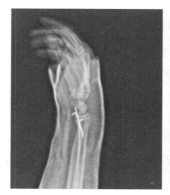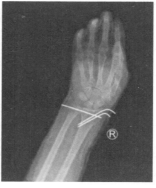

图 14-11　桡骨远端骨折医案 4 术后二诊 X 线片

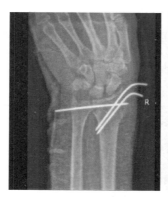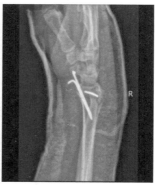

图 14-12　桡骨远端骨折医案 4 术后三诊 X 线片

五、桡骨远端骨折医案 5

于某，女，1958 年 11 月出生，2020 年 1 月 14 日初诊。发病节气：小寒。

【主诉】撞伤头部、左腕部，肿痛、活动受限 2 小时。

【现病史】患者于入院前 2 小时，因车祸撞伤头部、胸部、左腕部、腰背部、左足跟部，当即昏迷，半小时后清醒，肿痛、不敢活动，急于荣成市某医院就诊，X 线片结果显示左桡骨远端骨折，未处理，为行进一步诊治急来诊。患者受伤以来，无寒热，纳眠可，二便调。

【既往史】平素体健。

【过敏史】无。

【体格检查】左腕部肿胀，局部压痛（+），可触及骨擦感及骨异常活动，尺、桡动脉搏动可及，指动、血运及感觉可。

【辅助检查】X 线片结果显示左桡骨远端骨折，折端分离移位（图 14-13）。

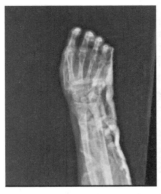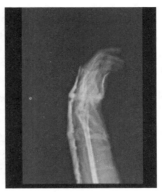

图 14-13　桡骨远端骨折医案 5 辅助检查 X 线片

【中医诊断】骨折。

【证候诊断】血瘀气滞证。

【西医诊断】左桡骨远端骨折。

【治法】活血化瘀，消肿止痛。

【处方】消肿止痛胶囊。

【手术治疗】行臂丛神经阻滞麻醉。麻醉成功后，患者取仰卧位，常规消毒，铺无菌巾、单，术中见左桡骨远端骨折，折断错位。术中诊断为左桡骨远端骨折，拟行闭合复位内固定术。牵引下采用拔伸提按、端挤提按、分骨手法复位骨折，保持腕部掌屈尺偏位，用 2 枚 2.0 mm 的克氏针分别上电钻自桡骨茎突斜行 45° 穿入至近折端尺侧皮质，另取 1 枚 2.0 mm 的克氏针自尺骨远端横行穿入固定至桡骨远折端，透视复位固定满意后，多余针尾折弯剪短留于皮外，无菌包扎，石膏夹外固定。

【复诊】

	症状体征变化	病机演变及转归	治法及方药变化
术后二诊	经皮穿针术后半个月，无特殊不适。局部肿胀减轻、无明显骨性压痛、无异常活动。X 线片结果显示骨折对位好，少量骨痂，内有克氏针固定（图 14-14）	骨折治疗后，复位好，肿减痛消	中药治宜补益肝肾，续筋接骨。方用接骨药，每次 6 g，每日 1 次。药物组成：续断、烫骨碎补、土鳖虫、煅自然铜等 6 味。调整石膏固定，不负重活动肩、肘关节

（续表）

		症状体征变化	病机演变及转归	治法及方药变化
术后三诊		经皮穿针术后1个月，无特殊不适。局部无肿胀、无压痛，无异常活动。X线片结果显示骨折对位好，中量骨痂，内有克氏针固定（图14-15）	骨折愈合顺利，老年人肝肾亏虚，仍需继续治疗	拆除外固定，功能锻炼。继续口服接骨药
术后四诊		术后2个月，无特殊不适。局部无肿胀、无压痛，无纵向叩击痛，无异常活动。X线片结果显示骨折对位好，大量骨痂，内固定克氏针位置好	骨折已经临床愈合，取出内固定	局麻下取出内固定克氏针，口服抗生素3天。中药治宜补肝肾，续筋骨。方用整骨伸筋胶囊。药物组成：地龙、制马钱子、烫骨碎补、桑寄生等8味。嘱积极进行腕关节功能锻炼，逐步负重功能锻炼，不适随诊

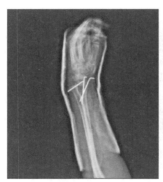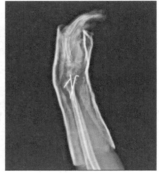

图 14-14　桡骨远端骨折医案 5 术后二诊 X 线片

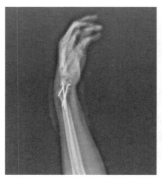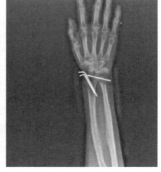

图 14-15　桡骨远端骨折医案 5 术后三诊 X 线片

六、桡骨远端骨折医案6

刘某，男，1945年2月出生，2020年1月16日初诊。发病节气：小寒。

【主诉】摔伤右腕部，肿痛、活动受限1小时。

【现病史】患者于入院前1小时，因在家走路摔伤右腕部，当即肿痛、活动受限，未处理，为行诊治急来诊。患者受伤以来，无寒热，纳眠可，二便调。

【既往史】平素体健。

【过敏史】无。

【体格检查】右腕部肿胀畸形，局部压痛明显，可及骨擦感及骨异常活动，尺、桡动脉搏动可及，指动、血运及感觉可，其余未见明显异常。

【辅助检查】X线片结果显示右桡骨远端骨折，折端分离移位（图14-16）。

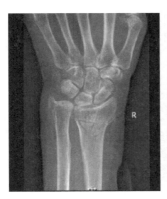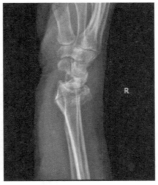

图14-16　桡骨远端骨折医案6辅助检查X线片

【中医诊断】骨折。

【证候诊断】血瘀气滞证。

【西医诊断】右桡骨远端骨折。

【治法】活血化瘀，消肿止痛。

【处方】消肿止痛胶囊。

【手术治疗】行臂丛神经阻滞麻醉。麻醉成功后，患者取仰卧位，常规消毒，铺无菌巾、单，术中见右桡骨远端呈粉碎性骨折，折断错位。术中诊断为右桡骨远端骨折，拟行闭合复位内固定术。牵引下采用拔伸牵引、端挤提按、分骨手法复位骨折，保持腕部掌屈尺偏位，用2枚2.0 mm的克氏针分别上电钻自桡骨茎突斜行 45° 穿入至近折端尺侧皮质，另取 1 枚 2.0 mm 的克氏针自尺骨远端横行穿入，固定至桡骨远折端，透视复位固定满意后，多余针尾折弯剪短留于皮外，无菌包扎，石膏夹外固定。

【复诊】

	症状体征变化	病机演变及转归	治法及方药变化
术后二诊	经皮穿针术后半个月，无特殊不适。局部肿胀减轻、无明显骨性压痛、无异常活动。X 线片结果显示骨折对位好，少量骨痂，内有克氏针固定（图 14-17）	骨折治疗后，复位好，肿减痛消	中药治宜补益肝肾，续筋接骨。方用接骨药，每次 6 g，每日 1 次。药物组成：续断、烫骨碎补、土鳖虫、煅自然铜等 6 味。调整石膏固定，不负重活动肩、肘关节
术后三诊	经皮穿针术后 1 个月，无特殊不适。局部无肿胀、无压痛，无异常活动。X 线片结果显示骨折对位好，中量骨痂，内有克氏针固定（图 14-18）	骨折愈合顺利，老年人肝肾亏虚，仍需继续治疗	拆除外固定，功能锻炼。继续口服接骨药
术后四诊	术后 2 个月，无特殊不适。局部无肿胀、无压痛，无纵向叩击痛，无异常活动。X 线片结果显示骨折对位好，大量骨痂，内固定克氏针位置好	骨折已经临床愈合，取出内固定	局麻下取出内固定克氏针，口服抗生素 3 天。中药治宜补肝肾，续筋骨。方用整骨伸筋胶囊。药物组成：地龙、制马钱子、烫骨碎补、桑寄生等 8 味。嘱积极进行腕关节功能锻炼，逐步负重功能锻炼，不适随诊

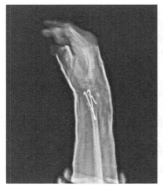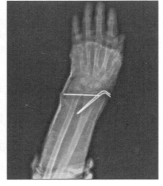

图 14-17　桡骨远端骨折医案 6 术后二诊 X 线片

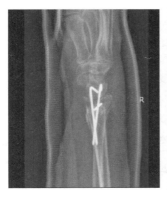
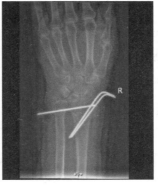

图 14-18　桡骨远端骨折医案 6 术后三诊 X 线片

七、桡骨远端骨折医案 7

于某，女，1965 年 10 月出生，2020 年 2 月 25 日初诊。发病节气：雨水。

【主诉】摔伤左腕部，肿痛、活动受限 3 小时。

【现病史】患者于入院前 3 小时，因在家走路时滑倒摔伤左腕部，当即肿痛，不敢活动，就诊于乳山市某医院，X 线片结果显示左桡骨远端骨折，给予石膏外固定，未行其他特殊处理，为进一步治疗，急来诊。患者受伤以来，无寒热，纳眠可，二便调。

【既往史】平素体健。

【过敏史】无。

【体格检查】左腕部肿胀，局部压痛明显，可及骨擦感及骨异常活动，尺、桡动脉搏动可及，指动、血运及感觉可，其余未见明显异常。

【辅助检查】X 线片结果显示左桡骨远端骨折，折端分离移位（图 14-19）。

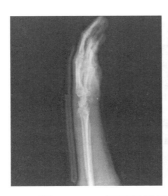
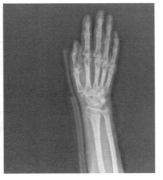

图 14-19　桡骨远端骨折医案 7 辅助检查 X 线片

【中医诊断】骨折。

【证候诊断】血瘀气滞证。

【西医诊断】左桡骨远端骨折。

【治法】活血化瘀，消肿止痛。

【处方】消肿止痛胶囊。

【手术治疗】行臂丛神经阻滞麻醉。麻醉成功后，患者取仰卧位，常规消毒，铺无菌巾、单，术中见左桡骨远端呈粉碎性骨折，折断错位。术中诊断为左桡骨远端骨折，拟行闭合复位内固定术。采用拔伸牵引、端挤提按手法复位骨折，保持腕部掌屈尺偏位，用 2 枚 2.0 mm 的克氏针分别上电钻自桡骨茎突斜行 45° 穿入至近折端尺侧皮质，另取 1 枚 2.0 mm 的克氏针自尺骨远端横行穿入固定至桡骨远折端，透视复位固定满意后，多余针尾折弯剪短留于皮外，无菌包扎，石膏夹外固定。

【复诊】

	症状体征变化	病机演变及转归	治法及方药变化
术后二诊	经皮穿针术后半个月，无特殊不适。局部肿胀减轻、无明显骨性压痛、无异常活动。X 线片结果显示骨折对位好，少量骨痂，内有克氏针固定（图 14-20）	骨折治疗后，复位好，肿减痛消	中药治宜补益肝肾，续筋接骨。方用接骨药，每次 6 g，每日 1 次。药物组成：续断、烫骨碎补、土鳖虫、煅自然铜等 6 味。调整石膏固定，不负重活动肩、肘关节
术后三诊	经皮穿针术后 1 个月，无特殊不适。局部无肿胀、无压痛，无异常活动。X 线片结果显示骨折对位好，中量骨痂，内有克氏针固定（图 14-21）	骨折愈合顺利，老年人肝肾亏虚，仍需继续治疗	拆除外固定，功能锻炼。继续口服接骨药
术后四诊	术后 2 个月，无特殊不适。局部无肿胀、无压痛，无纵向叩击痛，无异常活动。X 线片结果显示骨折对位好，大量骨痂，内固定克氏针位置好	骨折已经临床愈合，取出内固定	局麻下取出内固定克氏针，口服抗生素 3 天。中药治宜补肝肾，续筋骨。方用整骨伸筋胶囊。药物组成：地龙、制马钱子、烫骨碎补、桑寄生等 8 味。嘱积极进行腕关节功能锻炼，逐步负重功能锻炼，不适随诊

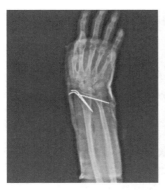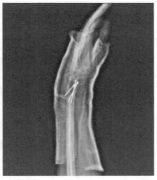

图 14-20　桡骨远端骨折医案 7 术后二诊 X 线片

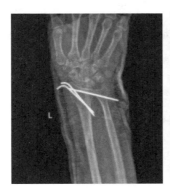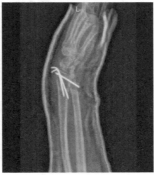

图 14-21　桡骨远端骨折医案 7 术后三诊 X 线片

八、桡骨远端骨折医案 8

崔某，男，1952 年 8 月出生，2020 年 3 月 31 日初诊。发病节气：春分。

【主诉】摔伤双腕部、面部，流血、肿痛、活动受限 2 小时。

【现病史】患者于入院前 2 小时，因在家走路时摔倒摔伤双腕部、面部，当即流血、肿痛、活动受限，未处理，为行诊治急来诊。患者受伤以来，无寒热，纳眠可，二便调。

【既往史】平素体健。

【过敏史】无。

【体格检查】下嘴唇部可见长约 1 cm 皮裂口，少量血性液体渗出，嘴唇下方肿胀；双腕部肿胀，局部压痛明显，可及骨擦感及骨异常活动，尺、桡动脉搏动可及，指动、血运及感觉可，其余未见明显异常。

【辅助检查】X 线片结果显示右桡骨远端骨质不连续，折端嵌插，可见明显移位及成角，尺骨茎突欠规整（图 14-22）。

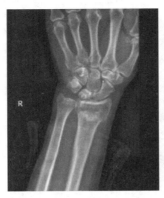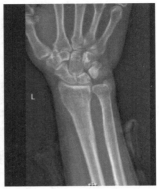

图 14-22　桡骨远端骨折医案 8 辅助检查 X 线片

【中医诊断】骨折。

【证候诊断】血瘀气滞证。

【西医诊断】右桡骨远端骨折。

【治法】活血化瘀，消肿止痛。

【处方】消肿止痛胶囊。

【手术治疗】行臂丛神经阻滞麻醉。麻醉成功后，患者取仰卧位，常规消毒，铺无菌巾、单，术中见右桡骨远端呈粉碎性骨折，折端错位。术中诊断为右桡骨远端骨折，拟行闭合复位内固定术。采用拔伸牵引、端挤提按手法复位骨折，保持腕部掌屈尺偏位，用 2 枚 2.0 mm 的克氏针分别上电钻，自桡骨茎突斜行 45° 穿入至近折端尺侧皮质，另取 1 枚 2.0 mm 的克氏针自尺骨远端横行穿入固定至桡骨远折端，透视复位固定满意后，多余针尾折弯剪短留于皮外，无菌包扎，石膏夹外固定。

【复诊】

	症状体征变化	病机演变及转归	治法及方药变化
术后二诊	经皮穿针术后半个月，无特殊不适。局部肿胀减轻、无明显骨性压痛、无异常活动。X 线片结果显示骨折对位好，少量骨痂，内有克氏针固定（图 14-23）	骨折治疗后，复位好，肿减痛消	中药治宜补益肝肾，续筋接骨。方用接骨药，每次 6 g，每日 1 次。药物组成：续断、烫骨碎补、土鳖虫、煅自然铜等 6 味。调整石膏固定，不负重活动肩、肘关节

	症状体征变化	病机演变及转归	治法及方药变化
术后三诊	经皮穿针术后1个月，无特殊不适。局部无肿胀、无压痛，无异常活动。X线片结果显示骨折对位好，中量骨痂，内有克氏针固定（图14-24）	骨折愈合顺利，老年人肝肾亏虚，仍需继续治疗	拆除外固定，功能锻炼。继续口服接骨药
术后四诊	术后2个月，无特殊不适。局部无肿胀、无压痛，无纵向叩击痛，无异常活动。X线片结果显示骨折对位好，大量骨痂，内固定克氏针位置好	骨折已经临床愈合，取出内固定	局麻下取出内固定克氏针，口服抗生素3天。中药治宜补肝肾，续筋骨。方用整骨伸筋胶囊。药物组成：地龙、制马钱子、烫骨碎补、桑寄生等8味。嘱积极进行腕关节功能锻炼，逐步负重功能锻炼，不适随诊

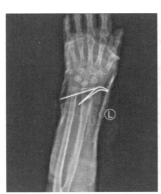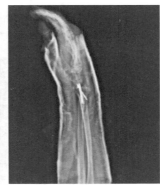

图 14-23　桡骨远端骨折医案 8 术后二诊 X 线片

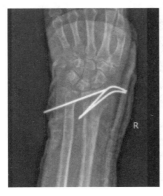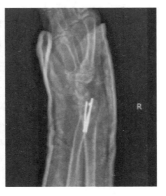

图 14-24　桡骨远端骨折医案 8 术后三诊 X 线片

九、桡骨远端骨折医案 9

黄某，女，1951 年 7 月出生，2020 年 2 月 20 日初诊。发病节气：雨水。

【主诉】摔伤左腕部，流血、肿痛、活动受限 2 小时。

【现病史】患者于入院前 2 小时，因在家走路时摔伤左腕部，当即流血、肿痛、活动受限，未行特殊处理，为行诊治急来诊。患者受伤以来，无寒热，纳眠可，二便调。

【既往史】平素体健。

【过敏史】无。

【体格检查】左腕部肿胀畸形，背侧可见直径约 0.5 cm 皮擦伤，少量血性渗出，局部压痛明显，可及骨擦感及骨异常活动，尺、桡动脉搏动可及，指动、血运及感觉可，其余未见明显异常。

【辅助检查】X 线片结果显示左桡骨远端粉碎性骨折，断端有错位嵌插，后方有成角，关节面塌陷不平，碎片不同程度移位旋转，下尺桡分离，软组织肿胀（图 14-25）。

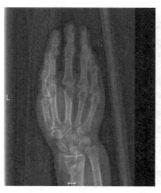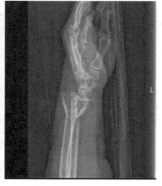

图 14-25　桡骨远端骨折医案 9 辅助检查 X 线片

【中医诊断】骨折。

【证候诊断】血瘀气滞证。

【西医诊断】左桡骨远端骨折。

【治法】活血化瘀，消肿止痛。

【处方】消肿止痛胶囊。

【手术治疗】行臂丛神经阻滞麻醉。麻醉成功后，患者取仰卧位，常规消毒，铺无菌巾、单，术中见左桡骨远端呈粉碎性骨折，折端错位。术中诊断为左桡骨远端骨折，拟行闭合复位内固定术。牵引下采用提按、分骨手法复位骨折，维持复位，用 2 枚 2.0 mm 的克氏针分别上电钻自桡骨茎突斜行 45° 穿入至近折端尺侧皮质，另取 1 枚 2.0 mm 的克氏针自尺骨远端横行穿入固定至桡骨远折端，取 1 枚 2.5 mm 克氏针自尺骨茎突上方约 4 cm 处横行穿入桡骨对侧皮质，再取 1 枚 2.0 mm 克氏针自尺骨茎突上方约 1 cm 处斜向上方穿入桡骨近折端对侧皮质，再取 1 枚 2.0 mm 克氏针自桡骨远端背侧穿入固定背侧骨块，透视复位固定满意后，多余针尾折弯剪短留于皮外，无菌包扎，石膏夹外固定。

【复诊】

	症状体征变化	病机演变及转归	治法及方药变化
术后二诊	经皮穿针术后半个月，无特殊不适。局部肿胀减轻、无明显骨性压痛、无异常活动。X 线片结果显示骨折对位好，少量骨痂，内有克氏针固定（图 14-26）	骨折治疗后，复位好，肿减痛消	中药治宜补益肝肾，续筋接骨。方用接骨药，每次 6 g，每日 1 次。药物组成：续断、烫骨碎补、土鳖虫、煅自然铜等 6 味。调整石膏固定，不负重活动肩、肘关节
术后三诊	经皮穿针术后 1 个月，无特殊不适。局部无肿胀、无压痛、无异常活动。X 线片结果显示骨折对位好，中量骨痂，内有克氏针固定（图 14-27）	骨折愈合顺利，老年人肝肾亏虚，仍需继续治疗	拆除外固定，功能锻炼。继续口服接骨药
术后四诊	术后 2 个月，无特殊不适。局部无肿胀、无压痛、无纵向叩击痛、无异常活动。X 线片结果显示骨折对位好，大量骨痂，内固定克氏针位置好	骨折已经临床愈合，取出内固定	局麻下取出内固定克氏针，口服抗生素 3 天。中药治宜补肝肾，续筋骨。方用整骨伸筋胶囊。药物组成：地龙、制马钱子、烫骨碎补、桑寄生等 8 味。嘱积极进行腕关节功能锻炼，逐步负重功能锻炼，不适随诊

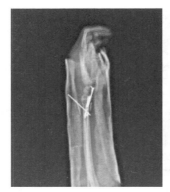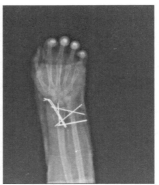

图 14-26　桡骨远端骨折医案 9 术后二诊 X 线片

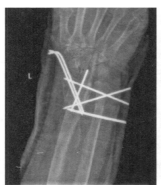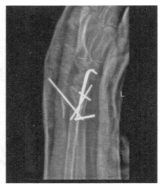

图 14-27　桡骨远端骨折医案 9 术后三诊 X 线片

十、桡骨远端骨折医案 10

王某，女，1957 年 7 月出生，2020 年 5 月 5 日初诊。发病节气：立夏。

【主诉】摔伤左腕部，肿痛、活动受限 2 小时。

【现病史】患者于入院前 2 小时，因在家拖地时滑倒摔伤左腕部，当即肿痛、活动受限，未处理，为行诊治急来诊。患者受伤以来，无寒热，纳眠可，二便调。

【既往史】平素体健。

【过敏史】无。

【体格检查】左腕部肿胀畸形，局部压痛明显，可及骨擦感及骨异常活动，尺、桡动脉搏动可及，指动、血运及感觉可，其余未见明显异常。

【辅助检查】X 线片结果显示左桡骨远端骨质不连续，折端嵌插，可见明显移位及成角，左尺骨茎突骨质不连续，骨块移位（图 14-28）。

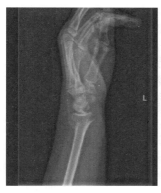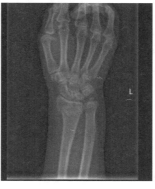

图 14-28　桡骨远端骨折医案 10 辅助检查 X 线片

【中医诊断】骨折。

【证候诊断】血瘀气滞证。

【西医诊断】左桡骨远端骨折。

【治法】活血化瘀，消肿止痛。

【处方】消肿止痛胶囊。

【手术治疗】行臂丛神经阻滞麻醉。麻醉成功后，患者取仰卧位，常规消毒，铺无菌巾、单，术中见左桡骨远端呈粉碎性骨折，折断错位。术中诊断为左桡骨远端骨折，拟行闭合复位内固定术。牵引下采用提按、分骨手法复位骨折，保持腕部掌屈尺偏位，用 2 枚直径 2.0 mm 的克氏针分别上电钻，自桡骨茎突斜行 45° 穿入至近折端尺侧皮质，另取 1 枚直径 2.0 mm 的克氏针自尺骨远端斜行穿入固定至桡骨远折端，透视复位固定满意后，多余针尾折弯剪短留于皮外，无菌包扎，石膏夹外固定。

【复诊】

	症状体征变化	病机演变及转归	治法及方药变化
术后二诊	经皮穿针术后半个月，无特殊不适。局部肿胀减轻、无明显骨性压痛、无异常活动。X 线片结果显示骨折对位好，少量骨痂，内有克氏针固定（图 14-29）	骨折治疗后，复位好，肿减痛消	中药治宜补益肝肾，续筋接骨。方用接骨药，每次 6 g，每日 1 次。药物组成：续断、烫骨碎补、土鳖虫、煅自然铜等 6 味。调整石膏固定，不负重活动肩、肘关节

	症状体征变化	病机演变及转归	治法及方药变化
术后三诊	经皮穿针术后 1 个月，无特殊不适。局部无肿胀、无压痛，无异常活动。X线片结果显示骨折对位好，中量骨痂，内有克氏针固定（图 14-30）	骨折愈合顺利，老年人肝肾亏虚，仍需继续治疗	拆除外固定，功能锻炼。继续口服接骨药
术后四诊	术后 2 个月，无特殊不适。局部无肿胀、无压痛，无纵向叩击痛，无异常活动。X线片结果显示骨折对位好，大量骨痂，内固定克氏针位置好	骨折已经临床愈合，取出内固定	局麻下取出内固定克氏针，口服抗生素 3 天。中药治宜补肝肾，续筋骨。方用整骨伸筋胶囊。药物组成：地龙、制马钱子、烫骨碎补、桑寄生等 8 味。嘱积极进行腕关节功能锻炼，逐步负重功能锻炼，不适随诊

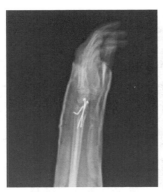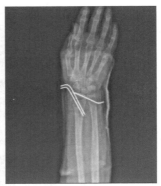

图 14-29　桡骨远端骨折医案 10 术后二诊 X 线片

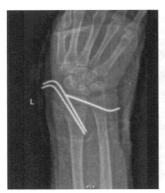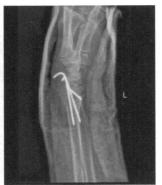

图 14-30　桡骨远端骨折医案 10 术后三诊 X 线片

十一、桡骨远端骨折医案 11

孙某，女，1961 年 10 月出生，2020 年 6 月 22 日初诊。发病节气：夏至。

【主诉】摔伤左腕部，畸形、肿痛、活动受限 15 天。

【现病史】患者于入院前 15 天不慎摔伤左腕部，当即肿痛、畸形，不敢活动，未处理，急到当地医院就诊，X 线片结果显示骨折，给予石膏外固定。患者复查时拍 X 线片，结果显示骨折位置欠佳，为进一步治疗，来我院就诊。患者受伤以来，无寒热，纳眠可，二便调。

【既往史】平素体健。

【过敏史】无。

【体格检查】左腕部肿胀，餐叉样畸形，压痛（+），可触及骨擦感及异常活动，尺、桡动脉搏动好，指端血运好。

【辅助检查】X 线片结果显示左桡骨远端骨质不连续，骨折远端向桡掌侧稍示错位，石膏外固定，腕关节结构正常，关节间隙适中（图 14-31）。

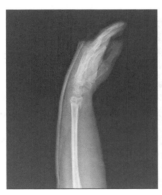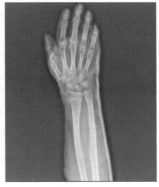

图 14-31 桡骨远端骨折医案 11 辅助检查 X 线片

【中医诊断】骨折。

【证候诊断】血瘀气滞证。

【西医诊断】左桡骨远端骨折。

【治法】活血化瘀，消肿止痛。

【处方】消肿止痛胶囊。

【手术治疗】行臂丛神经阻滞麻醉。患者取坐位，常规消毒铺巾。患肢屈肘 90°，术者触摸骨折端，结合 X 线片结果，了解骨折移位情况；一助手握持患肘，另一助手以双手分别握持患者大小鱼际，两助手对抗拔伸牵引，持续数分钟，待有牵开感时，术者双手将近折端向桡背侧端提，同时远侧助手配合迅速将腕关节掌屈尺偏，大部分骨折移位已经校正；术者以双手四指环抱近折端向桡背侧端提，拇指向掌尺侧挤按远折端，校正残余移位，触摸骨折端平整，证实复位成功，再以推拿按摩手法理顺筋络。维持复位，一助手取 2 枚直径 2.0 mm 的克氏针，自桡骨茎突经皮斜行钻入近折端，突破桡骨近端内侧皮质固定。自尺骨远端距离尺骨小头关节面约 1 cm 处用 1 枚直径 2.0 mm 的克氏针平行于桡骨远端关节面方向经皮钻入桡骨远端，固定下尺桡关节，防止骨折短缩移位。透视证实骨折复位满意，克氏针位置好；针尾端折弯剪短留于皮外，针孔无菌包扎，石膏夹外固定。腕颈带悬吊患肢于屈肘 90° 位。术毕。

【复诊】

	症状体征变化	病机演变及转归	治法及方药变化
术后二诊	经皮穿针术后半个月，无特殊不适。局部肿胀减轻、无明显压痛、无纵向叩击痛、无异常活动。X线片结果显示骨折对位好，少量骨痂，内有克氏针固定（图 14-32）	骨折治疗后，复位好，肿减痛消	中药治宜补益肝肾，续筋接骨。方用接骨药，每次 6 g，每日 1 次。药物组成：续断、烫骨碎补、土鳖虫、煅自然铜等 6 味
术后三诊	经皮穿针术后 1 个月，无特殊不适。局部无肿胀、无压痛，无叩击痛，无异常活动。X线片结果显示骨折对位好，骨折线模糊，内有克氏针固定（图 14-33）	骨折中期，腕关节固定中，活动受限	拆除石膏外固定，拔除下尺桡关节克氏针，逐步活动腕关节。继续口服接骨药

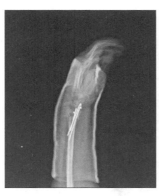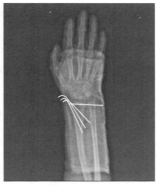

图 14-32　桡骨远端骨折医案 11 术后二诊 X 线片

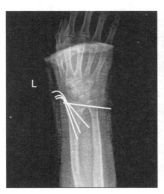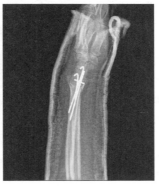

图 14-33　桡骨远端骨折医案 11 术后三诊 X 线片

十二、桡骨远端骨折医案 12

李某，男，1962 年 11 月出生，2020 年 6 月 26 日初诊。发病节气：夏至。

【主诉】摔伤左腕部，肿痛、活动受限 1 小时。

【现病史】患者于入院前 1 小时，因在亲戚家从凳子上摔下，摔伤左腕部，当即肿痛、活动受限，未处理，为行诊治急来诊。患者受伤以来，无寒热，纳眠可，二便调。

【既往史】平素体健。

【过敏史】无。

【体格检查】左腕部肿胀，局部压痛明显，可及骨擦感及骨异常活动，尺、桡动脉搏动可及，指动、血运及感觉可，其余未见明显异常。

【辅助检查】X 线片结果显示左桡骨远端骨折，折端嵌插错位，断端向掌侧稍成角，掌倾角反倾，月骨关节面倾斜。腕关节骨质密度减低。舟骨内见低密度囊区（图 14-34）。

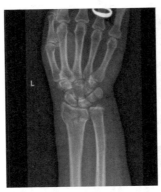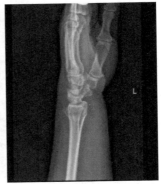

图 14-34　桡骨远端骨折医案 12 辅助检查 X 线片

【中医诊断】骨折。

【证候诊断】血瘀气滞证。

【西医诊断】左桡骨远端骨折。

【治法】活血化瘀，消肿止痛。

【处方】消肿止痛胶囊。

【手术治疗】行臂丛神经阻滞麻醉。麻醉成功后，患者取仰卧位，常规消毒，铺无菌巾、单，术中见左桡骨远端呈粉碎性骨折，折端错位。术中诊断为左桡骨远端骨折，拟行闭合复位内固定术。牵引下采用提按、分骨手法复位骨折，保持腕部掌屈尺偏位，用 2 枚直径 2.0 mm 的克氏针分别上电钻，自桡骨茎突斜行 45°穿入至近折端尺侧皮质，另取 1 枚直径 2.0 mm 的克氏针自尺骨远端横行穿入固定至桡骨远折端，透视复位固定满意后，多余针尾折弯剪短留于皮外，无菌包扎，石膏夹外固定。

【复诊】

	症状体征变化	病机演变及转归	治法及方药变化
术后二诊	经皮穿针术后半个月，无特殊不适。局部肿胀减轻、无明显骨性压痛、无异常活动。X 线片结果显示骨折对位好，少量骨痂，内有克氏针固定（图 14-35）	骨折治疗后，复位好，肿减痛消	中药治宜补益肝肾，续筋接骨。方用接骨药，每次 6 g，每日 1 次。药物组成：续断、烫骨碎补、土鳖虫、煅自然铜等 6 味。调整石膏固定，不负重活动肩、肘关节

	症状体征变化	病机演变及转归	治法及方药变化
术后三诊	经皮穿针术后 1 个月，无特殊不适。局部无肿胀、无压痛，无异常活动。X 线片结果显示骨折对位好，中量骨痂，内有克氏针固定（图 14-36）	骨折愈合顺利，老年人肝肾亏虚，仍需继续治疗	拆除外固定，功能锻炼。继续口服接骨药
术后四诊	术后 2 个月，无特殊不适。局部无肿胀、无压痛，无纵向叩击痛，无异常活动。X 线片结果显示骨折对位好，大量骨痂，内固定克氏针位置好	骨折已经临床愈合，取出内固定	局麻下取出内固定克氏针，口服抗生素 3 天。中药治宜补肝肾，续筋骨。方用整骨伸筋胶囊。药物组成：地龙、制马钱子、烫骨碎补、桑寄生等 8 味。嘱积极进行腕关节功能锻炼，逐步负重功能锻炼，不适随诊

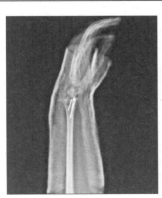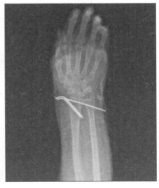

图 14-35　桡骨远端骨折医案 12 术后二诊 X 线片

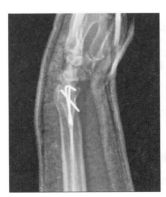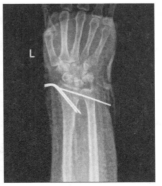

图 14-36　桡骨远端骨折医案 12 术后三诊 X 线片

十三、桡骨远端骨折医案 13

韩某，女，1937 年 12 月出生，2020 年 7 月 8 日初诊。发病节气：小暑。

【主诉】摔伤右腕部，肿痛、活动受限 2 小时。

【现病史】患者于入院前 2 小时，因在家走路时摔伤右腕部，当即肿痛、活动受限，未处理，为行诊治急来诊。患者受伤以来，无寒热，纳眠可，二便调。

【既往史】平素体健。

【过敏史】无。

【体格检查】右腕部肿胀，局部压痛明显，可及骨擦感及骨异常活动，尺、桡动脉搏动可及，指动、血运及感觉可，其余未见明显异常。

【辅助检查】X 线片结果显示右桡骨远端骨折，下尺桡关节间隙增宽（图 14-37）。

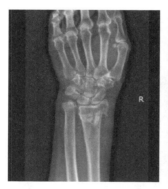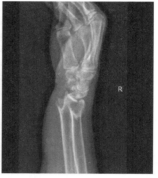

图 14-37　桡骨远端骨折医案 13 辅助检查 X 线片

【中医诊断】骨折。

【证候诊断】血瘀气滞证。

【西医诊断】右桡骨远端骨折。

【治法】活血化瘀，消肿止痛。

【处方】消肿止痛胶囊。

【手术治疗】行臂丛神经阻滞麻醉。麻醉成功后，患者取仰卧位，常规消毒，铺无菌巾、单，术中见右桡骨远端呈粉碎性骨折，折断错位。术中诊断为右桡骨远端骨折，拟行闭合复位内固定术。牵引下采用提按、分骨手法复位骨折，保持腕部掌屈尺偏位，用 2 枚 2.0 mm 的克氏针分别上电钻自桡骨茎突斜行 45° 穿入至近折端尺侧皮质，另取 1 枚 2.0 mm 的克氏针自尺骨远端横行穿入固定至桡骨远折端，取 1 枚 2.0 mm 克氏针自桡侧桡骨断端间穿入固定，以纠正桡骨远折端桡偏，取 1 枚 2.0 mm 克氏针局部穿入固定背侧游离骨块，透视复位固定满意后，多余针尾折弯剪短留于皮外，无菌包扎，石膏夹外固定。

【复诊】

	症状体征变化	病机演变及转归	治法及方药变化
术后二诊	经皮穿针术后半个月，无特殊不适。局部肿胀减轻、无明显骨性压痛、无异常活动。X 线片结果显示骨折对位好，少量骨痂，内有克氏针固定（图 14-38）	骨折治疗后，复位好，肿减痛消	中药治宜补益肝肾，续筋接骨。方用接骨药，每次 6 g，每日 1 次。药物组成：续断、烫骨碎补、土鳖虫、煅自然铜等 6 味。调整石膏固定，不负重活动肩、肘关节
术后三诊	经皮穿针术后 1 个月，无特殊不适。局部无肿胀、无压痛，无异常活动。X 线片结果显示骨折对位好，中量骨痂，内有克氏针固定（图 14-39）	骨折愈合顺利，老年人肝肾亏虚，仍需继续治疗	拆除外固定，功能锻炼。继续口服接骨药
术后四诊	术后 2 个月，无特殊不适。局部无肿胀、无压痛，无纵向叩击痛，无异常活动。X 线片结果显示骨折对位好，大量骨痂，内固定克氏针位置好	骨折已经临床愈合，取出内固定	局麻下取出内固定克氏针，口服抗生素 3 天。中药治宜补肝肾，续筋骨。方用整骨伸筋胶囊。药物组成：地龙、制马钱子、烫骨碎补、桑寄生等 8 味。嘱积极进行腕关节功能锻炼，逐步负重功能锻炼，不适随诊

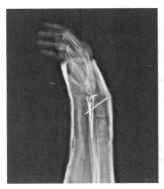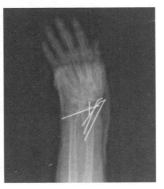

图 14-38　桡骨远端骨折医案 13 术后二诊 X 线片

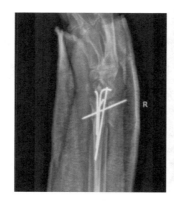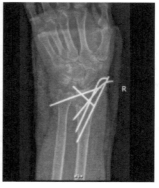

图 14-39　桡骨远端骨折医案 13 术后三诊 X 线片

十四、桡骨远端骨折医案 14

王某，1956 年 3 月出生，2020 年 8 月 13 日初诊。发病节气：立秋。

【主诉】摔伤左腕部，肿痛、活动受限 2 小时。

【现病史】患者于入院前 2 小时，因在家走路摔伤左腕部，当即肿痛、活动受限，未处理，为行诊治急来诊。患者受伤以来，无寒热，纳眠可，二便调。

【既往史】平素体健。

【过敏史】无。

【体格检查】左腕部肿胀，可见直径约 0.5 cm 皮擦伤，局部压痛明显，可及骨擦感及骨异常活动，尺、桡动脉搏动可及，指动、血运及感觉可，其余未见明显异常。

【辅助检查】X 线片结果显示左桡骨远端骨折，折端分离移位（图 14-40）。

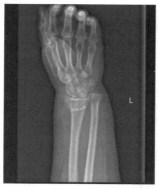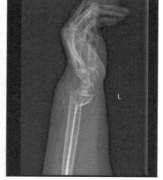

图 14-40　桡骨远端骨折医案 14 辅助检查 X 线片

【中医诊断】骨折。

【证候诊断】血瘀气滞证。

【西医诊断】左桡骨远端骨折。

【治法】活血化瘀，消肿止痛。

【处方】消肿止痛胶囊。

【手术治疗】行臂丛神经阻滞麻醉。麻醉成功后，患者取仰卧位，常规消毒，铺无菌巾、单，术中见左桡骨远端呈粉碎性骨折，折端错位。术中诊断为左桡骨远端骨折，拟行闭合复位内固定术。牵引下采用提按、分骨手法复位骨折，保持腕部背伸尺偏位，用2枚直径2.0 mm的克氏针分别上电钻，自桡骨茎突斜行45°穿入至近折端尺侧皮质，另取1枚直径2.0 mm的克氏针自尺骨远端斜行穿入固定至桡骨远折端，透视复位固定满意后，多余针尾折弯剪短留于皮外，无菌包扎，石膏夹外固定。

【复诊】

	症状体征变化	病机演变及转归	治法及方药变化
术后二诊	经皮穿针术后半个月，无特殊不适。局部肿胀减轻、无明显骨性压痛、无异常活动。X线片结果显示骨折对位好，少量骨痂，内有克氏针固定（图14-41）	骨折治疗后，复位好，肿减痛消	中药治宜补益肝肾，续筋接骨。方用接骨药，每次6 g，每日1次。药物组成：续断、烫骨碎补、土鳖虫、煅自然铜等6味。调整石膏固定，不负重活动肩、肘关节
术后三诊	经皮穿针术后1个月，无特殊不适。局部无肿胀、无压痛，无异常活动。X线片结果显示骨折对位好，中量骨痂，内有克氏针固定（图14-42）	骨折愈合顺利，老年人肝肾亏虚，仍需继续治疗	拆除外固定，功能锻炼。继续口服接骨药
术后四诊	术后2个月，无特殊不适。局部无肿胀、无压痛，无纵向叩击痛，无异常活动。X线片结果显示骨折对位好，大量骨痂，内固定克氏针位置好	骨折已经临床愈合，取出内固定	局麻下取出内固定克氏针，口服抗生素3天。中药治宜补肝肾，续筋骨。方用整骨伸筋胶囊。药物组成：地龙、制马钱子、烫骨碎补、桑寄生等8味。嘱积极进行腕关节功能锻炼，逐步负重功能锻炼，不适随诊

下篇 孙氏整骨医案记录

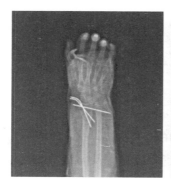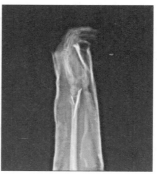

图 14-41　桡骨远端骨折医案 14 术后二诊 X 线片

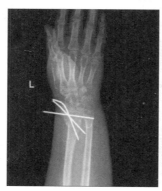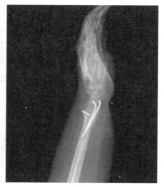

图 14-42　桡骨远端骨折医案 14 术后三诊 X 线片

十五、桡骨远端骨折医案 15

王某，女，1960 年 5 月出生，2020 年 9 月 9 日初诊。发病节气：白露。

【主诉】摔伤左腕部，肿痛、活动受限 2 小时。

【现病史】患者于入院前 2 小时，因在自家果园摘苹果时摔伤左腕部，当即肿痛、活动受限，未处理，为行诊治急来诊。患者受伤以来，无寒热，纳眠可，二便调。

【既往史】平素体健。

【过敏史】无。

【体格检查】左腕部肿胀畸形，局部压痛明显，可及骨擦感及骨异常活动，尺、桡动脉搏动可及，指动、血运及感觉可，其余未见明显异常。

【辅助检查】X 线片结果显示左桡骨远端骨折，折端分离移位（图 14-43）。

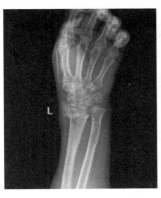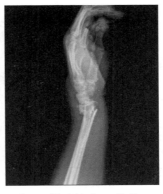

图 14-43　桡骨远端骨折医案 15 辅助检查 X 线片

【中医诊断】骨折。

【证候诊断】血瘀气滞证。

【西医诊断】左桡骨远端骨折。

【治法】活血化瘀，消肿止痛。

【处方】消肿止痛胶囊。

【手术治疗】行臂丛神经阻滞麻醉。麻醉成功后，患者取仰卧位，常规消毒，铺无菌巾、单，术中见左桡骨远端呈粉碎性骨折，折端错位，术中诊断为左桡骨远端骨折，拟行闭合复位内固定术。牵引下采用提按、分骨手法复位骨折，保持腕部掌屈尺偏位，用 2 枚 2.0 mm 的克氏针分别上电钻自桡骨茎突斜行 45° 穿入至近折端尺侧皮质，另取 1 枚 2.0 mm 的克氏针自尺骨远端横行穿入固定至桡骨远折端，透视复位固定满意后，多余针尾折弯剪短留于皮外，无菌包扎，石膏夹外固定。

【复诊】

	症状体征变化	病机演变及转归	治法及方药变化
术后二诊	经皮穿针术后半个月，无特殊不适。局部肿胀减轻、无明显骨性压痛、无异常活动。X 线片结果显示骨折对位好，少量骨痂，内有克氏针固定（图 14-44）	骨折治疗后，复位好，肿减痛消	中药治宜补益肝肾，续筋接骨。方用接骨药，每次 6 g，每日 1 次。药物组成：续断、烫骨碎补、土鳖虫、煅自然铜等 6 味。调整石膏固定，不负重活动肩、肘关节

（续表）

		症状体征变化	病机演变及转归	治法及方药变化
术后三诊		经皮穿针术后1个月，无特殊不适。局部无肿胀、无压痛，无异常活动。X线片结果显示骨折对位好，中量骨痂，内有克氏针固定（图14-45）	骨折愈合顺利，老年人肝肾亏虚，仍需继续治疗	拆除外固定，功能锻炼。继续口服接骨药
术后四诊		术后2个月，无特殊不适。局部无肿胀、无压痛，无纵向叩击痛，无异常活动。X线片结果显示骨折对位好，大量骨痂，内固定克氏针位置好	骨折已经临床愈合，取出内固定	局麻下取出内固定克氏针，口服抗生素3天。中药治宜补肝肾，续筋骨。方用整骨伸筋胶囊。药物组成：地龙、制马钱子、烫骨碎补、桑寄生等8味。嘱积极进行腕关节功能锻炼，逐步负重功能锻炼，不适随诊

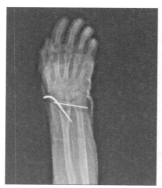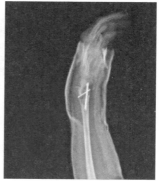

图14-44　桡骨远端骨折医案15术后二诊X线片

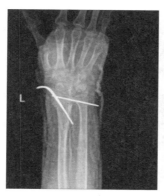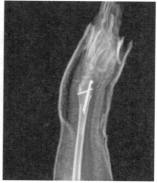

图14-45　桡骨远端骨折医案15术后三诊X线片

十六、桡骨远端骨折医案 16

曹某，女，1953 年 8 月出生，2020 年 9 月 11 日初诊。发病节气：白露。

【主诉】摔伤左腕部，肿痛、活动受限 3 小时。

【现病史】患者于入院前 3 小时，因在家洗衣服时滑倒摔伤左腕部，当即肿痛、活动受限，未处理，为行诊治急来诊。患者受伤以来，无寒热，纳眠可，二便调。

【既往史】平素体健。

【过敏史】无。

【体格检查】左腕部肿胀畸形，局部压痛明显，可及骨擦感及骨异常活动，尺、桡动脉搏动可及，指动、血运及感觉可，其余未见明显异常。

【辅助检查】X 线片结果显示左桡骨远端骨折，折端分离移位（图 14-46）。

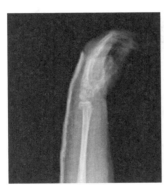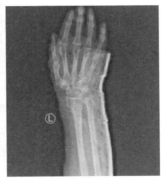

图 14-46　桡骨远端骨折医案 16 辅助检查 X 线片

【中医诊断】骨折。

【证候诊断】血瘀气滞证。

【西医诊断】左桡骨远端骨折。

【治法】活血化瘀，消肿止痛。

【处方】消肿止痛胶囊。

【手术治疗】行臂丛神经阻滞麻醉。麻醉成功后，患者取仰卧位，常规消毒，铺无菌巾、单，术中见左桡骨远端呈粉碎性骨折，断端错位。术中诊断为左桡骨远端骨折，拟行闭合复位内固定术。牵引下采用提按、分骨手法复位骨折，保持腕部掌屈尺偏位，用 2 枚直径 2.0 mm 的克氏针分别上电钻，

下篇

孙氏整骨医案记录

自桡骨茎突斜行 45° 穿入至近折端尺侧皮质，另取 1 枚直径 2.0 mm 克氏针自桡侧断端间穿入固定以纠正远折断桡偏，另取 1 枚直径 2.0 mm 的克氏针自尺骨远端横行穿入固定至桡骨远折端，透视复位固定满意后，多余针尾折弯剪短留于皮外，无菌包扎，石膏夹外固定。

【复诊】

	症状体征变化	病机演变及转归	治法及方药变化
术后二诊	经皮穿针术后半个月，无特殊不适。局部肿胀减轻、无明显骨性压痛、无异常活动。X 线片结果显示骨折对位好，少量骨痂，内有克氏针固定（图 14-47）	骨折治疗后，复位好，肿减痛消	中药治宜补益肝肾，续筋接骨。方用接骨药，每次 6 g，每日 1 次。药物组成：续断、烫骨碎补、土鳖虫、煅自然铜等 6 味。调整石膏固定，不负重活动肩、肘关节
术后三诊	经皮穿针术后 1 个月，无特殊不适。局部无肿胀、无压痛，无异常活动。X 线片结果显示骨折对位好，中量骨痂，内有克氏针固定（图 14-48）	骨折愈合顺利，老年人肝肾亏虚，仍需继续治疗	拆除外固定，功能锻炼。继续口服接骨药
术后四诊	术后 2 个月，无特殊不适。局部无肿胀、无压痛，无纵向叩击痛，无异常活动。X 线片结果显示骨折对位好，大量骨痂，内固定克氏针位置好	骨折已经临床愈合，取出内固定	局麻下取出内固定克氏针，口服抗生素 3 天。中药治宜补肝肾，续筋骨。方用整骨伸筋胶囊。药物组成：地龙、制马钱子、烫骨碎补、桑寄生等 8 味。嘱积极进行腕关节功能锻炼，逐步负重功能锻炼，不适随诊

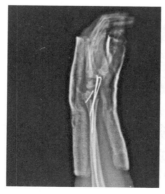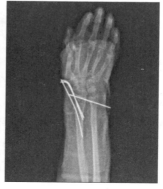

图 14-47 桡骨远端骨折医案 16 术后二诊 X 线片

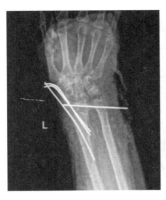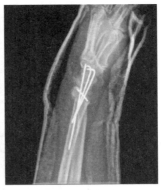

图 14-48　桡骨远端骨折医案 16 术后三诊 X 线片

十七、桡骨远端骨折医案 17

刘某，男，1943 年 3 月出生，2020 年 9 月 14 日初诊。发病节气：白露。

【主诉】摔伤右腕部、右髋部，肿痛、活动受限 1 天。

【现病史】患者于入院前 1 天，因在家走路摔伤右腕部、右髋部，当即肿痛、活动受限，未处理，为行诊治急来诊。患者受伤以来，无寒热，纳眠可，二便调。

【既往史】平素体健。

【过敏史】无。

【体格检查】右腕部肿胀畸形，局部压痛明显，可及骨擦感及骨异常活动，尺、桡动脉搏动可及，指动、血运及感觉可。

【辅助检查】X 线片结果显示右桡骨远端骨折，折端嵌插错位，掌倾角为负（图 14-49）。

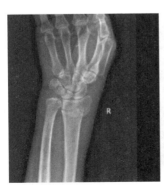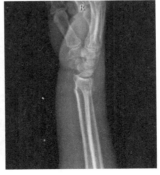

图 14-49　桡骨远端骨折医案 17 辅助检查 X 线片

【中医诊断】骨折。

【证候诊断】血瘀气滞证。

【西医诊断】右桡骨远端骨折。

【治法】活血化瘀，消肿止痛。

【处方】消肿止痛胶囊。

【手术治疗】行臂丛神经阻滞麻醉。麻醉成功后，患者取仰卧位，常规消毒，铺无菌巾、单，术中见右桡骨远端骨折呈粉碎性骨折，折端错位。术中诊断为右桡骨远端骨折，拟行闭合复位内固定术。牵引下采用提按、分骨手法复位骨折，保持腕部掌屈尺偏位，用 2 枚 2.0 mm 的克氏针分别上电钻自桡骨茎突斜行 45° 穿入至近折端尺侧皮质，另取 1 枚 2.0 mm 的克氏针自尺骨远端横行穿入固定至桡骨远折端，透视复位固定满意后，多余针尾折弯剪短留于皮外，无菌包扎，石膏夹外固定。

【复诊】

	症状体征变化	病机演变及转归	治法及方药变化
术后二诊	经皮穿针术后半个月，无特殊不适。局部肿胀减轻、无明显骨性压痛、无异常活动。X 线片结果显示骨折对位好，少量骨痂，内有克氏针固定（图 14-50）	骨折治疗后，复位好，肿减痛消	中药治宜补益肝肾，续筋接骨。方用接骨药，每次 6 g，每日 1 次。药物组成：续断、烫骨碎补、土鳖虫、煅自然铜等 6 味。调整石膏固定，不负重活动肩、肘关节
术后三诊	经皮穿针术后 1 个月，无特殊不适。局部无肿胀、无压痛，无异常活动。X 线片结果显示骨折对位好，中量骨痂，内有克氏针固定（图 14-51）	骨折愈合顺利，老年人肝肾亏虚，仍需继续治疗	拆除外固定，功能锻炼。继续口服接骨药
术后四诊	术后 2 个月，无特殊不适。局部无肿胀、无压痛，无纵向叩击痛，无异常活动。X 线片结果显示骨折对位好，大量骨痂，内固定克氏针位置好	骨折已经临床愈合，取出内固定	局麻下取出内固定克氏针，口服抗生素 3 天。中药治宜补肝肾，续筋骨。方用整骨伸筋胶囊。药物组成：地龙、制马钱子、烫骨碎补、桑寄生等 8 味。嘱积极进行腕关节功能锻炼，逐步负重功能锻炼，不适随诊

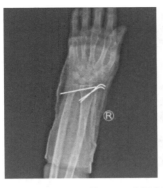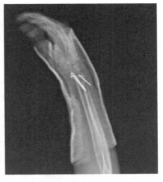

图 14-50　桡骨远端骨折医案 17 术后二诊 X 线片

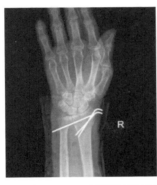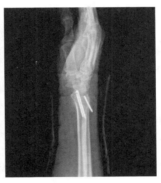

图 14-51　桡骨远端骨折医案 17 术后三诊 X 线片

十八、桡骨远端骨折医案 18

姜某，女，1952 年 10 月出生，2020 年 9 月 21 日初诊。发病节气：白露。

【主诉】摔伤左腕部，畸形、肿痛、活动受限 3 天。

【现病史】患者于入院前 3 天，因在家不慎从床上摔下伤及左腕部，当即肿痛、畸形，不敢活动，未处理，今来我院就诊。患者受伤以来，无寒热，纳眠可，二便调。

【既往史】平素体健。

【过敏史】无。

【体格检查】左腕部肿胀，餐叉样畸形，压痛（＋），可触及骨擦感及异常活动，尺、桡动脉搏动好，指端血运好。

【辅助检查】X 线片结果显示左桡骨远端粉碎骨折，骨折端嵌插，累及关节面（图 14-52）。

下篇

孙氏整骨医案记录

245

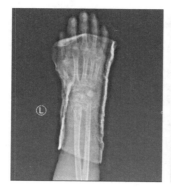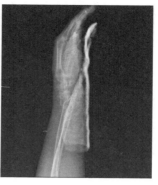

图 14-52　桡骨远端骨折医案 18 辅助检查 X 线片

【中医诊断】骨折。

【证候诊断】血瘀气滞证。

【西医诊断】左桡骨远端骨折。

【治法】活血化瘀，消肿止痛。

【处方】消肿止痛胶囊。

【手术治疗】行臂丛神经阻滞麻醉。麻醉成功后，患者取坐位，常规消毒铺巾。患肢屈肘 90°，术者触摸骨折端，结合 X 线片结果，了解骨折移位情况；一助手握持患肘，另一助手以双手分别握持患者大小鱼际，两助手对抗拔伸牵引，持续数分钟，待有牵开感时，术者双手将近折端向桡背侧端提，同时远侧助手配合迅速将腕关节掌屈尺偏，大部分骨折移位已经校正；术者以双手四指环抱近折端向桡背侧端提，拇指向掌尺侧挤按远折端，校正残余移位，触摸骨折端平整，证实复位成功，再以推拿按摩手法理顺筋络。维持复位，一助手取 2 枚直径 2.0 mm 的克氏针，自桡骨茎突经皮斜行钻入近折端，突破桡骨近端内侧皮质固定。自尺骨远端距离尺骨小头关节面约 1 cm 处经皮用 1 枚直径 2.0 mm 的克氏针平行于桡骨远端关节面方向钻入桡骨远端，固定下尺桡关节，防止骨折短缩移位。透视证实骨折复位满意，克氏针位置好；针尾端折弯剪短留于皮外，针孔无菌包扎，石膏夹外固定。腕颈带悬吊患肢于屈肘 90° 位。术毕。

【复诊】

	症状体征变化	病机演变及转归	治法及方药变化
术后二诊	经皮穿针术后半个月，无特殊不适。局部肿胀减轻、无明显压痛、无纵向叩击痛、无异常活动。X线片结果显示骨折对位好，少量骨痂，内有克氏针固定	骨折治疗后，复位好，肿减痛消	中药治宜补益肝肾，续筋接骨。方用接骨药，每次 6 g，每日 1 次。药物组成：续断、烫骨碎补、土鳖虫、煅自然铜等 6 味
术后三诊	经皮穿针术后 1 个月，无特殊不适。局部无肿胀、无压痛，无叩击痛，无异常活动。X线片结果显示骨折对位好，骨折线模糊，内有克氏针固定	骨折中期，腕关节固定中，活动受限	拆除石膏外固定，拔除下尺桡关节克氏针，逐步活动腕关节。继续口服接骨药
术后四诊	术后一个半月，无特殊不适。局部无肿胀、无压痛，无纵向叩击痛，无异常活动，腕关节活动好。X线片结果显示骨折对位好，骨折线模糊，内固定克氏针位置好	骨折已经临床愈合，取出内固定	局麻下取出内固定克氏针，口服抗生素 3 天。1 周后（针孔愈合）赤木洗剂外洗。药物组成：苏木、红花、海桐皮、伸筋草、透骨草等 9 味。中药治宜补益肝肾，舒筋通络。方用整骨伸筋胶囊。药物组成：地龙、制马钱子、烫骨碎补、桑寄生等 8 味

十九、桡骨远端骨折医案 19

房某，男，1939 年 8 月出生，2020 年 9 月 22 日初诊。发病节气：秋分。

【主诉】摔伤左腕部，肿痛、活动受限 7 小时。

【现病史】患者于入院前 7 小时，因在家走路摔伤左腕部，当即肿痛、活动受限，未处理，为行诊治急来诊。患者受伤以来，无寒热，纳眠可，二便调。

【既往史】平素体健。

【过敏史】无。

【体格检查】左腕部肿胀畸形，局部压痛明显，可及骨擦感及骨异常活动，尺、桡动脉搏动可及，指动、血运及感觉可，其余肢体未见明显异常。

下篇

孙氏整骨医案记录

【辅助检查】X线片结果显示左桡骨远端骨质不连续，远折端向外向背侧分离移位，断端嵌插，折端向掌侧成角（图14-53）。

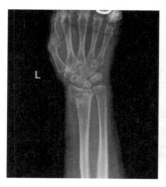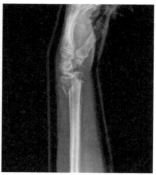

图14-53　桡骨远端骨折医案19辅助检查X线片

【中医诊断】骨折。

【证候诊断】血瘀气滞证。

【西医诊断】左桡骨远端骨折。

【治法】活血化瘀，消肿止痛。

【处方】消肿止痛胶囊。

【手术治疗】行臂丛神经阻滞麻醉。麻醉成功后，患者取仰卧位，常规消毒，铺无菌巾、单，术中见左桡骨远端呈粉碎性骨折，折断错位。术中诊断为左桡骨远端骨折，拟行闭合复位内固定术。牵引下采用提按、分骨手法复位骨折，保持腕部掌屈尺偏位，用2枚2.0 mm的克氏针分别上电钻自桡骨茎突斜行45°穿入至近折端尺侧皮质，另取1枚2.0 mm的克氏针自尺骨远端横行穿入固定至桡骨远折端，透视复位固定满意后，多余针尾折弯剪短留于皮外，无菌包扎，石膏夹外固定。

【复诊】

	症状体征变化	病机演变及转归	治法及方药变化
术后二诊	经皮穿针术后半个月，无特殊不适。局部肿胀减轻、无明显骨性压痛、无异常活动。X线片结果显示骨折对位好，少量骨痂，内有克氏针固定（图14-54）	骨折治疗后，复位好，肿减痛消	中药治宜补益肝肾，续筋接骨。方用接骨药，每次6 g，每日1次。药物组成：续断、烫骨碎补、土鳖虫、煅自然铜等6味。调整石膏固定，不负重活动肩、肘关节

	症状体征变化	病机演变及转归	治法及方药变化
术后三诊	经皮穿针术后1个月，无特殊不适。局部无肿胀、无压痛，无异常活动。X线片结果显示骨折对位好，中量骨痂，内有克氏针固定（图14-55）	骨折愈合顺利，老年人肝肾亏虚，仍需继续治疗	拆除外固定，功能锻炼。继续口服接骨药
术后四诊	术后2个月，无特殊不适。局部无肿胀、无压痛，无纵向叩击痛，无异常活动。X线片结果显示骨折对位好，大量骨痂，内固定克氏针位置好	骨折已经临床愈合，取出内固定	局麻下取出内固定克氏针，口服抗生素3天。中药治宜补肝肾，续筋骨。方用整骨伸筋胶囊。药物组成：地龙、制马钱子、烫骨碎补、桑寄生等8味。嘱积极进行腕关节功能锻炼，逐步负重功能锻炼，不适随诊

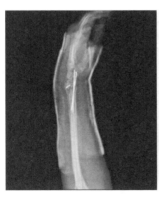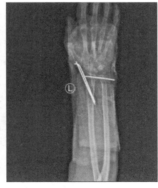

图 14-54 桡骨远端骨折医案 19 术后二诊 X 线片

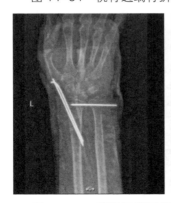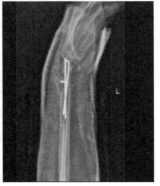

图 14-55 桡骨远端骨折医案 19 术后三诊 X 线片

二十、桡骨远端骨折医案 20

宋某，女，1965 年 12 月出生，2020 年 10 月 12 日初诊。发病节气：寒露。

【主诉】摔伤左腕部，肿痛、活动受限 1 小时余。

【现病史】患者于入院前 1 小时余，因走路时不慎摔倒摔伤左腕部，当即肿痛、畸形，不敢活动，未处理，急来我院。患者受伤以来，无寒热，纳眠可，二便调。

【既往史】平素体健。

【过敏史】无。

【体格检查】左腕部肿胀，餐叉样畸形，压痛（＋），可触及骨擦感及异常活动，尺、桡动脉搏动好，指端血运好。

【辅助检查】X 线片结果显示左桡骨远端粉碎骨折，骨折端嵌插，累及关节面（图 14-56）。

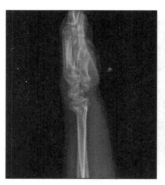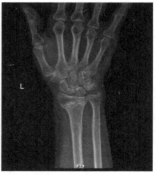

图 14-56　桡骨远端骨折医案 20 辅助检查 X 线片

【中医诊断】骨折。

【证候诊断】血瘀气滞证。

【西医诊断】左桡骨远端骨折。

【治法】活血化瘀，消肿止痛。

【处方】消肿止痛胶囊。

【手术治疗】行臂丛神经阻滞麻醉。麻醉成功后，患者取坐位，常规消毒铺巾。患肢屈肘 90°，术者触摸骨折端，结合 X 线片结果，了解骨折移位情况；一助手握持患肘，另一助手以双手分别握持患者大小鱼际，两助手对抗拔伸牵引，持续数分钟，待有牵开感时，术者双手将近折端向桡背侧端提，同时远侧助手配合迅速将腕关节掌屈尺偏，大部分骨折移位已经校正；术者以双手四指环抱近折端向桡背侧端提，拇指向掌尺侧挤按远折端，校正残余移位，触摸骨折端平整，证实复位成功，再以推拿按摩手法理顺筋络。维持复位，一助手取 2 枚直径 2.0 mm 的克氏针，自桡骨茎突经皮斜行钻入近折端，突破桡骨近端内侧皮质固定。自尺骨远端距离尺骨小头关节面约 1 cm 处经皮用 1 枚直径 2.0 mm 的克氏针平行于桡骨远端关节面方向钻入桡骨远端，固定下尺桡关节，防止骨折短缩移位。透视证实骨折复位满意，克氏针位置好；针尾端折弯剪短留于皮外，针孔无菌包扎，石膏夹外固定，腕颈带悬吊患肢于屈肘 90° 位。术毕。

【复诊】

	症状体征变化	病机演变及转归	治法及方药变化
术后二诊	经皮穿针术后半个月，无特殊不适。局部肿胀减轻、无明显压痛、无纵向叩击痛、无异常活动。X 线片结果显示骨折对位好，少量骨痂，内有克氏针固定（图 14-57）	骨折治疗后，复位好，肿减痛消	中药治宜补益肝肾，续筋接骨。方用接骨药，每次 6 g，每日 1 次。药物组成：续断、烫骨碎补、土鳖虫、煅自然铜等 6 味
术后三诊	经皮穿针术后 1 个月，无特殊不适。局部无肿胀、无压痛，无叩击痛，无异常活动。X 线片结果显示骨折对位好，骨折线模糊，内有克氏针固定（图 14-58）	骨折中期，腕关节固定中，活动受限	拆除石膏外固定，拔除下尺桡关节克氏针，逐步活动腕关节。继服口服接骨药
术后四诊	术后一个半月，无特殊不适。局部无肿胀、无压痛、无纵向叩击痛、无异常活动。腕关节活动好，X 线片结果显示骨折对位好，骨折线模糊，内固定克氏针位置好	骨折已经临床愈合，取出内固定	局麻下取出内固定克氏针，口服抗生素 3 天。1 周后（针孔愈合）赤木洗剂外洗。药物组成：苏木、红花、海桐皮、伸筋草、透骨草等 9 味。中药治宜补益肝肾，舒筋通络。方用整骨伸筋胶囊。药物组成：地龙、制马钱子、烫骨碎补、桑寄生等 8 味

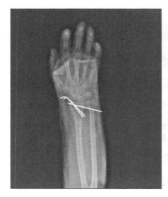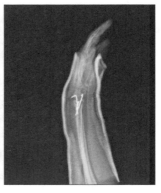

图 14-57　桡骨远端骨折医案 20 术后二诊 X 线片

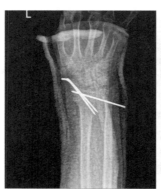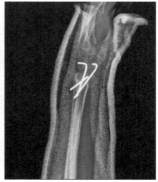

图 14-58　桡骨远端骨折医案 20 术后三诊 X 线片

二十一、桡骨远端骨折医案 21

周某，女，1959 年 5 月出生，2020 年 11 月 26 日初诊。发病节气：小雪。

【主诉】摔伤右腕部，肿痛、活动受限 1 天。

【现病史】患者于入院前 1 天，因在家小区走路摔伤右腕部，当即肿痛、活动受限，急于威海市某医院就诊，X 线片结果显示右桡骨远端骨折，未处理，后于威海市某医院就诊。住院行石膏外固定、输液等治疗，现为行进一步诊治急来诊。患者受伤以来，无寒热，纳眠可，二便调。

【既往史】平素体健。

【过敏史】无。

【体格检查】右腕部肿胀，局部压痛明显，可及骨擦感及骨异常活动，尺、桡动脉搏动可及，指动、血运及感觉可，其余肢体未见明显异常。

【辅助检查】X线片结果显示右桡骨远端骨折，折端分离移位（图14-59）。

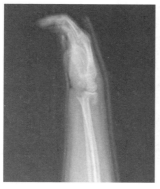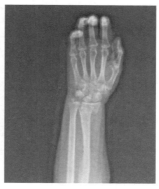

图14-59　桡骨远端骨折医案21辅助检查X线片

【中医诊断】骨折。

【证候诊断】血瘀气滞证。

【西医诊断】右桡骨远端骨折。

【治法】活血化瘀，消肿止痛。

【处方】消肿止痛胶囊。

【手术治疗】行臂丛神经阻滞麻醉。麻醉成功后，患者取仰卧位，常规消毒，铺无菌巾、单，术中见右桡骨远端呈粉碎性骨折，折断错位。术中诊断为右桡骨远端骨折，拟行闭合复位内固定术。牵引下采用提按、分骨手法复位骨折，保持腕部掌屈尺偏位，用2枚直径2.0 mm的克氏针分别上电钻自桡骨茎突斜行45°穿入至近折端尺侧皮质，另取1枚2.0 mm的克氏针自尺骨远端横行穿入固定至桡骨远折端，透视复位固定满意后，多余针尾折弯剪短留于皮外，无菌包扎，石膏夹外固定。

【复诊】

	症状体征变化	病机演变及转归	治法及方药变化
术后二诊	经皮穿针术后半个月，无特殊不适。局部肿胀减轻、无明显骨性压痛、无异常活动。X线片结果显示骨折对位好，少量骨痂，内有克氏针固定（图14-60）	骨折治疗后，复位好，肿减痛消	中药治宜补益肝肾，续筋接骨。方用接骨药，每次6 g，每日1次。药物组成：续断、烫骨碎补、土鳖虫、煅自然铜等6味。调整石膏固定，不负重活动肩、肘关节

下篇

孙氏整骨医案记录

253

253

（续表）

		症状体征变化	病机演变及转归	治法及方药变化
术后三诊		经皮穿针术后1个月，无特殊不适。局部无肿胀、无压痛，无异常活动。X线片结果显示骨折对位好，中量骨痂，内有克氏针固定（图14-61）	骨折愈合顺利，老年人肝肾亏虚，仍需继续治疗	拆除外固定，功能锻炼。继续口服接骨药
术后四诊		术后2个月，无特殊不适。局部无肿胀、无压痛，无纵向叩击痛，无异常活动。X线片结果显示骨折对位好，大量骨痂，内固定克氏针位置好	骨折已经临床愈合，取出内固定	局麻下取出内固定克氏针，口服抗生素3天。中药治宜补肝肾，续筋骨。方用整骨伸筋胶囊。药物组成：地龙、制马钱子、烫骨碎补、桑寄生等8味。嘱积极进行腕关节功能锻炼，逐步负重功能锻炼，不适随诊

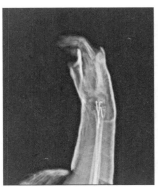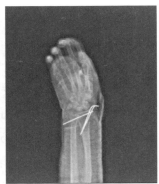

图 14-60　桡骨远端骨折医案21术后二诊X线片

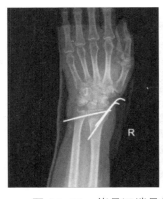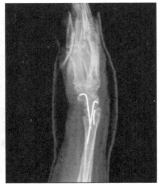

图 14-61　桡骨远端骨折医案21术后三诊X线片

二十二、桡骨远端骨折医案 22

梁某，女，1972 年 7 月出生，2020 年 11 月 28 日初诊。发病节气：小雪。

【主诉】打伤左腕部，畸形、肿痛、活动受限 6 小时。

【现病史】患者于入院前 6 小时，因被他人打伤左腕部，当即肿痛、畸形，不敢活动，未处理，急到当地医院就诊，X 线片结果显示骨折，为进一步治疗，急来我院就诊。患者受伤以来，无寒热，纳眠可，二便调。

【既往史】平素体健。

【过敏史】无。

【体格检查】左腕部肿胀，餐叉样畸形，压痛（＋），可触及骨擦感及异常活动，尺、桡动脉搏动好，指端血运好。

【辅助检查】X 线片结果显示左桡骨远端骨质不连续，骨折端嵌顿，骨折远端向外侧稍示错位（图 14-62）。

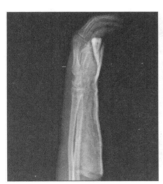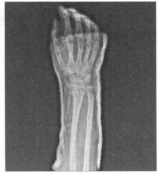

图 14-62　桡骨远端骨折医案 22 辅助检查 X 线片

【中医诊断】骨折。

【证候诊断】血瘀气滞证。

【西医诊断】左桡骨远端骨折。

【治法】活血化瘀，消肿止痛。

【处方】消肿止痛胶囊。

【手术治疗】行臂丛神经阻滞麻醉。麻醉成功后，患者取坐位，常规消毒铺巾。患肢屈肘 90°，术者触摸骨折端，结合 X 线片结果，了解骨折移位情况；一助手握持患肘，另一助手以双手分别握持患者大小鱼际，两助手对抗拔伸牵引，持续数分钟，待有牵开感时，术者双手将近折端向桡背侧端提，同时远侧助手配合迅速将腕关节掌屈尺偏，大部分骨折移位已经校正；术者以双手四指环抱近折端向桡背侧端提，拇指向掌尺侧挤按远折端，校正残余移位，触摸骨折端平整，证实复位成功，再以推拿按摩手法理顺筋络。维持复位，一助手取 2 枚直径 2.0 mm 的克氏针，自桡骨茎突经皮斜行钻入近折端，突破桡骨近端内侧皮质固定。自尺骨远端距离尺骨小头关节面约 1 cm 处经皮用 1 枚直径 2.0 mm 的克氏针平行于桡骨远端关节面方向钻入桡骨远端，固定下尺桡关节，防止骨折短缩移位。透视证实骨折复位满意，克氏针位置好；针尾端折弯剪短留于皮外，针孔无菌包扎，石膏夹外固定。腕颈带悬吊患肢于屈肘 90° 位。术毕。

【复诊】

	症状体征变化	病机演变及转归	治法及方药变化
术后二诊	经皮穿针术后半个月，无特殊不适。局部肿胀减轻、无明显压痛、无纵向叩击痛、无异常活动。X 线片结果显示骨折对位好，少量骨痂，内有克氏针固定	骨折治疗后，复位好，肿减痛消	中药治宜补益肝肾，续筋接骨。方用接骨药，每次 6 g，每日 1 次。药物组成：续断、烫骨碎补、土鳖虫、煅自然铜等 6 味
术后三诊	经皮穿针术后 1 个月，无特殊不适。局部无肿胀、无压痛，无叩击痛，无异常活动。X 线片结果显示骨折对位好，骨折线模糊，内有克氏针固定	骨折中期，腕关节固定中，活动受限	拆除石膏外固定，拔除下尺桡关节克氏针，逐步活动腕关节。继续口服接骨药
术后四诊	术后一个半月，无特殊不适。局部无肿胀、无压痛，无纵向叩击痛，无异常活动。腕关节活动好，X 线片结果显示骨折对位好，骨折线模糊，内固定克氏针位置好	骨折已经临床愈合，取出内固定	局麻下取出内固定克氏针，口服抗生素 3 天。1 周后（针孔愈合）赤木洗剂外洗。药物组成：苏木、红花、海桐皮、伸筋草、透骨草等 9 味。中药治宜补益肝肾，舒筋通络。方用整骨伸筋胶囊。药物组成：地龙、制马钱子、烫骨碎补、桑寄生等 8 味

二十三、桡骨远端骨折医案 23

时某，女，1950 年 10 月出生，2020 年 12 月 14 日初诊。发病节气：大雪。

【主诉】摔伤左腕部，畸形、肿痛、活动受限 7 小时。

【现病史】患者于入院前 7 小时，因扫雪时不慎滑倒摔伤左腕部，当即肿痛、畸形，不敢活动，未处理，急到当地医院就诊，X 线片结果显示骨折，为进一步治疗，急来我院就诊。患者受伤以来，无寒热，纳眠可，二便调。

【既往史】患糖尿病 6 年余，偶尔服药治疗。

【过敏史】无。

【体格检查】左腕部肿胀，餐叉样畸形，压痛（＋），可触及骨擦感及异常活动，尺、桡动脉搏动好，指端血运好。

【辅助检查】X 线片结果显示左桡骨远端粉碎骨折，断端嵌插成角。

【中医诊断】骨折。

【证候诊断】血瘀气滞证。

【西医诊断】左桡骨远端骨折。

【治法】活血化瘀，消肿止痛。

【处方】消肿止痛胶囊。

【手术治疗】行臂丛神经阻滞麻醉。麻醉成功后，患者取坐位，常规消毒铺巾。患肢屈肘 90°，术者触摸骨折端，结合 X 线片结果，了解骨折移位情况；一助手握持患肘，另一助手以双手分别握持患者大小鱼际，两助手对抗拔伸牵引，持续数分钟，待有牵开感时，术者双手将近折端向桡背侧端提，同时远侧助手配合迅速将腕关节掌屈尺偏，大部分骨折移位已经校正；术者以双手四指环抱近折端向桡背侧端提，拇指向掌尺侧挤按远折端，校正残余移位，触摸骨折端平整证实复位成功，再以推拿按摩手法理顺筋络。维持复位，一助手取 2 枚直径 2.0 mm 的克氏针，自桡骨茎突经皮斜行钻入近折端，突破桡骨近端内侧皮质固定。自尺骨远端距离尺骨小头关节面约 1 cm 处经皮用 1 枚直径 2.0 mm 的克氏针平行于桡骨远端关节面方向钻入桡骨远端，固定下尺桡关节，防止骨折短缩移位。透视证实骨折复位满意，克氏针位置好；针尾端折弯剪短留于皮外，针孔无菌包扎，石膏夹外固定。腕颈带悬吊患肢于屈肘 90° 位。术毕。

【复诊】

	症状体征变化	病机演变及转归	治法及方药变化
术后二诊	经皮穿针术后半个月，无特殊不适。局部肿胀减轻、无明显压痛、无纵向叩击痛、无异常活动。X线片结果显示骨折对位好，少量骨痂，内有克氏针固定	骨折治疗后，复位好，肿减痛消	中药治宜补益肝肾，续筋接骨。方用接骨药，每次6g，每日1次。药物组成：续断、烫骨碎补、土鳖虫、煅自然铜等6味
术后三诊	经皮穿针术后1个月，无特殊不适。局部无肿胀、无压痛，无叩击痛，无异常活动。X线片结果显示骨折对位好，骨折线模糊，内有克氏针固定	骨折中期，腕关节固定中，活动受限	拆除石膏外固定，拔除下尺桡关节克氏针，逐步活动腕关节。继续口服接骨药
术后四诊	术后一个半月，无特殊不适。局部无肿胀、无压痛，无纵向叩击痛，无异常活动。腕关节活动好，X线片结果显示骨折对位好，骨折线模糊，内固定克氏针位置好	骨折已经临床愈合，取出内固定	局麻下取出内固定克氏针，口服抗生素3天。1周后（针孔愈合）赤木洗剂外洗。药物组成：苏木、红花、海桐皮、伸筋草、透骨草等9味。中药治宜补益肝肾，舒筋通络。方用整骨伸筋胶囊。药物组成：地龙、制马钱子、烫骨碎补、桑寄生等8味

二十四、桡骨远端骨折医案 24

刘某，女，1956年12月出生，2020年12月17日初诊。发病节气：大雪。

【主诉】摔伤左腕部，畸形、肿痛、活动受限5小时。

【现病史】患者于入院前5小时，因走路时不慎滑倒，摔伤左腕部，当即肿痛、畸形，不敢活动，未处理，急到当地医院就诊，X线片结果显示骨折，为进一步治疗，急来我院就诊。患者受伤以来，无寒热，纳眠可，二便调。

【既往史】患高血压10年余，自行口服药物治疗。

【过敏史】无。

【体格检查】左腕部肿胀，餐叉样畸形，压痛（＋），可触及骨擦感及异常活动，尺、桡动脉搏动好，指端血运好。

【辅助检查】CT 结果显示左桡骨远端粉碎骨折，骨折端嵌插，累及关节面（图 14-63）。

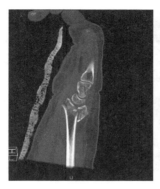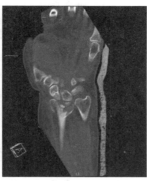

图 14-63　桡骨远端骨折医案 24 辅助检查 CT 图像

【中医诊断】骨折。

【证候诊断】血瘀气滞证。

【西医诊断】左桡骨远端骨折。

【治法】活血化瘀，消肿止痛。

【处方】消肿止痛胶囊。

【手术治疗】行臂丛神经阻滞麻醉。麻醉成功后，患者取坐位，常规消毒铺巾。患肢屈肘 90°，术者触摸骨折端，结合 X 线片结果，了解骨折移位情况；一助手握持患肘，另一助手以双手分别握持患者大小鱼际，两助手对抗拔伸牵引，持续数分钟，待有牵开感时，术者双手将近折端向桡背侧端提，同时远侧助手配合迅速将腕关节掌屈尺偏，大部分骨折移位已经校正；术者以双手四指环抱近折端向桡背侧端提，拇指向掌尺侧挤按远折端，校正残余移位，触摸骨折端平整，证实复位成功，再以推拿按摩手法理顺筋络。为维持复位，一助手取 2 枚直径 2.0 mm 的克氏针，自桡骨茎突经皮斜行钻入近折端，突破桡骨近端内侧皮质固定。自尺骨远端距离尺骨小头关节面约 1 cm 处经皮用 1 枚直径 2.0 mm 的克氏针平行于桡骨远端关节面方向钻入桡骨远端，固定下尺桡关节，防止骨折短缩移位。透视证实骨折复位满意，克氏针位置好；针尾端折弯剪短留于皮外，针孔无菌包扎，石膏夹外固定，腕颈带悬吊患肢于屈肘 90° 位。术毕。

孙氏整骨医案记录

【复诊】

	症状体征变化	病机演变及转归	治法及方药变化
术后二诊	经皮穿针术后半个月，无特殊不适。局部肿胀减轻、无明显压痛、无纵向叩击痛、无异常活动。X线片结果显示骨折对位好，少量骨痂，内有克氏针固定（图14-64）	骨折治疗后，复位好，肿减痛消	中药治宜补益肝肾，续筋接骨。方用接骨药，每次6 g，每日1次。药物组成：续断、烫骨碎补、土鳖虫、煅自然铜等6味
术后三诊	经皮穿针术后1个月，无特殊不适。局部无肿胀、无压痛，无叩击痛，无异常活动。X线片结果显示骨折对位好，骨折线模糊，内有克氏针固定（图14-65）	骨折中期，腕关节固定中，活动受限	拆除石膏外固定，拔除下尺桡关节克氏针，逐步活动腕关节。继续口服接骨药
术后四诊	术后一个半月，无特殊不适。局部无肿胀、无压痛，无纵向叩击痛，无异常活动。腕关节活动好X线片结果显示骨折对位好，骨折线模糊，内固定克氏针位置好	骨折已经临床愈合，取出内固定	局麻下取出内固定克氏针，口服抗生素3天。1周后（针孔愈合）赤木洗剂外洗。药物组成：苏木、红花、海桐皮、伸筋草、透骨草等9味。中药治宜补益肝肾，舒筋通络。方用整骨伸筋胶囊。药物组成：地龙、制马钱子、烫骨碎补、桑寄生等8味

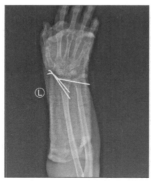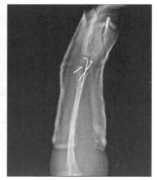

图 14-64　桡骨远端骨折医案 24 术后二诊 X 线片

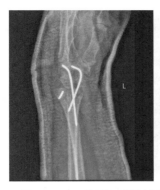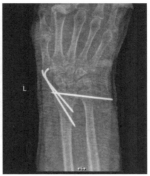

图 14-65　桡骨远端骨折医案 24 术后三诊 X 线片

二十五、桡骨远端骨折医案 25

曲某，男，1958 年 2 月出生，2020 年 12 月 17 日初诊。发病节气：大雪。

【主诉】摔伤左腕部，畸形、肿痛、活动受限 3 小时。

【现病史】患者于入院前 3 小时，因走路时不慎滑倒摔伤左腕部，当即肿痛、畸形，不敢活动，未处理，急来我院就诊。患者受伤以来，无寒热，纳眠可，二便调。

【既往史】平素体健。

【过敏史】无。

【体格检查】左腕部肿胀，餐叉样畸形，压痛（＋），可触及骨擦感及异常活动，尺、桡动脉搏动好，指端血运好。

【辅助检查】X 线片结果显示左桡骨远端骨折，远折端向外向背侧错位，断端向前成角（图 14-66）。

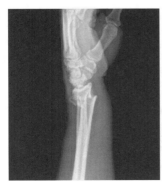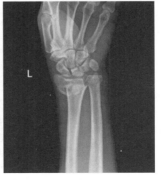

图 14-66　桡骨远端骨折医案 25 辅助检查 X 线片

【中医诊断】骨折。

【证候诊断】血瘀气滞证。

【西医诊断】左桡骨远端骨折。

【治法】活血化瘀，消肿止痛。

【处方】消肿止痛胶囊。

【手术治疗】行臂丛神经阻滞麻醉。麻醉成功后，患者取坐位，常规消毒铺巾。患肢屈肘 90°，术者触摸骨折端，结合 X 线片结果，了解骨折移位情况；一助手握持患肘，另一助手用双手分别握持患者大小鱼际，两助手对抗拔伸牵引，持续数分钟，待有牵开感时，术者双手将近折端向桡背侧端提，同时远侧助手配合迅速将腕关节掌屈尺偏，大部分骨折移位已经校正；术者以双手四指环抱近折端向桡背侧端提，拇指向掌尺侧挤按远折端，校正残余移位，触摸骨折端平整，证实复位成功，再以推拿按摩手法理顺筋络。维持复位，一助手取 2 枚直径 2.0 mm 的克氏针，自桡骨茎突经皮斜行钻入近折端，突破桡骨近端内侧皮质固定。自尺骨远端距离尺骨小头关节面约 1 cm 处经皮用 1 枚直径 2.0 mm 的克氏针平行于桡骨远端关节面方向钻入桡骨远端，固定下尺桡关节，防止骨折短缩移位。透视证实骨折复位满意，克氏针位置好；针尾端折弯剪短留于皮外，针孔无菌包扎，石膏夹外固定。腕颈带悬吊患肢于屈肘 90° 位。术毕。

【复诊】

	症状体征变化	病机演变及转归	治法及方药变化
术后二诊	经皮穿针术后半个月，无特殊不适。局部肿胀减轻、无明显压痛、无纵向叩击痛、无异常活动。X 线片结果显示骨折对位好，少量骨痂，内有克氏针固定（图 14-67）	骨折治疗后，复位好，肿减痛消	中药治宜补益肝肾，续筋接骨。方用接骨药，每次 6 g，每日 1 次。药物组成：续断、烫骨碎补、土鳖虫、煅自然铜等 6 味
术后三诊	经皮穿针术后 1 个月，无特殊不适。局部无肿胀、无压痛，无叩击痛，无异常活动。X 线片结果显示骨折对位好，骨折线模糊，内有克氏针固定（图 14-68）	骨折中期，腕关节固定中，活动受限	拆除石膏外固定，拔除下尺桡关节克氏针，逐步活动腕关节。继续口服接骨药

	症状体征变化	病机演变及转归	治法及方药变化
术后四诊	术后一个半月，无特殊不适。局部无肿胀、无压痛，无纵向叩击痛，无异常活动。腕关节活动好。X线片结果显示骨折对位好，骨折线模糊，内固定克氏针位置好	骨折已经临床愈合，取出内固定	局麻下取出内固定克氏针，口服抗生素3天。1周后（针孔愈合）赤木洗剂外洗。药物组成：苏木、红花、海桐皮、伸筋草、透骨草等9味。中药治宜补益肝肾，舒筋通络。方用整骨伸筋胶囊。药物组成：地龙、制马钱子、烫骨碎补、桑寄生等8味

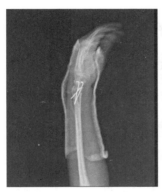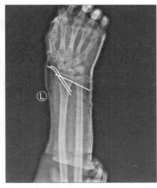

图 14-67 桡骨远端骨折医案 25 术后二诊 X 线片

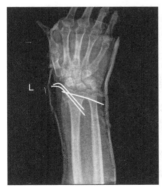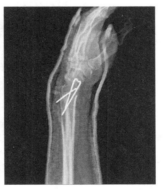

图 14-68 桡骨远端骨折医案 25 术后三诊 X 线片

下篇

孙氏整骨医案记录

263

二十六、桡骨远端骨折医案 26

王某，女，1952 年 10 月出生，2021 年 2 月 27 日初诊。发病节气：雨水。

【主诉】摔伤左腕部，畸形、肿痛、活动受限 9 小时。

【现病史】患者于入院前 9 小时，因在家不慎摔倒摔伤左腕部，当即肿痛、畸形，不敢活动，未处理，急到当地医院就诊，X 线片结果显示骨折，为进一步治疗，急来我院就诊。患者受伤以来，无寒热，纳眠可，二便调。

【既往史】平素体健。

【过敏史】无。

【体格检查】左腕部肿胀，餐叉样畸形，压痛（＋），可触及骨擦感及异常活动，尺、桡动脉搏动好，指端血运好。

【辅助检查】X 线片结果显示左桡骨远端粉碎骨折，骨折端嵌插，累及关节面（图 14-69）。

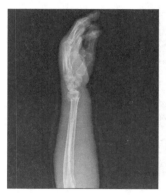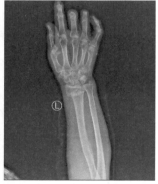

图 14-69　桡骨远端骨折医案 26 辅助检查 X 线片

【中医诊断】骨折。

【证候诊断】血瘀气滞证。

【西医诊断】左桡骨远端骨折。

【治法】活血化瘀，消肿止痛。

【处方】消肿止痛胶囊。

【手术治疗】行臂丛神经阻滞麻醉。麻醉成功后，患者取坐位，常规消毒铺巾。患肢屈肘 90°，术者触摸骨折端，结合 X 线片结果，了解骨折移位

情况；一助手握持患肘，另一助手以双手分别握持患者大小鱼际，两助手对抗拔伸牵引，持续数分钟，待有牵开感时，术者双手将近折端向桡背侧端提，同时远侧助手配合迅速将腕关节掌屈尺偏，大部分骨折移位已经校正；术者以双手四指环抱近折端向桡背侧端提，拇指向掌尺侧挤按远折端，校正残余移位，触摸骨折端平整，证实复位成功，再以推拿按摩手法理顺筋络。维持复位，一助手取 2 枚直径 2.0 mm 的克氏针，自桡骨茎突经皮斜行钻入近折端，突破桡骨近端内侧皮质固定。自尺骨远端距离尺骨小头关节面约 1 cm 处经皮用 1 枚直径 2.0 mm 的克氏针平行于桡骨远端关节面方向钻入桡骨远端，固定下尺桡关节，防止骨折短缩移位。透视证实骨折复位满意，克氏针位置好；针尾端折弯剪短留于皮外，针孔无菌包扎，石膏夹外固定。腕颈带悬吊患肢于屈肘 90° 位。术毕。

【复诊】

	症状体征变化	病机演变及转归	治法及方药变化
术后二诊	经皮穿针术后半个月，无特殊不适。局部肿胀减轻、无明显压痛、无纵向叩击痛、无异常活动。X线片结果显示骨折对位好，少量骨痂，内有克氏针固定（图 14-70）	骨折治疗后，复位好，肿减痛消	中药治宜补益肝肾，续筋接骨。方用接骨药，每次 6 g，每日 1 次。药物组成：续断、烫骨碎补、土鳖虫、煅自然铜等 6 味
术后三诊	经皮穿针术后 1 个月，无特殊不适。局部无肿胀、无压痛，无叩击痛，无异常活动。X线片结果显示骨折对位好，骨折线模糊，内有克氏针固定	骨折中期，腕关节固定中，活动受限	拆除石膏外固定，拔除下尺桡关节克氏针，逐步活动腕关节。继续口服接骨药
术后四诊	术后一个半月，无特殊不适。局部无肿胀、无压痛、无纵向叩击痛、无异常活动。腕关节活动好，X线片结果显示骨折对位好，骨折线模糊，内固定克氏针位置好	骨折已经临床愈合，取出内固定	局麻下取出内固定克氏针，口服抗生素 3 天。1 周后（针孔愈合）赤木洗剂外洗，药物组成：苏木、红花、海桐皮、伸筋草、透骨草等 9 味。中药治宜补益肝肾，舒筋通络。方用整骨伸筋胶囊。药物组成：地龙、制马钱子、烫骨碎补、桑寄生等 8 味

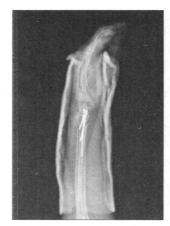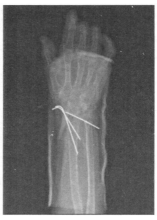

图 14-70　桡骨远端骨折医案 26 术后二诊 X 线片

二十七、桡骨远端骨折医案 27

崔某，男，1963 年 2 月出生，2021 年 2 月 27 日初诊。发病节气：雨水。

【主诉】摔伤左腕部，畸形、肿痛、活动受限 2 小时。

【现病史】患者于入院前 2 小时，因在家不慎滑倒摔伤左腕部，当即肿痛、畸形，不敢活动，未处理，急来我院就诊，X 线片结果显示骨折。患者受伤以来，无寒热，纳眠可，二便调。

【既往史】平素体健。

【过敏史】无。

【体格检查】左腕部肿胀，餐叉样畸形，压痛（+），可触及骨擦感及异常活动，尺、桡动脉搏动好，指端血运好。

【辅助检查】X 线片结果显示左桡骨远端粉碎骨折，骨折端嵌插，累及关节面（图 14-71）。

【中医诊断】骨折。

【证候诊断】血瘀气滞证。

【西医诊断】左桡骨远端骨折。

【治法】活血化瘀，消肿止痛。

【处方】消肿止痛胶囊。

【手术治疗】行臂丛神经阻滞麻醉。麻醉成功后，患者取坐位，常规消毒铺巾。患肢屈肘 90°，术者触摸骨折端，结合 X 线片结果，了解骨折移位

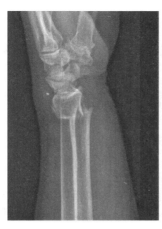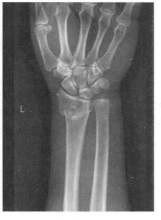

图 14-71 桡骨远端骨折医案 27 辅助检查 X 线片

情况；一助手握持患肘，另一助手以双手分别握持患者大小鱼际，两助手对抗拔伸牵引，持续数分钟，待有牵开感时，术者双手将近折端向桡背侧端提，同时远侧助手配合迅速将腕关节掌屈尺偏，大部分骨折移位已经校正；术者以双手四指环抱近折端向桡背侧端提，拇指向掌尺侧挤按远折端，校正残余移位，触摸骨折端平整，证实复位成功，再以推拿按摩手法理顺筋络。维持复位，一助手取 2 枚直径 2.0 mm 的克氏针，自桡骨茎突经皮斜行钻入近折端，突破桡骨近端内侧皮质固定。自尺骨远端距离尺骨小头关节面约 1 cm 处经皮用 1 枚直径 2.0 mm 的克氏针平行于桡骨远端关节面方向钻入桡骨远端，固定下尺桡关节，防止骨折短缩移位。透视证实骨折复位满意，克氏针位置好；针尾端折弯剪短留于皮外，针孔无菌包扎，石膏夹外固定。腕颈带悬吊患肢于屈肘 90° 位。术毕。

【复诊】

	症状体征变化	病机演变及转归	治法及方药变化
术后二诊	经皮穿针术后半个月，无特殊不适。局部肿胀减轻、无明显压痛、无纵向叩击痛、无异常活动。X 线片结果显示骨折对位好，少量骨痂，内有克氏针固定	骨折治疗后，复位好，肿减痛消	中药治宜补益肝肾，续筋接骨。方用接骨药，每次 6 g，每日 1 次。药物组成：续断、烫骨碎补、土鳖虫、煅自然铜等 6 味

下篇

孙氏整骨医案记录

267

（续表）

	症状体征变化	病机演变及转归	治法及方药变化
术后三诊	经皮穿针术后1个月，无特殊不适。局部无肿胀、无压痛，无叩击痛，无异常活动。X线片结果显示骨折对位好，骨折线模糊，内有克氏针固定	骨折中期，腕关节固定中，活动受限	拆除石膏外固定，拔除下尺桡关节克氏针，逐步活动腕关节。继续口服接骨药
术后四诊	术后一个半月，无特殊不适。局部无肿胀、无压痛，无纵向叩击痛，无异常活动。腕关节活动好。X线片结果显示骨折对位好，骨折线模糊，内固定克氏针位置好	骨折已经临床愈合，取出内固定	局麻下取出内固定克氏针，口服抗生素3天。1周后（针孔愈合）赤木洗剂外洗。药物组成：苏木、红花、海桐皮、伸筋草、透骨草等9味。中药治宜补益肝肾，舒筋通络。方用整骨伸筋胶囊。药物组成：地龙、制马钱子、烫骨碎补、桑寄生等8味

二十八、桡骨远端骨折医案28

郝某，男，2008年10月出生，2021年4月11日初诊。发病节气：清明。

【主诉】摔伤左腕部，畸形、肿痛、活动受限1天。

【现病史】患者于入院前1天，因踢足球时不慎摔倒摔伤左腕部，当即肿痛、畸形，不敢活动，未处理，急到当地医院就诊，X线片结果显示骨折，为进一步治疗，急来我院就诊。患者受伤以来，无寒热，纳眠可，二便调。

【既往史】平素体健。

【过敏史】无。

【体格检查】左腕部肿胀，餐叉样畸形，压痛（＋），可触及骨擦感及异常活动，尺、桡动脉搏动好，指端血运好。

【辅助检查】X线片结果显示左桡骨远端骨折，骨折端嵌插成角（图14-72）。

【中医诊断】骨折。

【证候诊断】血瘀气滞证。

【西医诊断】左桡骨远端骨折。

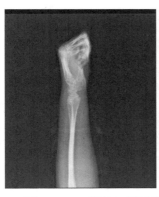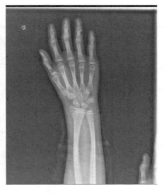

图 14-72　桡骨远端骨折医案 28 辅助检查 X 线片

【治法】活血化瘀，消肿止痛。

【处方】消肿止痛胶囊。

【手术治疗】行臂丛神经阻滞麻醉。麻醉成功后，患者取坐位，常规消毒铺巾。患肢屈肘 90°，术者触摸骨折端，结合 X 线片结果，了解骨折移位情况；一助手握持患肘，另一助手以双手分别握持患者大小鱼际，两助手对抗拔伸牵引，持续数分钟，待有牵开感时，术者双手将近折端向桡背侧端提，同时远侧助手配合迅速将腕关节掌屈尺偏，大部分骨折移位已经校正；术者以双手四指环抱近折端向桡背侧端提，拇指向掌尺侧挤按远折端，校正残余移位，触摸骨折端平整，证实复位成功，再以推拿按摩手法理顺筋络。维持复位，一助手取 2 枚直径 2.0 mm 的克氏针，自桡骨茎突经皮斜行钻入近折端，突破桡骨近端内侧皮质固定。透视证实骨折复位满意，克氏针位置好；针尾端折弯剪短留于皮外，针孔无菌包扎，石膏夹外固定。腕颈带悬吊患肢于屈肘 90° 位。术毕。

【复诊】

	症状体征变化	病机演变及转归	治法及方药变化
术后二诊	经皮穿针术后半个月，无特殊不适。局部肿胀减轻、无明显压痛、无纵向叩击痛、无异常活动。X线片结果显示骨折对位好，少量骨痂，内有克氏针固定（图 14-73）	骨折治疗后，复位好，肿减痛消	中药治宜补益肝肾，续筋接骨，方用接骨药，每次 6 g，每日 1 次。药物组成：续断、烫骨碎补、土鳖虫、煅自然铜等 6 味

下篇

孙氏整骨医案记录

（续表）

	症状体征变化	病机演变及转归	治法及方药变化
术后三诊	经皮穿针术后1个月，无特殊不适。局部无肿胀、无压痛，无叩击痛，无异常活动。X线片结果显示骨折对位好，骨折线模糊，内有克氏针固定（图14-74）	骨折中期，腕关节固定中，活动受限	拆除石膏外固定，拔除下尺桡关节克氏针，逐步活动腕关节。继续口服接骨药
术后四诊	术后一个半月，无特殊不适。局部无肿胀、无压痛，无纵向叩击痛，无异常活动。腕关节活动好。X线片结果显示骨折对位好，骨折线模糊，内固定克氏针位置好	骨折已经临床愈合，取出内固定	局麻下取出内固定克氏针，口服抗生素3天。1周后（针孔愈合）赤木洗剂外洗。药物组成：苏木、红花、海桐皮、伸筋草、透骨草等9味。中药治宜补益肝肾，舒筋通络。方用整骨伸筋胶囊。药物组成：地龙、制马钱子、烫骨碎补、桑寄生等8味

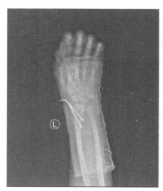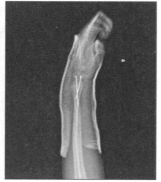

图 14-73　桡骨远端骨折医案 28 术后二诊 X 线片

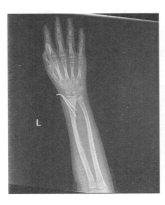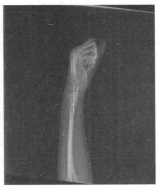

图 14-74　桡骨远端骨折医案 28 术后三诊 X 线片

二十九、桡骨远端骨折医案 29

张某，男，1967 年 8 月出生，2021 年 5 月 25 日初诊。发病节气：小满。

【主诉】摔伤左腕部，畸形、肿痛、活动受限 3 小时。

【现病史】患者于入院前 3 小时，因在单位工作时不慎从高处摔下伤及左腕部，当即肿痛、畸形，不敢活动，未处理，急来我院就诊。患者受伤以来，无寒热，纳眠可，二便调。

【既往史】平素体健。

【过敏史】无。

【体格检查】左腕部肿胀，餐叉样畸形，压痛（＋），可触及骨擦感及异常活动，尺、桡动脉搏动好，指端血运好。

【辅助检查】X 线片结果显示左桡骨远端粉碎性骨折，断端示有错位嵌插，掌倾角变小，关节面不平，软组织肿胀（图 14-75）。

【中医诊断】骨折。

【证候诊断】血瘀气滞证。

【西医诊断】左桡骨远端骨折。

【治法】活血化瘀，消肿止痛。

【处方】消肿止痛胶囊。

【手术治疗】行臂丛神经阻滞麻醉。麻醉成功后，患者取坐位，常规消毒铺巾。患肢屈肘 90°，术者触摸骨折端，结合 X 线片结果，了解骨折移位

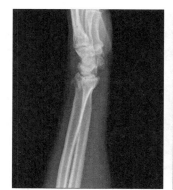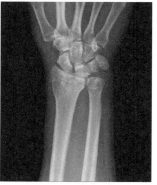

图 14-75　桡骨远端骨折医案 29 辅助检查 X 线片

情况；一助手握持患肘，另一助手以双手分别握持患者大小鱼际，两助手对抗拔伸牵引，持续数分钟，待有牵开感时，术者双手将近折端向桡背侧端提，同时远侧助手配合迅速将腕关节掌屈尺偏，大部分骨折移位已经校正；术者以双手四指环抱近折端向桡背侧端提，拇指向掌尺侧挤按远折端，校正残余移位，触摸骨折端平整，证实复位成功，再以推拿按摩手法理顺筋络。维持复位，一助手取 2 枚直径 2.0 mm 的克氏针，自桡骨茎突经皮斜行钻入近折端，突破桡骨近端内侧皮质固定。自尺骨远端距离尺骨小头关节面约 1 m 处经皮用 1 枚直径 2.0 mm 的克氏针平行于桡骨远端关节面方向钻入桡骨远端，固定下尺桡关节，防止骨折短缩移位。透视证实骨折复位满意，克氏针位置好；针尾端折弯剪短留于皮外，针孔无菌包扎，石膏夹外固定，腕颈带悬吊患肢于屈肘 90° 位。术毕。

【复诊】

	症状体征变化	病机演变及转归	治法及方药变化
术后二诊	经皮穿针术后半个月，无特殊不适。局部肿胀减轻、无明显压痛、无纵向叩击痛、无异常活动。X线片结果显示骨折对位好，少量骨痂，内有克氏针固定	骨折治疗后，复位好，肿减痛消	中药治宜补益肝肾，续筋接骨。方用接骨药，每次 6 g，每日 1 次。药物组成：续断、烫骨碎补、土鳖虫、煅自然铜等 6 味

	症状体征变化	病机演变及转归	治法及方药变化
术后三诊	经皮穿针术后 1 个月，无特殊不适。局部无肿胀、无压痛，无叩击痛，无异常活动。X 线片结果显示骨折对位好，骨折线模糊，内有克氏针固定	骨折中期，腕关节固定中，活动受限	拆除石膏外固定，拔除下尺桡关节克氏针，逐步活动腕关节。继续口服接骨药
术后四诊	术后一个半月，无特殊不适。局部无肿胀、无压痛，无纵向叩击痛，无异常活动。腕关节活动好。X 线片结果显示骨折对位好，骨折线模糊，内固定克氏针位置好	骨折已经临床愈合，取出内固定	局麻下取出内固定克氏针，口服抗生素 3 天。1 周后（针孔愈合）赤木洗剂外洗。药物组成：苏木、红花、海桐皮、伸筋草、透骨草等 9 味。中药治宜补益肝肾，舒筋通络。方用整骨伸筋胶囊。药物组成：地龙、制马钱子、烫骨碎补、桑寄生等 8 味

三十、桡骨远端骨折医案 30

姜某，女，1944 年 10 月出生，2021 年 6 月 15 日初诊。发病节气：芒种。

【主诉】摔伤左腕部，畸形、肿痛、活动受限 4 小时。

【现病史】患者于入院前 4 小时，因走路时不慎滑倒摔伤伤及左腕部，当即肿痛、畸形，不敢活动，未处理，急到当地医院就诊，X 线片结果显示骨折，为进一步治疗，急来我院就诊。患者受伤以来，无寒热，纳眠可，二便调。

【既往史】平素体健。

【过敏史】无。

【体格检查】左腕部肿胀，餐叉样畸形，压痛（＋），可触及骨擦感及异常活动，尺、桡动脉搏动好，指端血运好。

【辅助检查】X 线片结果显示左桡骨远端粉碎骨折，骨折端嵌插，累及关节面（图 14-76）。

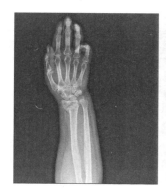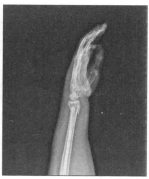

图 14-76　桡骨远端骨折医案 30 辅助检查 X 线片

【中医诊断】骨折。

【证候诊断】血瘀气滞证。

【西医诊断】左桡骨远端骨折。

【治法】活血化瘀，消肿止痛。

【处方】消肿止痛胶囊。

【手术治疗】行臂丛神经阻滞麻醉。麻醉成功后，患者取坐位，常规消毒铺巾。患肢屈肘 90°，术者触摸骨折端，结合 X 线片结果，了解骨折移位情况；一助手握持患肘，另一助手以双手分别握持患者大小鱼际，两助手对抗拔伸牵引，持续数分钟，待有牵开感时，术者双手将近折端向桡背侧端提，同时远侧助手配合迅速将腕关节掌屈尺偏，大部分骨折移位已经校正；术者以双手四指环抱近折端向桡背侧端提，拇指向掌尺侧挤按远折端，校正残余移位，触摸骨折端平整，证实复位成功，再以推拿按摩手法理顺筋络。维持复位，一助手取 2 枚直径 2.0 mm 的克氏针，自桡骨茎突经皮斜行钻入近折端，突破桡骨近端内侧皮质固定。自尺骨远端距离尺骨小头关节面约 1 cm 处经皮用 1 枚直径 2.0 mm 的克氏针平行于桡骨远端关节面方向钻入桡骨远端，固定下尺桡关节，防止骨折短缩移位。透视证实骨折复位满意，克氏针位置好；针尾端折弯剪短留于皮外，针孔无菌包扎，石膏夹外固定。腕颈带悬吊患肢于屈肘 90° 位。术毕。

【复诊】

	症状体征变化	病机演变及转归	治法及方药变化
术后二诊	经皮穿针术后半个月，无特殊不适。局部肿胀减轻、无明显压痛、无纵向叩击痛、无异常活动。X线片结果显示骨折对位好，少量骨痂，内有克氏针固定（图14-77）	骨折治疗后，复位好，肿减痛消	中药治宜补益肝肾，续筋接骨。方用接骨药，每次6 g，每日1次。药物组成：续断、烫骨碎补、土鳖虫、煅自然铜等6味
术后三诊	经皮穿针术后1个月，无特殊不适。局部无肿胀、无压痛，无叩击痛，无异常活动。X线片结果显示骨折对位好，骨折线模糊，内有克氏针固定（图14-78）	骨折中期，腕关节固定中，活动受限	拆除石膏外固定，拔除下尺桡关节克氏针，逐步活动腕关节。继续口服接骨药
术后四诊	术后一个半月，无特殊不适。局部无肿胀、无压痛，无纵向叩击痛，无异常活动。腕关节活动好。X线片结果显示骨折对位好，骨折线模糊，内固定克氏针位置好	骨折已经临床愈合，取出内固定	局麻下取出内固定克氏针，口服抗生素3天。1周后（针孔愈合）赤木洗剂外洗。药物组成：苏木、红花、海桐皮、伸筋草、透骨草等9味。中药治宜补益肝肾，舒筋通络。方用整骨伸筋胶囊。药物组成：地龙、制马钱子、烫骨碎补、桑寄生等8味

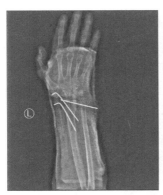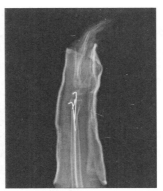

图 14-77　桡骨远端骨折医案 30 术后二诊 X 线片

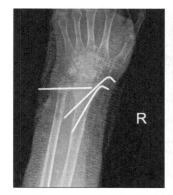
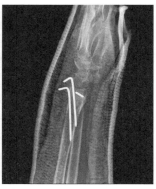

图 14-78　桡骨远端骨折医案 30 术后三诊 X 线片

三十一、桡骨远端骨折医案 31

李某，女，1956 年 11 月出生，2021 年 7 月 1 日初诊。发病节气：夏至。

【主诉】摔伤右腕部，疼痛、活动受限 6 小时。

【现病史】患者于本院就诊前 6 小时，因车祸摔伤右腕部，即感疼痛、活动受限，于当地医院拍 X 线片，结果显示"骨折"，行患肢外固定后，为进一步治疗，急来我院诊疗。患者受伤以来，无寒热，纳眠可，二便调。

【既往史】平素体健。

【过敏史】无。

【体格检查】右腕部肿胀，皮肤张力不高，压痛（＋），触及骨擦感及骨异常活动，尺、桡动脉搏动好，指动及血运好，其余肢体未见明显异常。

【辅助检查】X 线片结果显示右桡骨远端粉碎性骨折，骨折端嵌插、移位（图 14-79）。

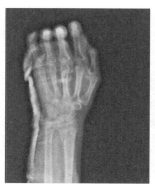
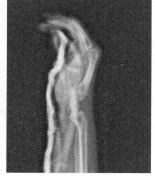

图 14-79　桡骨远端骨折医案 31 辅助检查 X 线片

【中医诊断】骨折。

【证候诊断】血瘀气滞证。

【西医诊断】右桡骨远端骨折。

【治法】活血化瘀，消肿止痛。

【处方】消肿止痛胶囊。

【手术治疗】行臂丛神经阻滞麻醉。麻醉成功后，患者取仰卧位，常规消毒，铺无菌巾、单，术中见右桡骨远端粉碎骨折，骨折端嵌插，向掌侧成角，远端向背侧移位。术中诊断为右桡骨远端粉碎性骨折，行右桡骨远端粉碎性骨折闭合复位穿针内固定术。牵引下采用提按、分骨手法复位骨折，保持腕部掌屈尺偏位，用2枚直径2.0 mm的克氏针分别上电钻自桡骨茎突斜行45°穿入至近折端尺侧皮质，另取2枚直径2.0 mm的克氏针自尺骨茎突近侧斜行穿入至桡骨茎突骨质内固定，透视复位固定满意后，多余针尾折弯剪短留于皮外，清点器械、纱布无误后，无菌敷料包扎，石膏夹外固定。

【复诊】

	症状体征变化	病机演变及转归	治法及方药变化
术后二诊	经皮穿针术后半个月，无特殊不适。局部肿胀减轻、无明显骨性压痛、无异常活动。X线片结果显示骨折对位好，少量骨痂，内有克氏针固定（图14-80）	骨折治疗后，复位好，肿减痛消	中药治宜补益肝肾，续筋接骨。方用接骨药，每次6 g，每日1次。药物组成：续断、烫骨碎补、土鳖虫、煅自然铜等6味。调整石膏固定，不负重活动肩、肘关节
术后三诊	经皮穿针术后1个月，无特殊不适。局部无肿胀、无压痛，无异常活动。X线片结果显示骨折对位好，中量骨痂，内有克氏针固定（图14-81）	骨折愈合顺利，老年人肝肾亏虚，仍需继续治疗	拆除外固定，功能锻炼。继续口服接骨药
术后四诊	术后2个月，无特殊不适。局部无肿胀、无压痛，无纵向叩击痛，无异常活动。X线片结果显示骨折对位好，大量骨痂，内固定克氏针位置好	骨折已经临床愈合，取出内固定	局麻下取出桡骨茎突2枚固定克氏针，口服抗生素3天。中药治宜补肝肾，续筋骨。方用整骨伸筋胶囊。药物组成：地龙、制马钱子、烫骨碎补、桑寄生等8味。嘱积极进行腕关节功能锻炼，逐步负重功能锻炼，不适随诊

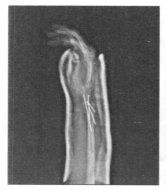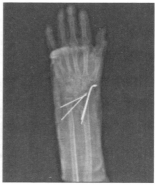

图 14-80　桡骨远端骨折医案 31 术后二诊 X 线片

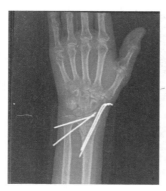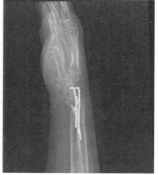

图 14-81　桡骨远端骨折医案 31 术后三诊 X 线片

三十二、桡骨远端骨折医案 32

李某，女，1962 年 10 月出生，2021 年 7 月 3 日初诊。发病节气：夏至。

【主诉】摔伤左腕部，畸形、肿痛、活动受限 1 小时。

【现病史】患者于就诊前 1 小时，不慎从凳子上摔下伤及左腕部，当即肿痛、畸形，不敢活动，未处理，急来我院就诊。患者受伤以来，无寒热，纳眠可，二便调。

【既往史】平素体健。

【过敏史】无。

【体格检查】左腕部肿胀，餐叉样畸形，压痛（＋），可触及骨擦感及异常活动，尺、桡动脉搏动好，指端血运好。

【辅助检查】X 线片结果显示左桡骨远端骨质不连续，折端嵌插，可见明显移位及成角，关节面不平，尺骨茎突骨质不连续，折块移位，软组织肿胀（图 14-82）。

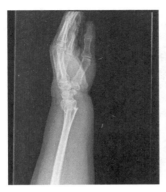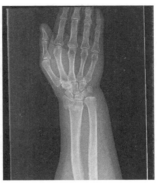

图 14-82　桡骨远端骨折医案 32 辅助检查 X 线片

【中医诊断】骨折。

【证候诊断】血瘀气滞证。

【西医诊断】左桡骨远端骨折。

【治法】活血化瘀，消肿止痛。

【处方】消肿止痛胶囊。

【手术治疗】行臂丛神经阻滞麻醉。麻醉成功后，患者取坐位，常规消毒铺巾。患肢屈肘 90°，术者触摸骨折端，结合 X 线片结果，了解骨折移位情况；一助手握持患肘，另一助手以双手分别握持患者大小鱼际，两助手对抗拔伸牵引，持续数分钟，待有牵开感时，术者双手将近折端向桡背侧端提，同时远侧助手配合楮迅速将腕关节掌屈尺偏，大部分骨折移位已经校正；术者以双手四指环抱近折端向桡背侧端提，拇指向掌尺侧挤按远折端，校正残余移位，触摸骨折端平整，证实复位成功，再以推拿按摩手法理顺筋络。维持复位，一助手取 2 枚直径 2.0 mm 的克氏针，自桡骨茎突经皮斜行钻入近折端，突破桡骨近端内侧皮质固定。自尺骨远端距离尺骨小头关节面约 1 cm 处经皮用 1 枚直径 2.0 mm 的克氏针平行于桡骨远端关节面方向钻入桡骨远端，固定下尺桡关节，防止骨折短缩移位。透视证实骨折复位满意，克氏针位置好；针尾端折弯剪短留于皮外，针孔无菌包扎，石膏夹外固定，腕颈带悬吊患肢于屈肘 90° 位。术毕。

孙氏整骨医案记录

279

【复诊】

	症状体征变化	病机演变及转归	治法及方药变化
术后二诊	经皮穿针术后半个月，无特殊不适。局部肿胀减轻、无明显压痛、无纵向叩击痛、无异常活动。X线片结果显示骨折对位好，少量骨痂，内有克氏针固定（图14-83）	骨折治疗后，复位好，肿减痛消	中药治宜补益肝肾，续筋接骨。方用接骨药，每次6 g，每日1次。药物组成：续断、烫骨碎补、土鳖虫、煅自然铜等6味
术后三诊	经皮穿针术后1个月，无特殊不适。局部无肿胀、无压痛，无叩击痛，无异常活动。X线片结果显示骨折对位好，骨折线模糊，内有克氏针固定（图14-84）	骨折中期，腕关节固定中，活动受限	拆除石膏外固定，拔除下尺桡关节克氏针，逐步活动腕关节。继续口服接骨药
术后四诊	术后一个半月，无特殊不适。局部无肿胀、无压痛，无纵向叩击痛，无异常活动。腕关节活动好。X线片结果显示骨折对位好，骨折线模糊，内固定克氏针位置好	骨折已经临床愈合，取出内固定	局麻下取出内固定克氏针，口服抗生素3天。1周后（针孔愈合）赤木洗剂外洗。药物组成：苏木、红花、海桐皮、伸筋草、透骨草等9味。中药治宜补益肝肾，舒筋通络。方用整骨伸筋胶囊。药物组成：地龙、制马钱子、烫骨碎补、桑寄生等8味

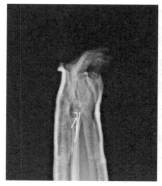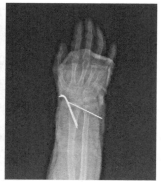

图 14-83 桡骨远端骨折医案 32 术后二诊 X 线片

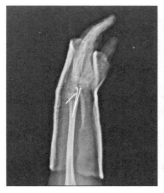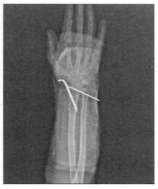

图 14-84　桡骨远端骨折医案 32 术后三诊 X 线片

三十三、桡骨远端骨折医案 33

高某，女，1968 年 7 月出生，2021 年 7 月 15 初诊。发病节气：小暑。

【主诉】摔伤右腕部，畸形、肿痛、活动受限 4 小时。

【现病史】患者于入院前 4 小时，因骑电动车时不慎摔倒，摔伤右腕部，当即肿痛、畸形，不敢活动，未处理，急到当地医院就诊，X 线片结果显示骨折，为进一步治疗，急来我院就诊。患者受伤以来，无寒热，纳眠可，二便调。

【既往史】平素体健。

【过敏史】无。

【体格检查】右腕部中度肿胀，局部压痛，可触及骨异常活动，尺、桡动脉搏动可及，指动、血运及感觉可，其余未见明显异常。

【辅助检查】X 线片结果显示右桡骨远端粉碎性骨折，关节面不平（图14-85）。

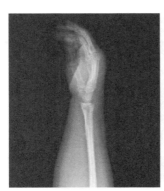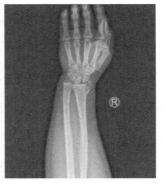

图 14-85　桡骨远端骨折医案 33 辅助检查 X 线片

【证候诊断】血瘀气滞证。

【西医诊断】右桡骨远端骨折。

【治法】活血化瘀，消肿止痛。

【处方】消肿止痛胶囊。

【手术治疗】行臂丛神经阻滞麻醉。麻醉成功后，患者取仰卧位，常规消毒，铺无菌巾、单，术中见右桡骨远端骨质不连续，折线粉碎，骨块向外、后有移位，折线累及远端关节面，关节面不平整，牵引下手法复位骨折端，透视见骨折复位满意，用1根直径2.0 mm AO克氏针经皮自桡骨茎突处穿入固定骨折端，透视见位置满意，自尺骨茎突近端斜行穿入2枚2.0 mm AO克氏针固定下尺桡关节，再次透视见位置满意，针尾剪短折弯留皮外，无菌包扎，石膏夹外固定。

【复诊】

		症状体征变化	病机演变及转归	治法及方药变化
术后二诊		经皮穿针术后半个月，无特殊不适。局部肿胀减轻、无明显骨性压痛、无异常活动。X线片结果显示骨折对位好，少量骨痂，内有克氏针固定（图14-86）	骨折治疗后，复位好，肿减痛消	中药治宜补益肝肾，续筋接骨。方用接骨药，每次6 g，每日1次。药物组成：续断、烫骨碎补、土鳖虫、煅自然铜等6味。调整石膏固定，不负重活动肩、肘关节
术后三诊		经皮穿针术后1个月，无特殊不适。局部无肿胀、无压痛，无异常活动。X线片结果显示骨折对位好，中量骨痂，内有克氏针固定（图14-87）	骨折愈合顺利，老年人肝肾亏虚，仍需继续治疗	拆除外固定，功能锻炼。继续口服接骨药
术后四诊		术后2个月，无特殊不适。局部无肿胀、无压痛，无纵向叩击痛，无异常活动。X线片结果显示骨折对位好，大量骨痂，内固定克氏针位置好	骨折已经临床愈合，取出内固定	局麻下取出内固定克氏针，口服抗生素3天。中药治宜补肝肾，续筋骨。方用整骨伸筋胶囊。药物组成：地龙、制马钱子、烫骨碎补、桑寄生等8味。嘱积极进行腕关节功能锻炼，逐步负重功能锻炼，不适随诊

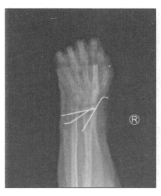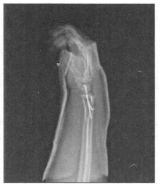

图 14-86　桡骨远端骨折医案 33 术后二诊 X 线片

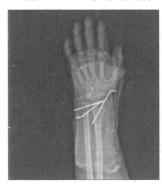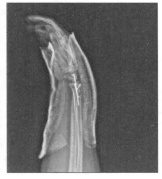

图 14-87　桡骨远端骨折医案 33 术后三诊 X 线片

三十四、桡骨远端骨折医案 34

卢某，女，1971 年 2 月出生，2021 年 7 月 22 日初诊。发病节气：大暑。

【主诉】摔伤致右腕部肿痛、活动受限 4 小时。

【现病史】患者于入院前 4 小时，因骑电动车时摔伤右腕部，当即肿痛、活动受限，伤后于当地医院拍 X 线片，结果显示骨折，其余未行其他特殊治疗。现为求进一步诊治，来我院就诊。患者受伤以来，无寒热，纳眠可，二便调。

【既往史】平素体健。

【过敏史】无。

【体格检查】右腕部可见肿胀及畸形，周围局部压痛（+），可触及骨异常活动，右桡动脉可触及，指端血运及感觉可。

【辅助检查】X 线片结果显示右桡骨远端骨折，骨折断端错位（图 14-88）。

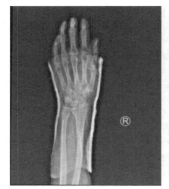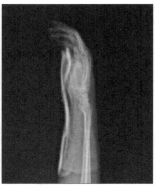

图 14-88　桡骨远端骨折医案 34 辅助检查 X 线片

【中医诊断】骨折。

【证候诊断】血瘀气滞证。

【西医诊断】右桡骨远端骨折。

【治法】活血化瘀，消肿止痛。

【处方】消肿止痛胶囊。

【手术治疗】行臂丛神经阻滞麻醉。麻醉成功后，患者取仰卧位，常规消毒，铺无菌巾、单，术中见右桡骨远端骨折，骨折端累计桡骨远端关节面。术中诊断为右桡骨远端骨折，拟行闭合复位内固定术。牵引下采用提按手法复位骨折，保持右腕部略背伸尺偏位，用 2 枚 2.0 mm 的克氏针分别上电钻自桡骨茎突斜行 45° 穿入至近折端尺侧皮质，另取 1 枚 2.0 mm 的克氏针自尺骨远端横行穿入固定至桡骨远折端，透视复位固定满意后，多余针尾折弯剪短留于皮外，无菌包扎，石膏夹外固定。

【复诊】

	症状体征变化	病机演变及转归	治法及方药变化
术后二诊	经皮穿针术后半个月，无特殊不适。局部肿胀减轻、无明显骨性压痛、无异常活动。X 线片结果显示骨折对位好，少量骨痂，内有克氏针固定（图 14-89）	骨折治疗后，复位好，肿减痛消	中药治宜补益肝肾，续筋接骨。方用接骨药，每次 6 g，每日 1 次。药物组成：续断、烫骨碎补、土鳖虫、煅自然铜等 6 味。调整石膏固定，不负重活动肩、肘关节

	症状体征变化	病机演变及转归	治法及方药变化
术后三诊	经皮穿针术后1个月，无特殊不适。局部无肿胀、无压痛，无异常活动。X线片结果显示骨折对位好，中量骨痂，内有克氏针固定（图14-90）	骨折愈合顺利，老年人肝肾亏虚，仍需继续治疗	拆除外固定，功能锻炼。继续口服接骨药
术后四诊	术后2个月，无特殊不适。局部无肿胀、无压痛，无纵向叩击痛，无异常活动。X线片结果显示骨折对位好，大量骨痂，内固定克氏针位置好	骨折已经临床愈合，取出内固定	局麻下取出内固定克氏针，口服抗生素3天。中药治宜补肝肾，续筋骨。方用整骨伸筋胶囊。药物组成：地龙、制马钱子、烫骨碎补、桑寄生等8味。嘱积极进行腕关节功能锻炼，逐步负重功能锻炼，不适随诊

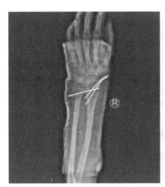
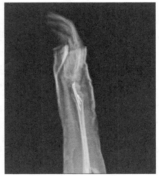

图 14-89　桡骨远端骨折医案 34 术后二诊 X 线片

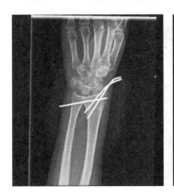
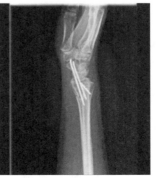

图 14-90　桡骨远端骨折医案 34 术后三诊 X 线片

下篇

孙氏整骨医案记录

三十五、桡骨远端骨折医案 35

马某，男，1952 年 5 月出生，2021 年 7 月 18 日初诊。发病节气：小暑。

【主诉】摔伤左腕部，肿痛、活动受限 1 天。

【现病史】患者于入院前 1 天，因在家洗澡时滑倒摔伤左腕部，当即肿痛、活动受限，未处理，现为行诊治急来诊。患者受伤以来，无寒热，纳眠可，二便调。

【既往史】平素体健。

【过敏史】无。

【体格检查】左腕部肿胀，局部压痛明显，可及骨擦感及骨异常活动，尺、桡动脉搏动可及，指动、血运及感觉可，其余肢体未见明显异常。

【辅助检查】X 线检查结果显示左桡骨远端骨折，折端分离移位（图 14-91）。

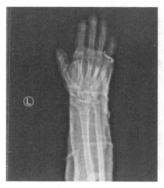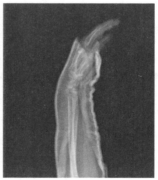

图 14-91　桡骨远端骨折医案 35 辅助检查 X 线片

【中医诊断】骨折。

【证候诊断】血瘀气滞证。

【西医诊断】左桡骨远端骨折。

【治法】活血化瘀，消肿止痛。

【处方】消肿止痛胶囊。

【手术治疗】行臂丛神经阻滞麻醉。麻醉成功后，患者取仰卧位，常规

消毒，铺无菌巾、单，术中见左桡骨远端呈粉碎性骨折，关节面不平整。术中诊断为左桡骨远端骨折，拟行闭合复位内固定术。采用拔伸牵引、端挤提按手法复位骨折，保持腕部掌屈尺偏位，用 2 枚 2.0 mm 的克氏针分别上电钻，自桡骨茎突斜行 45° 穿入至近折端尺侧皮质，另取 1 枚 2.0 mm 的克氏针自尺骨远端斜行穿入固定至桡骨远折端，透视复位固定满意后，多余针尾折弯剪短留于皮外，无菌包扎，石膏夹外固定。

【复诊】

	症状体征变化	病机演变及转归	治法及方药变化
术后二诊	经皮穿针术后半个月，无特殊不适。局部肿胀减轻、无明显骨性压痛、无异常活动。X 线片结果显示骨折对位好，少量骨痂，内有克氏针固定（图 14-92）	骨折治疗后，复位好，肿减痛消	中药治宜补益肝肾，续筋接骨。方用接骨药，每次 6 g，每日 1 次。药物组成：续断、烫骨碎补、土鳖虫、煅自然铜等 6 味。调整石膏固定，不负重活动肩、肘关节
术后三诊	经皮穿针术后 1 个月，无特殊不适。局部无肿胀、无压痛，无异常活动。X 线片结果显示骨折对位好，中量骨痂，内有克氏针固定（图 14-93）	骨折愈合顺利，老年人肝肾亏虚，仍需继续治疗	拆除外固定，功能锻炼。继续口服接骨药
术后四诊	术后 2 个月，无特殊不适。局部无肿胀、无压痛，无纵向叩击痛，无异常活动。X 线片结果显示骨折对位好，大量骨痂，内固定克氏针位置好	骨折已经临床愈合，取出内固定	局麻下取出内固定克氏针，口服抗生素 3 天。中药治宜补肝肾，续筋骨。方用整骨伸筋胶囊。药物组成：地龙、制马钱子、烫骨碎补、桑寄生等 8 味。嘱积极进行腕关节功能锻炼，逐步负重功能锻炼，不适随诊

下篇 孙氏整骨医案记录

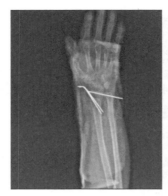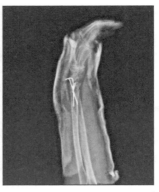

图 14-92　桡骨远端骨折医案 35 术后二诊 X 线片

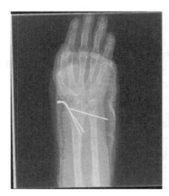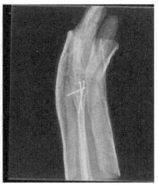

图 14-93　桡骨远端骨折医案 35 术后三诊 X 线片

三十六、桡骨远端骨折医案 36

刘某，男，1963 年 6 月出生，2021 年 7 月 24 日初诊。发病节气：大暑。

【主诉】撞伤右腕部，肿痛、活动受限 3 小时。

【现病史】患者于我院就前 3 小时，因车祸撞伤右腕部，当即肿痛、活动受限，于某卫生院就诊，X 线片结果显示右桡骨远端骨折，未行特殊处理，现为行进一步诊治急来诊。患者受伤以来，无寒热，纳眠可，二便调。

【既往史】平素体健。

【过敏史】无。

【体格检查】右腕部肿胀，石膏外固定，局部压痛明显，可及骨擦感及骨异常活动，尺、桡动脉搏动可及，指动、血运及感觉可，其余肢体未见明显异常。

【辅助检查】X线片结果显示右桡骨远端骨折,折端分离移位(图14-94)。

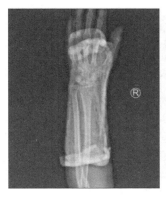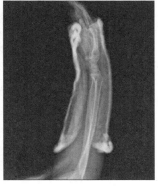

图14-94　桡骨远端骨折医案36辅助检查X线片

【中医诊断】骨折。

【证候诊断】血瘀气滞证。

【西医诊断】右桡骨远端骨折。

【治法】活血化瘀,消肿止痛。

【处方】消肿止痛胶囊。

【手术治疗】行臂丛神经阻滞麻醉。麻醉成功后,患者取仰卧位,常规消毒,铺无菌巾、单,术中见右桡骨远端呈粉碎性骨折,断端错位。术中诊断为右桡骨远端骨折,拟行闭合复位内固定术。牵引下采用提按、分骨手法复位骨折,取2枚直径2.0 mm的克氏针分别上电钻,自桡骨茎突斜行45°穿入至近折端尺侧皮质,另取1枚直径2.0 mm的克氏针自尺骨远端斜行穿入、固定至桡骨远折端,透视复位固定满意后,多余针尾折弯剪短留于皮外,无菌包扎,石膏夹外固定。

【复诊】

	症状体征变化	病机演变及转归	治法及方药变化
术后二诊	经皮穿针术后半个月,无特殊不适。局部肿胀减轻、无明显骨性压痛、无异常活动。X线片结果显示骨折对位好,少量骨痂,内有克氏针固定(图14-95)	骨折治疗后,复位好,肿减痛消	中药治宜补益肝肾,续筋接骨。方用接骨药,每次6 g,每日1次。药物组成:续断、烫骨碎补、土鳖虫、煅自然铜等6味。调整石膏固定,不负重活动肩、肘关节

（续表）

	症状体征变化	病机演变及转归	治法及方药变化
术后三诊	经皮穿针术后1个月，无特殊不适。局部无肿胀、无压痛，无异常活动。X线片结果显示骨折对位好，中量骨痂，内有克氏针固定（图14-96）	骨折愈合顺利，老年人肝肾亏虚，仍需继续治疗	拆除外固定，功能锻炼。继续口服接骨药
术后四诊	术后2个月，无特殊不适。局部无肿胀、无压痛，无纵向叩击痛，无异常活动。X线片结果显示骨折对位好，大量骨痂，内固定克氏针位置好	骨折已经临床愈合，取出内固定	局麻下取出内固定克氏针，口服抗生素3天。中药治宜补肝肾，续筋骨。方用整骨伸筋胶囊。药物组成：地龙、制马钱子、烫骨碎补、桑寄生等8味。嘱积极进行腕关节功能锻炼，逐步负重功能锻炼，不适随诊

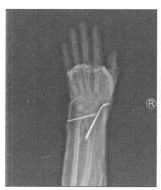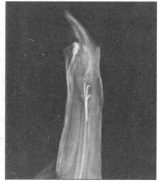

图 14-95 桡骨远端骨折医案 36 术后二诊 X 线片

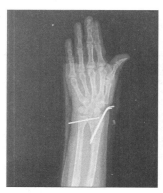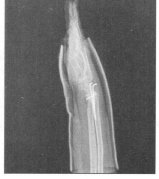

图 14-96 桡骨远端骨折医案 36 术后三诊 X 线片

三十七、桡骨远端骨折医案 37

李某，男，1956 年 5 月出生，2021 年 8 月 3 日初诊。发病节气：夏至。

【主诉】摔伤左腕部，畸形、肿痛、活动受限 1 小时。

【现病史】患者于我院就诊前 1 小时，因在家不慎从凳子上摔下，伤及左腕部，当即肿痛、畸形，不敢活动，未处理，急来我院就诊。患者受伤以来，无寒热，纳眠可，二便调。

【既往史】平素体健。

【过敏史】无。

【体格检查】左腕部中度肿胀，局部压痛，可触及骨异常活动，尺、桡动脉搏动可及，指动、血运及感觉可，其余未见明显异常。

【辅助检查】X 线片结果显示左桡骨远端骨质不连续，折端嵌插，可见明显移位及成角，关节面不平，尺骨茎突骨质不连续，折块移位，软组织肿胀（图 14-97）。

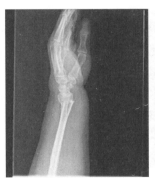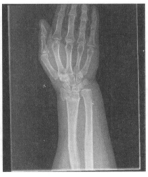

图 14-97　桡骨远端骨折医案 37 辅助检查 X 线片

【中医诊断】骨折。

【证候诊断】血瘀气滞证。

【西医诊断】左桡骨远端骨折。

【治法】活血化瘀，消肿止痛。

【处方】消肿止痛胶囊。

【手术治疗】行臂丛神经阻滞麻醉。麻醉成功后，患者取仰卧位，常规消毒，铺无菌巾、单，术中见左桡骨远端骨折，远折端向外向背侧错位，断

孙氏整骨医案记录

端嵌插向前成角，牵引下手法复位骨折端，透视见骨折复位满意，用 2 根直径 2.0 mm AO 克氏针经皮自桡骨茎突处穿入固定骨折端，透视见位置满意，自尺骨茎突近端约 1 cm 处斜行穿入 1 枚 2.0 mm AO 克氏针固定下尺桡关节，再次透视见位置满意，针尾剪短折弯留皮外，无菌包扎，石膏夹外固定。

【复诊】

	症状体征变化	病机演变及转归	治法及方药变化
术后二诊	经皮穿针术后半个月，无特殊不适。局部肿胀减轻、无明显骨性压痛、无异常活动。X 线片结果显示骨折对位好，少量骨痂，内有克氏针固定（图 14-98）	骨折治疗后，复位好，肿减痛消	中药治宜补益肝肾，续筋接骨。方用接骨药，每次 6 g，每日 1 次。药物组成：续断、烫骨碎补、土鳖虫、煅自然铜等 6 味。调整石膏固定，不负重活动肩、肘关节
术后三诊	经皮穿针术后 1 个月，无特殊不适。局部无肿胀、无压痛，无异常活动。X 线片结果显示骨折对位好，中量骨痂，内有克氏针固定（图 14-99）	骨折愈合顺利，老年人肝肾亏虚，仍需继续治疗	拆除外固定，功能锻炼。继续口服接骨药
术后四诊	术后 2 个月，无特殊不适。局部无肿胀、无压痛，无纵向叩击痛，无异常活动。X 线片结果显示骨折对位好，大量骨痂，内固定克氏针位置好	骨折已经临床愈合，取出内固定	局麻下取出内固定克氏针，口服抗生素 3 天。中药治宜补肝肾，续筋骨。方用整骨伸筋胶囊。药物组成：地龙、制马钱子、烫骨碎补、桑寄生等 8 味。嘱积极进行腕关节功能锻炼，逐步负重功能锻炼，不适随诊

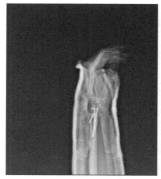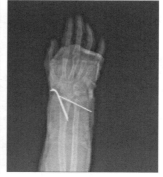

图 14-98　桡骨远端骨折医案 37 术后二诊 X 线片

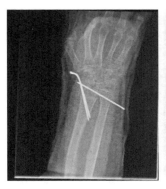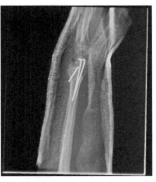

图 14-99　桡骨远端骨折医案 37 术后三诊 X 线片

三十八、桡骨远端骨折医案 38

连某，女，1937 年 5 月出生，2021 年 8 月 6 日初诊。发病节气：大暑。

【主诉】摔伤左腕部，疼痛、活动受限 1.5 小时。

【现病史】患者于本院就诊前 1.5 小时，因滑倒摔伤左腕部，即感疼痛、活动受限，未行治疗，急来我院诊疗。患者受伤以来，无寒热，纳眠可，二便调。

【既往史】平素体健。

【过敏史】无。

【体格检查】左腕部肿胀、畸形，皮肤张力不高，压痛（+），触及骨擦感及骨异常活动，尺、桡动脉搏动好，指动及血运好，其余肢体未见明显异常。

【辅助检查】X 线片结果显示左桡骨远端骨质不连续，远折端向外向背侧错位嵌插，断端向掌侧成角，左尺骨茎突骨折，骨折块稍示分离，下尺桡关节间隙略宽（图 14-100）。

【中医诊断】骨折。

【证候诊断】血瘀气滞证。

【西医诊断】左桡骨远端骨折。

【治法】活血化瘀，消肿止痛

【处方】消肿止痛胶囊。

【手术治疗】行臂丛神经阻滞麻醉。麻醉成功后，患者取仰卧位，常规消毒，铺无菌巾、单，术中见左桡骨远端粉碎骨折，骨折端嵌插，向掌侧成

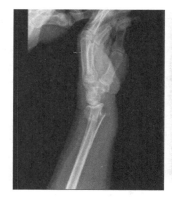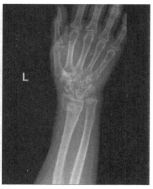

图 14-100　桡骨远端骨折医案 38 辅助检查 X 线片

角，远端向背侧移位。术中诊断为左桡骨远端骨折，行左桡骨远端骨折手法复位穿针内固定术。牵引下采用提按、分骨手法复位骨折，保持腕部掌屈尺偏位，用 2 枚直径 2.0 mm 的克氏针分别上电钻自桡骨茎突斜行 45° 穿入至近折端尺侧皮质，另取 2 枚直径 2.0 mm 的克氏针自尺骨茎突近侧约 1 cm 横行穿入至桡骨茎突骨质内固定，透视复位固定满意后，多余针尾折弯剪短留于皮外，清点器械、纱布无误后，无菌敷料包扎，石膏夹外固定。

【复诊】

	症状体征变化	病机演变及转归	治法及方药变化
术后二诊	经皮穿针术后半个月，无特殊不适。局部肿胀减轻、无明显骨性压痛、无异常活动。X 线片结果显示骨折对位好，少量骨痂，内有克氏针固定（图 14-101）	骨折治疗后，复位好，肿减痛消	中药治宜补益肝肾，续筋接骨。方用接骨药，每次 6 g，每日 1 次。药物组成：续断、烫骨碎补、土鳖虫、煅自然铜等 6 味。调整石膏固定，不负重活动肩、肘关节
术后三诊	经皮穿针术后 1 个月，无特殊不适。局部无肿胀、无压痛、无异常活动。X 线片结果显示骨折对位好，中量骨痂，内有克氏针固定（图 14-102）	骨折愈合顺利，老年人肝肾亏虚，仍需继续治疗	拆除外固定，功能锻炼。继续口服接骨药

	症状体征变化	病机演变及转归	治法及方药变化
术后四诊	术后2个月，无特殊不适。局部无肿胀、无压痛，无纵向叩击痛，无异常活动。X线片结果显示骨折对位好，大量骨痂，内固定克氏针位置好	骨折已经临床愈合，取出内固定	局麻下取出内固定克氏针，口服抗生素3天。中药治宜补肝肾，续筋骨。方用整骨伸筋胶囊。药物组成：地龙、制马钱子、烫骨碎补、桑寄生等8味。嘱积极进行腕关节功能锻炼，逐步负重功能锻炼，不适随诊

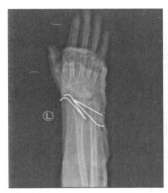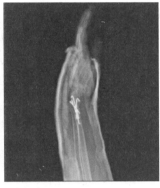

图 14-101　桡骨远端骨折医案38 术后二诊X线片

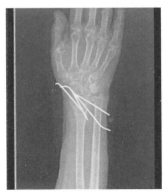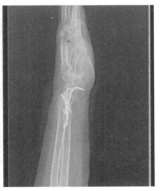

图 14-102　桡骨远端骨折医案38 术后三诊X线片

下篇

孙氏整骨医案记录

三十九、桡骨远端骨折医案39

黄某，女，1955 年 4 月出生，2021 年 8 月 28 日初诊。发病节气：大暑。

【主诉】撞伤右腕部，肿痛、活动受限 5 小时。

【现病史】患者于入院前 5 小时，因车祸撞伤右腕部，当即肿痛、活动受限，于某卫生院就诊，X 线片结果显示骨折，给予石膏外固定，未行其他特殊处理，现为行进一步诊治急来诊。患者受伤以来，无寒热，纳眠可，二便调。

【既往史】平素体健。

【过敏史】无。

【体格检查】右腕部肿胀，局部压痛明显，可及骨擦感及骨异常活动，右肘关节屈伸活动受限 60°～90°，右尺、桡动脉搏动可及，指动、血运及感觉可，其余肢体未见明显异常。

【辅助检查】X 线片结果显示右桡骨远端骨折，折端分离移位（图 14-103）。

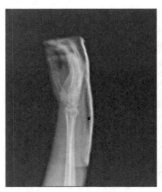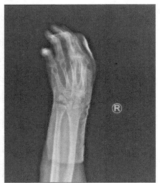

图 14-103　桡骨远端骨折医案 39 辅助检查 X 线片

【中医诊断】骨折。

【证候诊断】血瘀气滞证。

【西医诊断】右桡骨远端骨折。

【治法】活血化瘀，消肿止痛。

【处方】消肿止痛胶囊。

【手术治疗】行臂丛神经阻滞麻醉。麻醉成功后，患者取仰卧位，常规消毒，铺无菌巾、单，术中见右桡骨远端呈粉碎性骨折，断端嵌插、移位。术中诊断为右桡骨远端骨折，拟行闭合复位内固定术。牵引下采用提按、分骨手法复位骨折，保持腕部掌屈尺偏位，用2枚直径2.0 mm的克氏针分别上电钻自桡骨茎突斜行45°穿入至近折端尺侧皮质，另取1枚直径2.0 mm的克氏针自尺骨远端斜行穿入固定至桡骨远折端，透视复位固定满意后，多余针尾折弯剪短留于皮外，无菌包扎，石膏夹外固定。

【复诊】

	症状体征变化	病机演变及转归	治法及方药变化
术后二诊	经皮穿针术后半个月，无特殊不适。局部肿胀减轻、无明显骨性压痛、无异常活动。X线片结果显示骨折对位好，少量骨痂，内有克氏针固定（图14-104）	骨折治疗后，复位好，肿减痛消	中药治宜补益肝肾，续筋接骨。方用接骨药，每次6 g，每日1次。药物组成：续断、烫骨碎补、土鳖虫、煅自然铜等6味。调整石膏固定，不负重活动肩、肘关节
术后三诊	经皮穿针术后1个月，无特殊不适。局部无肿胀、无压痛，无异常活动。X线片结果显示骨折对位好，中量骨痂，内有克氏针固定（图14-105）	骨折愈合顺利，仍需继续治疗	拆除外固定，功能锻炼。继续口服接骨药
术后四诊	术后2个月，无特殊不适。局部无肿胀、无压痛，无纵向叩击痛，无异常活动。X线片结果显示骨折对位好，大量骨痂，内固定克氏针位置好	骨折已经临床愈合，取出内固定	取出内固定克氏针，口服抗生素3天。中药治宜补肝肾，续筋骨。方用整骨伸筋胶囊。药物组成：地龙、制马钱子、烫骨碎补、桑寄生等8味。嘱积极进行腕关节功能锻炼，逐步负重功能锻炼，不适随诊

下篇

孙氏整骨医案记录

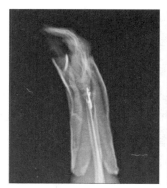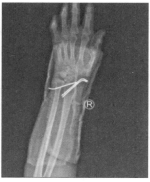

图 14-104 桡骨远端骨折医案 39 术后二诊 X 线片

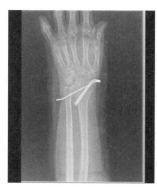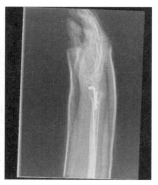

图 14-105 桡骨远端骨折医案 39 术后三诊 X 线片

四十、桡骨远端骨折医案 40

李某，男，1977 年 12 月出生，2021 年 9 月 1 日初诊。发病节气：立秋。

【主诉】摔伤左腕部，畸形、肿痛、活动受限 1 天。

【现病史】患者于入院前 1 天，因在单位工作时不慎摔伤左腕部，当即肿痛、畸形，不敢活动，未处理，急到当地医院就诊，X 线片结果显示骨折，为进一步治疗，急来我院就诊。患者受伤以来，无寒热，纳眠可，二便调。

【既往史】平素体健。

【过敏史】无。

【体格检查】左腕部中度肿胀，局部压痛，可触及骨异常活动，尺、桡动脉搏动可及，指动、血运及感觉可，其余未见明显异常。

【辅助检查】X 线片结果显示左桡骨远端骨折，断端嵌插错位（图 14-106）。

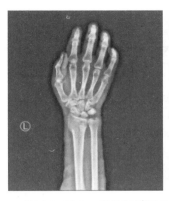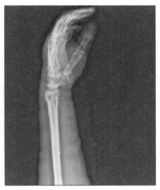

图 14-106　桡骨远端骨折医案 40 辅助检查 X 线片

【中医诊断】骨折。

【证候诊断】血瘀气滞证。

【西医诊断】左桡骨远端骨折。

【治法】活血化瘀，消肿止痛。

【处方】消肿止痛胶囊。

【手术治疗】行臂丛神经阻滞麻醉。麻醉成功后，患者取仰卧位，常规消毒，铺无菌巾、单，术中见左桡骨远端骨折，骨折端嵌插成角，牵引下手法复位骨折端，透视见骨折复位满意，用 2 根直径 2.0 mm AO 克氏针经皮自桡骨茎突处穿入固定骨折端，透视见位置满意，自尺骨茎突近端约 1 cm 处斜行穿入 2 枚 2.0 mm AO 克氏针固定下尺桡关节，再次透视见位置满意，针尾剪短折弯留皮外，无菌包扎，石膏夹外固定。

【复诊】

	症状体征变化	病机演变及转归	治法及方药变化
术后二诊	经皮穿针术后半个月，无特殊不适。局部肿胀减轻、无明显骨性压痛、无异常活动。X 线片结果显示骨折对位好，少量骨痂，内有克氏针固定（图 14-107）	骨折治疗后，复位好，肿减痛消	中药治宜补益肝肾，续筋接骨。方用接骨药，每次 6 g，每日 1 次。药物组成：续断、烫骨碎补、土鳖虫、煅自然铜等 6 味。调整石膏固定，不负重活动肩、肘关节

（续表）

	症状体征变化	病机演变及转归	治法及方药变化
术后三诊	经皮穿针术后 1 个月，无特殊不适。局部无肿胀、无压痛，无异常活动。X 线片结果显示骨折对位好，中量骨痂，内有克氏针固定（图 14-108）	骨折愈合顺利，老年人肝肾亏虚，仍需继续治疗	拆除外固定，功能锻炼。继续口服接骨药
术后四诊	术后 2 个月，无特殊不适。局部无肿胀、无压痛，无纵向叩击痛，无异常活动。X 线片结果显示骨折对位好，大量骨痂，内固定克氏针位置好	骨折已经临床愈合，取出内固定	局麻下取出内固定克氏针，口服抗生素 3 天。中药治宜补肝肾，续筋骨。方用整骨伸筋胶囊。药物组成：地龙、制马钱子、烫骨碎补、桑寄生等 8 味。嘱积极进行腕关节功能锻炼，逐步负重功能锻炼，不适随诊

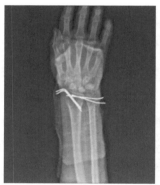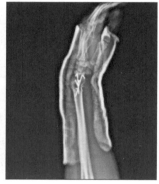

图 14-107　桡骨远端骨折医案 40 术后二诊 X 线片

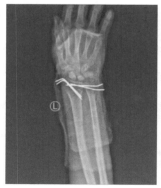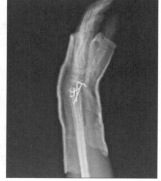

图 14-108　桡骨远端骨折医案 40 术后三诊 X 线片

四十一、桡骨远端骨折医案 41

金某，女，1953 年 9 月出生，2021 年 9 月 2 日初诊。发病节气：处暑。

【主诉】摔伤致右腕部肿痛、活动受限 3 天。

【现病史】患者于入院前 3 天，因在家门口走路时滑倒摔伤右腕部，当即肿痛、活动受限，伤后于当地医院行 X 线检查，X 线片显示骨折，行手法整复和夹板固定，未行其他特殊治疗。现为求进一步诊治来我院就诊。患者受伤以来，无寒热，纳眠可，二便调。

【既往史】平素体健。

【过敏史】无。

【体格检查】右腕部可见肿胀及畸形，周围局部压痛（＋），可触及骨异常活动，右桡动脉可触及，指端血运及感觉可，其余未见明显异常。

【辅助检查】X 线片结果显示右桡骨远端骨折，骨折断端错位（图 14-109）。

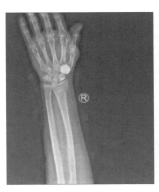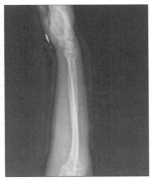

图 14-109 桡骨远端骨折医案 41 辅助检查 X 线片

【中医诊断】骨折。

【证候诊断】血瘀气滞证。

【西医诊断】右桡骨远端骨折。

【治法】活血化瘀，消肿止痛。

【处方】消肿止痛胶囊。

【手术治疗】行臂丛神经阻滞麻醉。麻醉成功后，患者取仰卧位，常规消毒，铺无菌巾、单，术中见右桡骨远端骨折，桡骨茎突处骨块碎裂，骨折端累计桡骨远端关节面。术中诊断为右桡骨远端骨折，拟行闭合复位内固定术。撑开器辅助牵引下采用提按手法复位骨折，保持右腕部掌屈尺偏位，用 2 枚 2.0 mm 的克氏针分别上电钻自桡骨茎突斜行 45° 穿入至近折端尺侧皮质，另取 2 枚 2.0 mm 的克氏针自尺骨远端横行穿入固定至桡骨远折端，透视复位固定满意后，多余针尾折弯剪短留于皮外，无菌包扎，石膏夹外固定。

【复诊】

	症状体征变化	病机演变及转归	治法及方药变化
术后二诊	经皮穿针术后半个月，无特殊不适。局部肿胀减轻、无明显骨性压痛、无异常活动。X 线片结果显示骨折对位好，少量骨痂，内有克氏针固定（图 14-110）	骨折治疗后，复位好，肿减痛消	中药治宜补益肝肾，续筋接骨。方用接骨药，每次 6 g，每日 1 次。药物组成：续断、烫骨碎补、土鳖虫、煅自然铜等 6 味。调整石膏固定，不负重活动肩、肘关节
术后三诊	经皮穿针术后 1 个月，无特殊不适。局部无肿胀、无压痛，无异常活动。X 线片结果显示骨折对位好，中量骨痂，内有克氏针固定（图 14-111）	骨折愈合顺利，老年人肝肾亏虚，仍需继续治疗	拆除外固定，功能锻炼。继续口服接骨药
术后四诊	术后 2 个月，无特殊不适。局部无肿胀、无压痛，无纵向叩击痛，无异常活动。X 线片结果显示骨折对位好，大量骨痂，内固定克氏针位置好	骨折已经临床愈合，取出内固定	局麻下取出下尺桡关节内固定克氏针，口服抗生素 3 天。中药治宜补肝肾，续筋骨。方用整骨伸筋胶囊。药物组成：地龙、制马钱子、烫骨碎补、桑寄生等 8 味。嘱积极进行腕关节功能锻炼，逐步负重功能锻炼，不适随诊

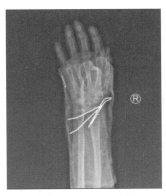
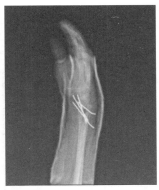

图 14-110 桡骨远端骨折医案 41 术后二诊 X 线片

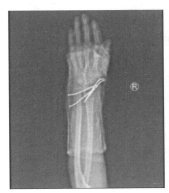
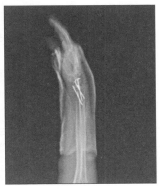

图 14-111 桡骨远端骨折医案 41 术后三诊 X 线片

四十二、桡骨远端骨折医案 42

王某，女，1947 年 3 月出生，2021 年 9 月 14 日初诊。发病节气：处暑。

【主诉】摔伤左腕部，畸形、肿痛、活动受限 2 小时。

【现病史】患者于入院前 2 小时，因在家不慎滑倒摔伤左腕部，当即肿痛、畸形，不敢活动，未处理，急来我院就诊。患者受伤以来，无寒热，纳眠可，二便调。

【既往史】平素体健。

【过敏史】无。

【体格检查】左腕部中度肿胀，局部压痛，可触及骨异常活动，尺、桡动脉搏动可及，指动、血运及感觉可，其余未见明显异常。

【辅助检查】X 线片结果显示左桡骨远端骨质不连续，折线粉碎，远折端未见明显移位，向前成角约20°，骨折端略嵌插，外有石膏固定（图14-112）。

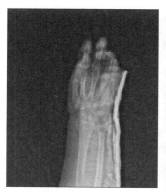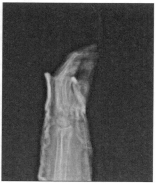

图 14-112　桡骨远端骨折医案 42 辅助检查 X 线片

【中医诊断】骨折。

【证候诊断】血瘀气滞证。

【西医诊断】左桡骨远端骨折。

【治法】活血化瘀，消肿止痛。

【处方】消肿止痛胶囊。

【手术治疗】行臂丛神经阻滞麻醉。麻醉成功后，患者取仰卧位，常规消毒，铺无菌巾、单，术中见左桡骨远端骨折，折线粉碎，远折端向前成角，骨折端嵌插，牵引下手法复位骨折端，透视见骨折复位满意，用 2 根直径 2.0 mm AO 克氏针经皮自桡骨茎突处穿入固定骨折端，透视见位置满意，自尺骨茎突近端约 1 cm 处斜行穿入 1 枚 2.0 mm AO 克氏针固定下尺桡关节，再次透视见位置满意，针尾剪短折弯留皮外，无菌包扎，石膏夹外固定。

【复诊】

	症状体征变化	病机演变及转归	治法及方药变化
术后二诊	经皮穿针术后半个月，无特殊不适。局部肿胀减轻、无明显骨性压痛、无异常活动。X 线片结果显示骨折对位好，少量骨痂，内有克氏针固定（图 14-113）	骨折治疗后，复位好，肿减痛消	中药治宜补益肝肾，续筋接骨。方用接骨药，每次 6 g，每日 1 次。药物组成：续断、烫骨碎补、土鳖虫、煅自然铜等 6 味。调整石膏固定，不负重活动肩、肘关节

	症状体征变化	病机演变及转归	治法及方药变化
术后三诊	经皮穿针术后1个月，无特殊不适。局部无肿胀、无压痛，无异常活动。X线片结果显示骨折对位好，中量骨痂，内有克氏针固定（图14-114）	骨折愈合顺利，老年人肝肾亏虚，仍需继续治疗	拆除外固定，功能锻炼。继续口服接骨药
术后四诊	术后2个月，无特殊不适。局部无肿胀、无压痛，无纵向叩击痛，无异常活动。X线片结果显示骨折对位好，大量骨痂，内固定克氏针位置好	骨折已经临床愈合，取出内固定	局麻下取出内固定克氏针，口服抗生素3天。中药治宜补肝肾，续筋骨。方用整骨伸筋胶囊。药物组成：地龙、制马钱子、烫骨碎补、桑寄生等8味。嘱积极进行腕关节功能锻炼，逐步负重功能锻炼，不适随诊

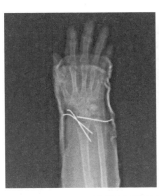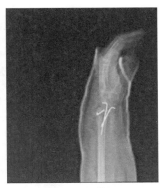

图 14-113　桡骨远端骨折医案 42 术后二诊 X 线片

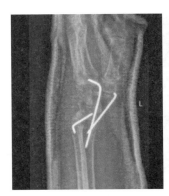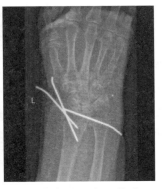

图 14-114　桡骨远端骨折医案 42 术后三诊 X 线片

四十三、桡骨远端骨折医案 43

王某，男，1956 年 10 月出生，2020 年 10 月 29 日初诊。发病节气：霜降。

【主诉】摔伤左腕部，肿痛、活动受限 4 小时。

【现病史】患者于入院前 4 小时，因在澡堂滑倒摔伤左腕部，当即肿痛、活动受限，于威海市某医院就诊，X 线片结果显示左桡骨远端骨折，未行特殊处理，现为行进一步诊治急来诊。患者受伤以来，无寒热，纳眠可，二便调。

【既往史】平素体健。

【过敏史】无。

【体格检查】左腕部肿胀畸形，局部压痛明显，可及骨擦感及骨异常活动，尺、桡动脉搏动可及，指动、血运及感觉可，其余肢体未见明显异常。

【辅助检查】X 线片结果显示左桡骨远端骨折，折端分离移位（图 14-115）。

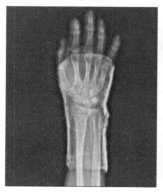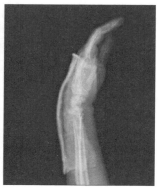

图 14-115　桡骨远端骨折医案 43 辅助检查 X 线片

【中医诊断】骨折。

【证候诊断】血瘀气滞证。

【西医诊断】左桡骨远端骨折。

【治法】活血化瘀，消肿止痛。

【处方】消肿止痛胶囊。

【手术治疗】行臂丛神经阻滞麻醉。麻醉成功后，患者取仰卧位，常规

消毒，铺无菌巾、单，术中见左桡骨远端呈粉碎性骨折，折端错位。术中诊断为左桡骨远端骨折，拟行闭合复位内固定术。牵引下采用提按、分骨手法复位骨折，保持腕部掌屈尺偏位，用 2 枚 2.0 mm 的克氏针分别上电钻自桡骨茎突斜行 45° 穿入至近折端尺侧皮质，另取 1 枚 2.0 mm 的克氏针自尺骨远端横行穿入固定至桡骨远折端，透视复位固定满意后，多余针尾折弯剪短留于皮外，无菌包扎，石膏夹外固定。

【复诊】

	症状体征变化	病机演变及转归	治法及方药变化
术后二诊	经皮穿针术后半个月，无特殊不适。局部肿胀减轻、无明显骨性压痛、无异常活动。X 线片结果显示骨折对位好，少量骨痂，内有克氏针固定（图 14-116）	骨折治疗后，复位好，肿减痛消	中药治宜补益肝肾，续筋接骨。方用接骨药，每次 6 g，每日 1 次。药物组成：续断、烫骨碎补、土鳖虫、煅自然铜等 6 味。调整石膏固定，不负重活动肩、肘关节
术后三诊	经皮穿针术后 1 个月，无特殊不适。局部无肿胀、无压痛，无异常活动。X 线片结果显示骨折对位好，中量骨痂，内有克氏针固定（图 14-117）	骨折愈合顺利，老年人肝肾亏虚，仍需继续治疗	拆除外固定，功能锻炼。继续口服接骨药
术后四诊	术后 2 个月，无特殊不适。局部无肿胀、无压痛，无纵向叩击痛，无异常活动。X 线片结果显示骨折对位好，大量骨痂，内固定克氏针位置好	骨折已经临床愈合，取出内固定	局麻下取出内固定克氏针，口服抗生素 3 天。中药治宜补肝肾，续筋骨。方用整骨伸筋胶囊。药物组成：地龙、制马钱子、烫骨碎补、桑寄生等 8 味。嘱积极进行腕关节功能锻炼，逐步负重功能锻炼，不适随诊

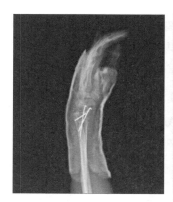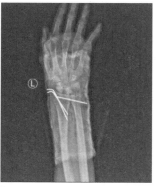

图 14-116　桡骨远端骨折医案 43 术后二诊 X 线片

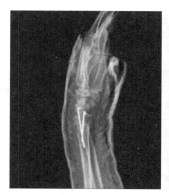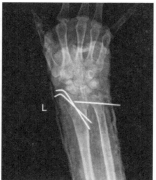

图 14-117　桡骨远端骨折医案 43 术后三诊 X 线片

四十四、桡骨远端骨折医案 44

原某，女，1953 年 1 月出生，2022 年 10 月 10 日初诊。发病节气：寒露。

【主诉】摔伤左腕部，肿痛、活动受限 1.5 小时。

【现病史】患者于我院就诊前 1.5 小时，因在家被东西绊倒摔伤左腕部，当即肿痛、活动受限，未处理，为行诊治急来我院就诊。

【既往史】平素体健。

【过敏史】无。

【体格检查】左腕部肿胀，局部压痛（+），可触及骨异常活动，尺、桡动脉搏动可，指动、血运及感觉可。右踝关节屈伸活动明显受限，左下肢较右下肢短缩约 4 cm，其余肢体未见明显异常。

【辅助检查】X 线片结果显示左桡骨远端粉碎骨折，断端嵌插错位，折端向掌侧成角，桡骨远端关节面不平整，下尺桡关节对应欠佳。腕关节软组织肿胀，骨质减密度低（图 14-118）。

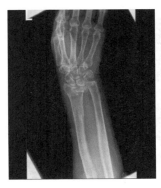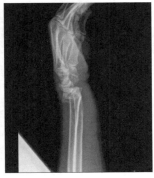

图 14-118　桡骨远端骨折医案 44 辅助检查 X 线片

【中医诊断】骨折。

【证候诊断】血瘀气滞证。

【西医诊断】左桡骨远端骨折。

【治法】活血化瘀，消肿止痛。

【处方】消肿止痛胶囊。

【手术治疗】行臂丛神经阻滞麻醉。麻醉成功后，患者取仰卧位，常规消毒，铺无菌巾、单，术中见左桡骨远端呈粉碎性骨折，断端错位，关节面不平整。术中诊断为左桡骨远端骨折，拟行闭合复位内固定术。牵引下采用提按、分骨手法复位骨折，保持腕部掌屈尺偏位，用 2 枚直径 2.0 mm 的克氏针分别上电钻，自桡骨茎突斜行穿入至近折端尺侧皮质，另取 2 枚直径 2.0 mm 的克氏针分别自尺骨远端横行穿入固定至桡骨远折端，透视复位固定满意后，多余针尾折弯剪短留于皮外，无菌包扎，石膏夹外固定。

【复诊】

	症状体征变化	病机演变及转归	治法及方药变化
术后二诊	经皮穿针术后半个月，无特殊不适。局部肿胀减轻、无明显骨性压痛、无异常活动。X线片结果显示骨折对位好，少量骨痂，内有克氏针固定（图 14-119）	骨折治疗后，复位好，肿减痛消	中药治宜补益肝肾，续筋接骨。方用接骨药，每次 6 g，每日 1 次。药物组成：续断、烫骨碎补、土鳖虫、煅自然铜等 6 味。调整石膏固定，不负重活动肩、肘关节

	症状体征变化	病机演变及转归	治法及方药变化
术后三诊	经皮穿针术后1个月，无特殊不适。局部无肿胀、无压痛，无异常活动。X线片结果显示骨折对位好，中量骨痂，内有克氏针固定（图14-120）	骨折愈合顺利，老年人肝肾亏虚，仍需继续治疗	拆除外固定，功能锻炼。继续口服接骨药
术后四诊	术后2个月，无特殊不适。局部无肿胀、无压痛，无纵向叩击痛，无异常活动。X线片结果显示骨折对位好，大量骨痂，内固定克氏针位置好	骨折已经临床愈合，取出内固定	局麻下取出内固定克氏针，口服抗生素3天。中药治宜补肝肾，续筋骨。方用整骨伸筋胶囊。药物组成：地龙、制马钱子、烫骨碎补、桑寄生等8味。嘱积极进行腕关节功能锻炼，逐步负重功能锻炼，不适随诊

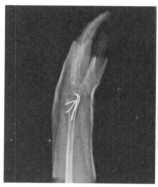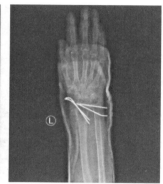

图 14-119 桡骨远端骨折医案 44 术后二诊 X 线片

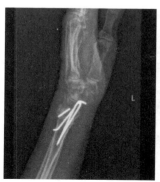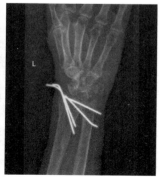

图 14-120 桡骨远端骨折医案 44 术后三诊 X 线片

四十五、桡骨远端骨折医案 45

李某，女，1963 年 10 月出生，2022 年 12 月 6 日初诊。发病节气：小雪。

【主诉】摔伤右腕部，肿痛、活动受限 2 小时。

【现病史】患者于入院前 2 小时，因走路时不慎滑倒摔伤右腕部，当即肿痛、活动受限，未处理，急来诊。患者受伤以来，无寒热，纳眠可，二便调。

【既往史】平素体健。

【过敏史】无。

【体格检查】右腕部明显肿胀，局部压痛，可触及骨异常活动，尺、桡动脉搏动可及，指动、血运及感觉可，其余未见明显异常。

【辅助检查】X 线片结果显示右桡骨远端骨质不连续，折线粉碎，远折端向桡背侧移位嵌插，向掌侧成角，尺骨茎突骨质不连续，折块分离，下尺桡关节对应欠佳，软组织肿胀（图 14-121）。

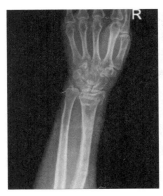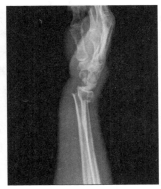

图 14-121　桡骨远端骨折医案 45 辅助检查 X 线片

【中医诊断】骨折。

【证候诊断】血瘀气滞证。

【西医诊断】右桡骨远端骨折。

【治法】活血化瘀，消肿止痛。

【处方】消肿止痛胶囊。

【手术治疗】行臂丛神经阻滞麻醉。患者取仰卧位，常规消毒，铺无菌巾、单，术中见右桡骨远端骨折，远折端向外向背侧错位，断端向前成角，牵引下手法复位骨折端，透视见骨折复位满意，用 2 根直径 2.0 mm AO 克氏针经皮自桡骨茎突处穿入固定骨折端，透视见位置满意，自尺骨茎突近端斜行穿入 2 枚 2.0 mm AO 克氏针固定下尺桡关节，再次透视见位置满意，针尾剪短折弯留皮外，无菌包扎，石膏夹外固定。

【复诊】

	症状体征变化	病机演变及转归	治法及方药变化
术后二诊	经皮穿针术后半个月，无特殊不适。局部肿胀减轻、无明显骨性压痛、无异常活动。X 线片结果显示骨折对位好，少量骨痂，内有克氏针固定（图 14-122）	骨折治疗后，复位好，肿减痛消	中药治宜补益肝肾，续筋接骨。方用接骨药，每次 6 g，每日 1 次。药物组成：续断、烫骨碎补、土鳖虫、煅自然铜等 6 味。调整石膏固定，不负重活动肩、肘关节
术后三诊	经皮穿针术后 1 个月，无特殊不适。局部无肿胀、无压痛，无异常活动。X 线片结果显示骨折对位好，中量骨痂，内有克氏针固定（图 14-123）	骨折愈合顺利，老年人肝肾亏虚，仍需继续治疗	拆除外固定，功能锻炼。继续口服接骨药
术后四诊	术后 2 个月，无特殊不适。局部无肿胀、无压痛，无纵向叩击痛，无异常活动。X 线片结果显示骨折对位好，大量骨痂，内固定克氏针位置好	骨折已经临床愈合，取出内固定	局麻下取出内固定克氏针，口服抗生素 3 天。中药治宜补肝肾，续筋骨。方用整骨伸筋胶囊。药物组成：地龙、制马钱子、烫骨碎补、桑寄生等 8 味。嘱积极进行腕关节功能锻炼，不适随诊

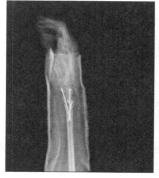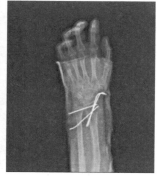

图 14-122　桡骨远端骨折医案 45 术后二诊 X 线片

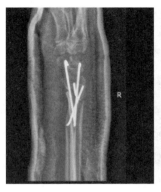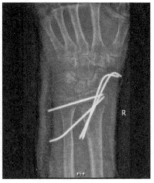

图 14-123　桡骨远端骨折医案 45 术后三诊 X 线片

四十六、桡骨远端骨折医案 46

王某，女，1948 年 12 月出生，2023 年 1 月 17 日初诊。发病节气：小寒。

【主诉】摔伤右腕部，肿痛、活动受限 4 小时。

【现病史】患者于我院就诊前 4 小时，因下楼梯摔伤右腕部，当即肿痛、活动受限，于荣成市某医院就诊，X 线片结果显示骨折，未处理，现为行进一步诊治急来我院就诊。患者受伤以来，无寒热，纳眠可，二便调。

【既往史】平素体健。

【过敏史】无。

【体格检查】右腕部肿胀，局部压痛（+），可触及骨异常活动，尺、桡动脉搏动可，指动、血运及感觉可。其余肢体未见明显异常。

【辅助检查】X 线片结果显示右桡骨远端骨折，断端错位（图 14-124）。

【中医诊断】骨折。

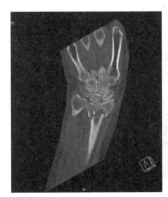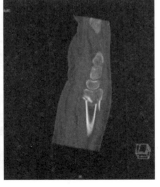

图 14-124　桡骨远端骨折医案 46 辅助检查 X 线片

【证候诊断】血瘀气滞证。

【西医诊断】右桡骨远端骨折。

【治法】活血化瘀，消肿止痛。

【处方】消肿止痛胶囊。

【手术治疗】行臂丛神经阻滞麻醉。麻醉成功后，患者取仰卧位，常规消毒，铺无菌巾、单，术中见右桡骨远端呈粉碎性骨折，断端错位，关节面不平。术中诊断为右桡骨远端骨折，拟行闭合复位内固定术。牵引下采用提按、分骨手法复位骨折，保持腕部掌屈尺偏位，取 3 枚直径 2.0 mm 的克氏针分别上电钻，自桡骨茎突斜行穿入至对侧皮质固定，取 1 枚直径 2.0 mm 克氏针自桡骨近折端桡侧斜行穿入远折端固定，取 2 枚直径 2.0 mm 的克氏针自尺骨远端横行穿入固定至桡骨远折端，透视复位固定满意后，多余针尾折弯剪短留于皮外，无菌包扎，石膏夹外固定。

【复诊】

	症状体征变化	病机演变及转归	治法及方药变化
术后二诊	经皮穿针术后半个月，无特殊不适。局部肿胀减轻、无明显骨性压痛、无异常活动。X 线片结果显示骨折对位好，少量骨痂，内有克氏针固定（图 14-125）	骨折治疗后，复位好，肿减痛消	中药治宜补益肝肾，续筋接骨。方用接骨药，每次 6 g，每日 1 次。药物组成：续断、烫骨碎补、土鳖虫、煅自然铜等 6 味。调整石膏固定，不负重活动肩、肘关节
术后三诊	经皮穿针术后 1 个月，无特殊不适。局部无肿胀、无压痛，无异常活动。X 线片结果显示骨折对位好，中量骨痂，内有克氏针固定（图 14-126）	骨折愈合顺利，老年人肝肾亏虚，仍需继续治疗	拆除外固定，功能锻炼。继续口服接骨药
术后四诊	术后 2 个月，无特殊不适。局部无肿胀、无压痛，无纵向叩击痛，无异常活动。X 线片结果显示骨折对位好，大量骨痂，内固定克氏针位置好	骨折已经临床愈合，取出内固定	局麻下取出内固定克氏针，口服抗生素 3 天。中药治宜补肝肾，续筋骨。方用整骨伸筋胶囊。药物组成：地龙、制马钱子、烫骨碎补、桑寄生等 8 味。嘱积极进行腕关节功能锻炼，逐步负重功能锻炼，不适随诊

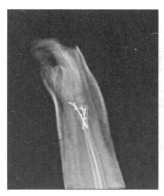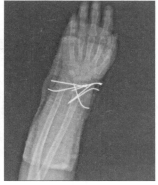

图 14-125　桡骨远端骨折医案 46 术后二诊 X 线片

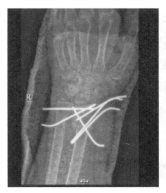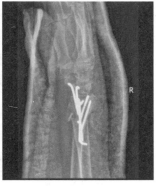

图 14-126　桡骨远端骨折医案 46 术后三诊 X 线片

第十五章 锁骨骨折医案记录

一、锁骨骨折医案 1

车某，男，1969 年 6 月出生，2018 年 6 月 19 日初诊。发病节气：夏至。

【主诉】摔伤右肩部，肿胀、疼痛 14 天。

【现病史】患者于入院前 14 天，因在船上摔伤右肩部，肿胀、疼痛，于加拿大某医院拍 X 线片，结果显示"骨折"，给予悬吊保护，未行系统治疗，为进一步治疗急来我院就诊。急诊查体、检查以"右锁骨骨折"收入院。现无寒冷、发热、头痛、昏迷、恶心、呕吐，纳可、眠可，二便调。

【既往史】平素体健。

【过敏史】无。

【体格检查】右肩部肿胀疼痛，局部压痛，可触及骨擦感及异常活动，尺、桡动脉搏动可，指动及血运好，其余肢体未见明显异常。

【辅助检查】X 线片结果显示右锁骨骨折（图 15-1）。

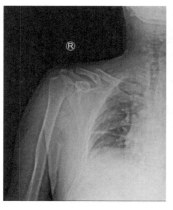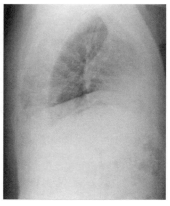

图 15-1 锁骨骨折医案 1 辅助检查 X 线片

【中医诊断】骨折。

【证候诊断】血瘀气滞证。

【西医诊断】右锁骨骨折。

【治法】活血化瘀，消肿止痛。

【处方】消肿止痛胶囊。

【手术治疗】行臂丛神经阻滞麻醉。麻醉成功后，患者取坐位，常规消毒，铺无菌巾、单，术中见右锁骨呈粉碎性骨折，断端错位。术中诊断为右锁骨骨折，拟行闭合复位内固定术。先用锁骨钳夹持锁骨外段并回旋至前方，用 1 枚 2.5 mm 的克氏针经皮逆行穿入骨折远段髓腔内，自肩胛骨上缘穿出，采用牵引、提按手法复位骨折，将克氏针穿入近折段髓腔内，透视复位固定满意后，将多余针尾折弯剪短埋于皮下，无菌包扎。

【复诊】

	症状体征变化	病机演变及转归	治法及方药变化
术后二诊	经皮穿针术后半个月，无特殊不适。局部肿胀减轻、无明显骨性压痛、无异常活动。X线片结果显示骨折对位好，少量骨痂，内有克氏针固定（图 15-2）	骨折治疗后，复位好，肿减痛消	中药治宜补益肝肾，续筋接骨。方用接骨药，每次 6 g，每日 1 次。药物组成：续断、烫骨碎补、土鳖虫、煅自然铜等 6 味。不负重活动腕、肘关节
术后三诊	经皮穿针术后 1 个月，无特殊不适。局部无肿胀、无压痛，无异常活动。X线片结果显示骨折对位好，中量骨痂，内有克氏针固定（图 15-3）	骨折愈合顺利，仍需继续治疗	逐步活动肩关节。继续口服接骨药
术后四诊	术后 2 个月，无特殊不适。局部无肿胀、无压痛，无纵向叩击痛，无异常活动。X线片结果显示骨折对位好，大量骨痂，内固定克氏针位置好（图 15-4）	骨折已经临床愈合，取出内固定	中药治宜补肝肾，续筋骨。方用整骨伸筋胶囊。药物组成：地龙、制马钱子、烫骨碎补、桑寄生等 8 味。嘱加大肩关节活动范围，逐步负重功能锻炼，不适随诊

下篇

孙氏整骨医案记录

317

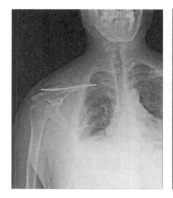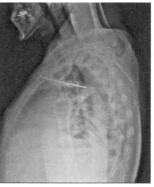

图 15-2　锁骨骨折医案 1 术后二诊 X 线片

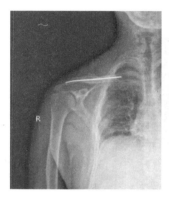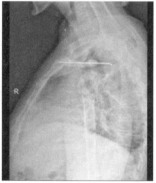

图 15-3　锁骨骨折医案 1 术后三诊 X 线片

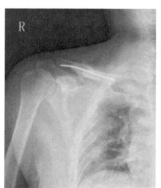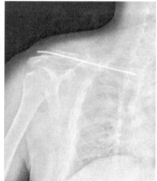

图 15-4　锁骨骨折医案 1 术后四诊 X 线片

二、锁骨骨折医案 2

沈某，男，1984 年 9 月出生，2018 年 6 月 27 日初诊。发病节气：夏至。

【主诉】摔伤右肩部、头面部，肿痛、活动受限 2 天。

【现病史】患者于入院前 2 天，因骑电动车不慎摔伤右肩部、头面部，当即肿痛、不敢活动，就诊于威海市某医院，X 线片结果显示右锁骨骨折，现为进一步治疗，急来我院诊，为进一步治疗来我院就诊，急诊查体、检查以"右锁骨骨折"收入院。现无寒冷、发热、头痛、昏迷、恶心、呕吐，纳可、眠可，二便调。

【既往史】平素体健。

【过敏史】无。

【体格检查】右肩部轻度肿胀，可见散在擦皮伤，局部压痛，可及骨擦感及骨异常活动；右眼眶周围肿胀，可见皮下瘀斑，内侧壁压痛（+），视力可，右尺、桡动脉搏动可及，指动、血运及感觉，其余未见明显异常。

【辅助检查】X 线片结果显示右锁骨骨折（图 15-5）。

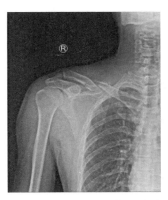

图 15-5 锁骨骨折医案 2 辅助检查 X 线片

【中医诊断】骨折。

【证候诊断】血瘀气滞证。

【西医诊断】右锁骨骨折。

【治法】活血化瘀，消肿止痛。

【处方】消肿止痛胶囊。

【手术治疗】行臂丛神经阻滞麻醉。麻醉成功后，患者取坐位，常规消毒，铺无菌巾、单，术中见右锁骨呈粉碎性骨折，术中诊断为右锁骨骨折，拟行闭合复位内固定术。先用锁骨钳夹持锁骨外段并回旋至前方，用 1 枚 2.5 mm 的克氏针经皮逆行穿入骨折远段髓腔内，自肩胛骨上缘穿出，采用牵引、提按手法复位骨折，将克氏针穿入近折段髓腔内，透视复位固定满意后，将多余针尾折弯剪短埋于皮下，无菌包扎。

【复诊】

	症状体征变化	病机演变及转归	治法及方药变化
术后二诊	经皮穿针术后半个月，无特殊不适。局部肿胀减轻、无明显骨性压痛、无异常活动。X线片结果显示骨折对位好，少量骨痂，内有克氏针固定（图15-6）	骨折治疗后，复位好，肿减痛消	中药治宜补益肝肾，续筋接骨。方用接骨药，每次6g，每日1次。药物组成：续断、烫骨碎补、土鳖虫、煅自然铜等6味。不负重活动腕、肘关节
术后三诊	经皮穿针术后1个月，无特殊不适。局部无肿胀、无压痛，无异常活动。X线片结果显示骨折对位好，中量骨痂，内有克氏针固定（图15-7）	骨折愈合顺利，仍需继续治疗	逐步活动肩关节。继续口服接骨药
术后四诊	术后2个月，无特殊不适。局部无肿胀、无压痛，无纵向叩击痛，无异常活动。X线片结果显示骨折对位好，大量骨痂，内固定克氏针位置好（图15-8）	骨折已经临床愈合，取出内固定	中药治宜补肝肾，续筋骨。方用整骨伸筋胶囊。药物组成：地龙、制马钱子、烫骨碎补、桑寄生等8味。嘱加大肩关节活动范围，逐步负重功能锻炼，不适随诊

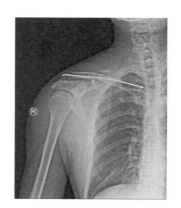

图15-6　锁骨骨折医案2术后二诊X线片

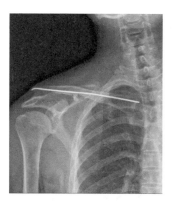

图 15-7　锁骨骨折医案 2 术后三诊 X 线片

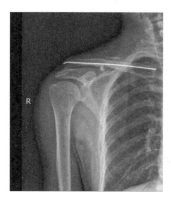

图 15-8　锁骨骨折医案 2 术后四诊 X 线片

三、锁骨骨折医案 3

周某，男，1953 年 12 月出生，2018 年 8 月 13 日初诊。发病节气：立秋。

【主诉】摔伤右肩部，肿痛、活动受限 8 小时。

【现病史】患者于入院前 8 小时，因骑自行车不慎摔伤右肩部，当即肿痛、不敢活动，于当地医院拍 X 线片，结果显示"右锁骨骨折"，行相关处理后，为进一步治疗，来诊。转入查体、辅助检查、阅 X 线片结果以"右锁骨骨折"收入院。现无寒冷、发热、头痛、昏迷、恶心、呕吐，纳好、眠安，二便调。

【既往史】高血压病。

【过敏史】无。

【体格检查】右肩部轻度肿胀、压痛，锁骨中段可触及异常活动。尺、

下篇

孙氏整骨医案记录

桡动脉搏动好，指动、感觉及血运好，其余肢体未见明显异常。

【辅助检查】X线片结果显示右锁骨骨折，近端上翘（图15-9）。

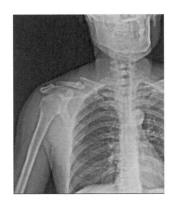

图15-9　锁骨骨折医案3辅助检查X线片

【中医诊断】骨折。

【证候诊断】血瘀气滞证。

【西医诊断】右锁骨骨折。

【治法】活血化瘀，消肿止痛。

【处方】消肿止痛胶囊。

【手术治疗】行臂丛神经阻滞麻醉。麻醉成功后，患者取仰卧位，常规消毒，铺无菌巾、单，术中见右锁骨呈粉碎性骨折，断端错位。术中诊断为右锁骨骨折，拟行闭合复位内固定术。先用锁骨钳夹持锁骨外段并回旋至前方，用1枚2.5 mm的克氏针经皮逆行穿入骨折远段髓腔内，自肩胛骨上缘穿出，采用牵引、提按手法复位骨折，将克氏针穿入近折段髓腔内，透视复位固定满意后，将多余针尾折弯剪短埋于皮下，无菌包扎。

【复诊】

	症状体征变化	病机演变及转归	治法及方药变化
术后二诊	经皮穿针术后半个月，无特殊不适。局部肿胀减轻、无明显骨性压痛、无异常活动。X线片结果显示骨折对位好，少量骨痂，内有克氏针固定（图15-10）	骨折治疗后，复位好，肿减痛消	中药治宜补益肝肾，续筋接骨。方用接骨药，每次6 g，每日1次。药物组成：续断、烫骨碎补、土鳖虫、煅自然铜等6味。不负重活动腕、肘关节

	症状体征变化	病机演变及转归	治法及方药变化
术后三诊	经皮穿针术后1个月，无特殊不适。局部无肿胀、无压痛，无异常活动。X线片结果显示骨折对位好，中量骨痂，内有克氏针固定（图15-11）	骨折愈合顺利，仍需继续治疗	逐步活动肩关节。继续口服接骨药
术后四诊	术后2个月，无特殊不适。局部无肿胀、无压痛，无纵向叩击痛，无异常活动。X线片结果显示骨折对位好，大量骨痂，内固定克氏针位置好（图15-12）	骨折已经临床愈合，取出内固定	中药治宜补肝肾，续筋骨。方用整骨伸筋胶囊。药物组成：地龙、制马钱子、烫骨碎补、桑寄生等8味。嘱加大肩关节活动范围，逐步负重功能锻炼，不适随诊

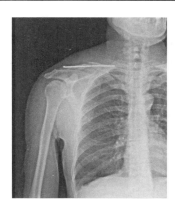

图 15-10　锁骨骨折医案 3 术后二诊 X 线片

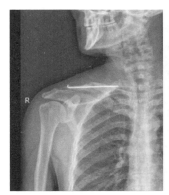
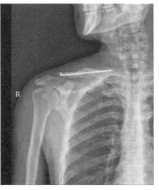

图 15-11　锁骨骨折医案 3 术后三诊 X 线片

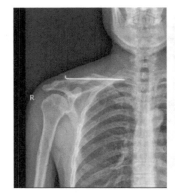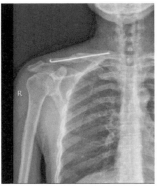

图 15-12　锁骨骨折医案 3 术后四诊 X 线片

四、锁骨骨折医案 4

于某，女，1938 年 5 月出生，2019 年 6 月 5 日初诊。发病节气：小满。

【主诉】摔伤右肩部，肿痛、活动受限 6 小时。

【现病史】患者于入院前 6 小时，不慎摔伤右肩部，当即肿痛、活动受限，就诊于某卫生院，X 线片结果显示"右锁骨骨折"，未处理，急来诊。急诊查体、检查以"右锁骨骨折"收入院。伤后无寒冷、发热、头痛、昏迷、恶心、呕吐，无胸闷、憋气，纳可、眠可，二便调。

【既往史】原发性高血压。

【过敏史】无。

【体格检查】右肩部肿胀，中段压痛（+），可触及骨擦感及骨异常活动，尺、桡动脉搏动可及，指动、血运及感觉好，其余肢体未见明显异常。

【辅助检查】X 线片结果显示右锁骨骨折，断端分离错位（图 15-13）。

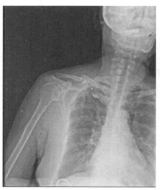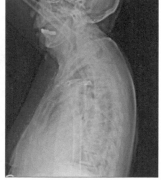

图 15-13　锁骨骨折医案 4 辅助检查 X 线片

【中医诊断】骨折。

【证候诊断】血瘀气滞证。

【西医诊断】右锁骨骨折。

【治法】活血化瘀，消肿止痛。

【处方】消肿止痛胶囊。

【手术治疗】行臂丛神经阻滞麻醉。麻醉成功后，患者取坐位，常规消毒，铺无菌巾、单，术中见右锁骨呈粉碎性骨折，断端全错。术中诊断为右锁骨骨折，拟行闭合复位内固定术。先用锁骨钳夹持锁骨外段并回旋至前方，用1枚2.5 mm的克氏针经皮逆行穿入骨折远段髓腔内，自肩胛骨上缘穿出，采用牵引、提按手法复位骨折，将克氏针穿入近折段髓腔内，透视复位固定满意后，将多余针尾折弯剪短埋于皮下，无菌包扎。

【复诊】

	症状体征变化	病机演变及转归	治法及方药变化
术后二诊	经皮穿针术后半个月，无特殊不适。局部肿胀减轻、无明显骨性压痛、无异常活动。X线片结果显示骨折对位好，少量骨痂，内有克氏针固定（图15-14）	骨折治疗后，复位好，肿减痛消	中药治宜补益肝肾，续筋接骨。方用接骨药，每次6 g，每日1次。药物组成：续断、烫骨碎补、土鳖虫、煅自然铜等6味。不负重活动腕、肘关节
术后三诊	经皮穿针术后1个月，无特殊不适。局部无肿胀、无压痛，无异常活动。X线片结果显示骨折对位好，中量骨痂，内有克氏针固定（图15-15）	骨折愈合顺利，仍需继续治疗	逐步活动肩关节。继续口服接骨药
术后四诊	术后2个月，无特殊不适。局部无肿胀、无压痛，无纵向叩击痛，无异常活动。X线片结果显示骨折对位好，大量骨痂，内固定克氏针位置好（图15-16）	骨折已经临床愈合，取出内固定	中药治宜补肝肾，续筋骨。方用整骨伸筋胶囊。药物组成：地龙、制马钱子、烫骨碎补、桑寄生等8味。嘱加大肩关节活动范围，逐步负重功能锻炼，不适随诊

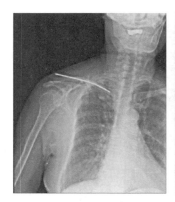
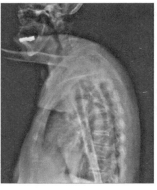

图 15-14　锁骨骨折医案 4 术后二诊 X 线片

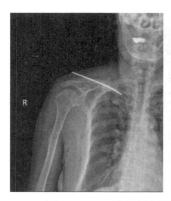
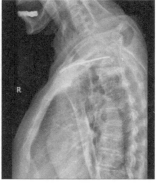

图 15-15　锁骨骨折医案 4 术后三诊 X 线片

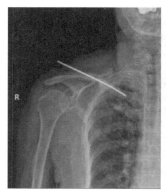
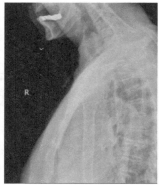

图 15-16　锁骨骨折医案 4 术后四诊 X 线片

五、锁骨骨折医案 5

刘某，男，1965 年 2 月出生，2020 年 3 月 30 日初诊。发病节气：春分。

【主诉】摔伤右肩部，肿痛、活动受限3小时。

【现病史】患者于入院前3小时，因骑电动车时摔倒摔伤右肩部，当即肿痛、活动受限，未处理，为行诊治急来诊。患者受伤以来，无寒热，纳眠可，二便调。

【既往史】平素体健。

【过敏史】无。

【体格检查】右肩部肿胀畸形，局部压痛明显，可及骨擦感及骨异常活动，尺、桡动脉搏动可及，指动、血运及感觉可，其余未见明显异常。

【辅助检查】X线片结果显示右锁骨呈粉碎性骨折，折端分离移位（图15-17）。

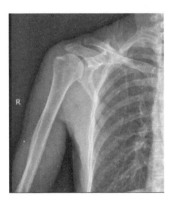

图15-17　锁骨骨折医案5辅助检查X线片

【中医诊断】骨折。

【证候诊断】血瘀气滞证。

【西医诊断】右锁骨骨折。

【治法】活血化瘀，消肿止痛。

【处方】消肿止痛胶囊。

【手术治疗】行臂丛神经阻滞麻醉。麻醉成功后，患者取坐位，常规消毒，铺无菌巾、单，术中见右锁骨呈粉碎性骨折。术中诊断为右锁骨骨折，拟行闭合复位内固定术。先用锁骨钳夹持锁骨外段并回旋至前方，用1枚2.5 mm的克氏针经皮逆行穿入远折端髓腔内，自肩胛骨上缘穿出，采用牵引、提按手法复位骨折，将克氏针穿入近折段髓腔内，透视复位固定满意后，将多余针尾折弯剪短埋于皮下，无菌包扎。颈腕带悬吊固定。

【复诊】

	症状体征变化	病机演变及转归	治法及方药变化
术后二诊	经皮穿针术后半个月，无特殊不适。局部肿胀减轻、无明显骨性压痛、无异常活动。X线片结果显示骨折对位好，少量骨痂，内有克氏针固定（图15-18）	骨折治疗后，复位好，肿减痛消	中药治宜补益肝肾，续筋接骨。方用接骨药，每次6g，每日1次。药物组成：续断、烫骨碎补、土鳖虫、煅自然铜等6味。不负重活动腕、肘关节
术后三诊	经皮穿针术后1个月，无特殊不适。局部无肿胀、无压痛，无异常活动。X线片结果显示骨折对位好，中量骨痂，内有克氏针固定（图15-19）	骨折愈合顺利，仍需继续治疗	逐步活动肩关节。继续口服接骨药
术后四诊	术后2个月，无特殊不适。局部无肿胀、无压痛，无纵向叩击痛，无异常活动。X线片结果显示骨折对位好，大量骨痂，内固定克氏针位置好（图15-20）	骨折已经临床愈合，取出内固定	中药治宜补肝肾，续筋骨。方用整骨伸筋胶囊。药物组成：地龙、制马钱子、烫骨碎补、桑寄生等8味。嘱加大肩关节活动范围，逐步负重功能锻炼，不适随诊

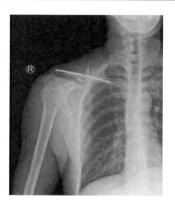

图15-18　锁骨骨折医案5术后二诊X线片

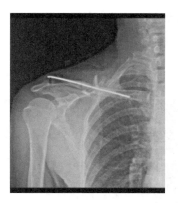

图 15-19 锁骨骨折医案 5 术后三诊 X 线片

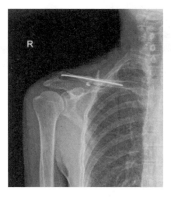

图 15-20 锁骨骨折医案 5 术后四诊 X 线片

六、锁骨骨折医案 6

马某，男，1959 年 10 月出生，2020 年 9 月 12 日初诊。发病节气：白露。

【主诉】摔伤右肩部，肿痛、活动受限 1 天。

【现病史】患者于入院前 1 天，因骑自行车不慎摔倒，摔伤右肩部，当即肿痛、畸形，不敢活动，未处理，急到当地卫生院就诊，X 线片结果显示骨折，现右肩部中度肿胀、活动受限，为进一步治疗，急来我院就诊，患者自发病来无寒热，纳眠可，二便无异常。

【既往史】既往体健。

【过敏史】无。

【体格检查】右肩部肿胀，锁骨中段处肿胀，轻度畸形，压痛（＋），可触及骨异常活动，右手诸指活动好，右尺、桡动脉搏动正常。

【辅助检查】X线片结果显示右锁骨骨质不连续，骨折线呈粉碎性，骨折近端向上方错位，骨折端重叠（图 15-21）。

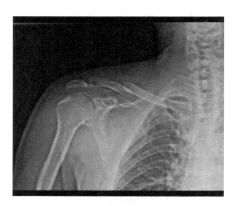

图 15-21　锁骨骨折医案 6 辅助检查 X 线片

【中医诊断】骨折。

【证候诊断】血瘀气滞证。

【西医诊断】右锁骨粉碎骨折。

【治法】活血化瘀，消肿止痛。

【处方】消肿止痛胶囊。

【手术治疗】行臂丛神经阻滞麻醉。麻醉成功后，患者取坐位，常规消毒铺巾，无菌操作；以锁骨钳（本院自制）夹持锁骨远折端，端提回旋至近折端前上方，经皮可扪及远折端断面，以 1 枚直径 2.5 mm 克氏针经皮刺入断面髓腔，锤击针尾证实克氏针在骨髓腔内并前进少许，改用骨钻将克氏针顺髓腔方向钻入，于锁骨外端突破骨皮质穿出皮外约数厘米，将克氏针针尖剪成钝面，针尾剪成锐利面，用骨钻在皮外将克氏针向外退出直至锐利面与远折端断面平齐。术者一手握持锁骨钳控制远折端，一手五指捏持近折端，两手对抗牵引回旋，使骨折复位；一助手将克氏针顺髓腔方向敲击直至克氏针在锁骨内端突破骨皮质。X线透视证实骨折复位满意，克氏针在骨髓腔内预定位置；克氏针尾端折弯剪短埋于皮下，针孔无菌包扎；腕颈带悬吊患肢于屈肘 90° 位。术毕。

【复诊】

	症状体征变化	病机演变及转归	治法及方药变化
术后二诊	经皮穿针术后半个月，无特殊不适。局部肿胀减轻、无明显骨性压痛、无纵向叩击痛、无异常活动。X线片结果显示骨折对位好，少量骨痂，内有克氏针固定（图15-22）	骨折治疗后，复位好，肿减痛消	中药治宜补益肝肾，续筋接骨。方用接骨药，每次6g，每日1次。药物组成：续断、烫骨碎补、土鳖虫、煅自然铜等6味。嘱去除颈腕带，逐步肩关节功能锻炼
术后三诊	经皮穿针术后一个半月，无特殊不适。局部无肿胀、无压痛，无纵向叩击痛，无异常活动。X线片结果显示骨折对位好，中量骨痂，内有克氏针固定	骨折基本愈合，肝主筋，肾主骨，筋骨损伤，日久累及肝肾，致肝肾亏损	取出内固定克氏针，口服抗生素3天。中药治宜补益肝肾，舒筋通络。方用整骨伸筋胶囊。药物组成：地龙、制马钱子、烫骨碎补、桑寄生等8味。嘱加大肩关节活动范围，不适随诊

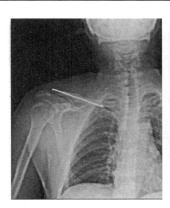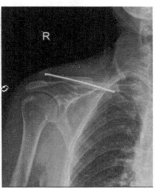

图15-22 锁骨骨折医案6术后二诊X线片

七、锁骨骨折医案7

曲某，男，1964年5月出生，2020年12月26日初诊。发病节气：冬至。

【主诉】摔伤右肩部，肿痛、活动受限5小时。

【现病史】患者于入院前5小时，因骑电动车时不慎摔倒伤及右肩，当即肿痛，不敢活动，未处理，急来我院就诊，患者自发病来无寒热，纳眠可，二便无异常。

【既往史】无特殊。

【过敏史】无。

【体格检查】右肩部肿胀，锁骨中段处肿胀，轻度畸形，压痛（＋），可触及骨异常活动，右手诸指活动好，右尺、桡动脉搏动正常。

【辅助检查】X线片结果显示右侧锁骨中外 1/3 处粉碎性骨折，近折端向上全错（图 15-23）。

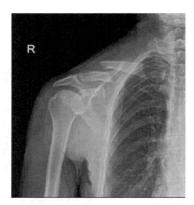

图 15-23　锁骨骨折医案 7 辅助检查 X 线片

【中医诊断】骨折。

【证候诊断】血瘀气滞证。

【西医诊断】右锁骨粉碎骨折。

【治法】活血化瘀，消肿止痛。

【处方】消肿止痛胶囊。

【手术治疗】行臂丛神经阻滞麻醉。麻醉成功后，患者取坐位，常规消毒铺巾，无菌操作；以锁骨钳（本院自制）夹持锁骨远折端，端提回旋至近折端前上方，经皮可扪及远折端断面，以 1 枚直径 2.5 mm 克氏针经皮刺入断面髓腔，锤击针尾证实克氏针在骨髓腔内并前进少许，改用骨钻将克氏针顺髓腔方向钻入，于锁骨外端突破骨皮质穿出皮外约数厘米，将克氏针针尖剪成钝面，针尾剪成锐利面，用骨钻在皮外将克氏针向外退出直至锐利面与远折端断面平齐。术者一手握持锁骨钳控制远折端，一手五指捏持近折端，两手对抗牵引回旋，使骨折复位；一助手将克氏针顺髓腔方向敲击直至克氏针在锁骨内端突破骨皮质。X线透视证实骨折复位满意，克氏针在骨髓腔内预定位置；克氏针尾端折弯剪短埋于皮下，针孔无菌包扎；腕颈带悬吊患肢于屈肘 90° 位。术毕。

【复诊】

	症状体征变化	病机演变及转归	治法及方药变化
术后二诊	经皮穿针术后半个月，无特殊不适。局部肿胀减轻、无明显骨性压痛、无纵向叩击痛、无异常活动。X 线片结果显示骨折对位好，少量骨痂，内有克氏针固定（图 15-24）	骨折治疗后，复位好，肿减痛消	中药治宜补益肝肾，续筋接骨。方用接骨药，每次 6 g，每日 1 次。药物组成：续断、烫骨碎补、土鳖虫、煅自然铜等 6 味。嘱去除颈腕带，逐步肩关节功能锻炼
术后三诊	经皮穿针术后一个半月，无特殊不适。局部无肿胀、无压痛，无纵向叩击痛，无异常活动。X 线片结果显示骨折对位好，中量骨痂，内有克氏针固定	骨折基本愈合，肝主筋，肾主骨，筋骨损伤，日久累及肝肾，致肝肾亏损	取出内固定克氏针，口服抗生素 3 天。中药治宜补益肝肾，舒筋通络。方用整骨伸筋胶囊。药物组成：地龙、制马钱子、烫骨碎补、桑寄生等 8 味。嘱加大肩关节活动范围，不适随诊

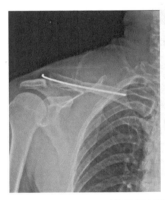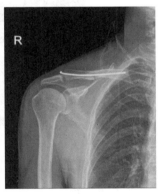

图 15-24　锁骨骨折医案 7 术后二诊 X 线片

八、锁骨骨折医案 8

顾某，男，1987 年 10 月出生，2021 年 3 月 30 日初诊。发病节气：春分。

【主诉】摔伤右肩部，畸形、肿痛、活动受限 2 天。

【现病史】患者于入院前 2 天，因踢足球时不慎摔倒，伤及右肩部，当即肿痛、畸形，不敢活动，未处理，急到当地医院就诊，X线片结果显示骨折，现右肩部中度肿胀、活动受限，为进一步治疗，急来我院就诊，患者自发病来无寒热，纳眠可，二便无异常。

【既往史】无特殊。

【过敏史】无。

【体格检查】右肩部中度肿胀，局部压痛，可触及骨异常活动，尺、桡动脉搏动可及，指动、血运及感觉可。

【辅助检查】X线片结果显示右锁骨中段骨折，断端错位（图15-25）。

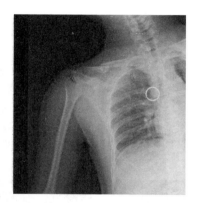

图15-25　锁骨骨折医案8辅助检查X线片

【中医诊断】骨折。

【证候诊断】血瘀气滞证。

【西医诊断】右锁骨粉碎骨折。

【治法】活血化瘀，消肿止痛。

【处方】消肿止痛胶囊。

【手术治疗】行臂丛神经阻滞麻醉。麻醉成功后，患者取坐位，常规消毒铺巾，无菌操作；以锁骨钳（本院自制）夹持锁骨远折端，端提回旋至近折端前上方，经皮可扪及远折端断面，以1枚直径2.5 mm克氏针经皮刺入断面髓腔，锤击针尾证实克氏针在骨髓腔内并前进少许，改用骨钻将克氏针顺髓腔方向钻入，于锁骨外端突破骨皮质穿出皮外约数厘米，将克氏针针尖剪成钝面，针尾剪成锐利面，用骨钻在皮外将克氏针向外退出直至锐利面与远折端断面平齐。术者一手握持锁骨钳控制远折端，一手五指揥持近折端，两手对抗牵引回旋，使骨折复位；一助手将克氏针顺髓腔方向敲击直至克氏针在锁骨内端突破骨皮质。X线透视证实骨折复位满意，克氏针在骨髓腔内预定位置；克氏针尾端折弯剪短埋于皮下，针孔无菌包扎；腕颈带悬吊患肢于屈肘90°位。术毕。

【复诊】

	症状体征变化	病机演变及转归	治法及方药变化
术后二诊	经皮穿针术后半个月，无特殊不适。局部肿胀减轻、无明显骨性压痛、无纵向叩击痛、无异常活动。X线片结果显示骨折对位好，少量骨痂，内有克氏针固定（图15-26）	骨折治疗后，复位好，肿减痛消	中药治宜补益肝肾，续筋接骨。方用接骨药，每次6g，每日1次。药物组成：续断、烫骨碎补、土鳖虫、煅自然铜等6味。嘱去除颈腕带，逐步肩关节功能锻炼
术后三诊	经皮穿针术后一个半月，无特殊不适。局部无肿胀、无压痛，无纵向叩击痛，无异常活动。X线片结果显示骨折对位好，中量骨痂，内有克氏针固定	骨折基本愈合，肝主筋，肾主骨，筋骨损伤，日久累及肝肾，致肝肾亏损	取出内固定克氏针，口服抗生素3天。中药治宜补益肝肾，舒筋通络。方用整骨伸筋胶囊。药物组成：地龙、制马钱子、烫骨碎补、桑寄生等8味。嘱加大肩关节活动范围，不适随诊

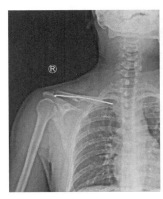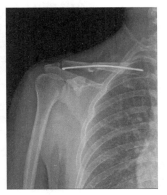

图15-26　锁骨骨折医案8术后二诊X线片

九、锁骨骨折医案 9

李某，男，1970 年 10 月出生，2021 年 7 月 21 日初诊。发病节气：小暑。

【主诉】摔伤右肩部，畸形、肿痛、活动受限 2 小时。

【现病史】患者于入院前 2 小时，因下楼梯时不慎踩空摔伤右肩部，当即肿痛、畸形，不敢活动，未处理，急到当地医院就诊，X 线片结果显示骨折，为进一步治疗来诊，患者自发病来无寒热，纳眠可，二便无异常。

【既往史】无特殊。

【过敏史】无。

【体格检查】右肩部肿胀，锁骨中段处肿胀，轻度畸形，压痛（＋），可触及骨异常活动，右手诸指活动好，右尺、桡动脉搏动正常。

【辅助检查】X 线片结果显示右侧锁骨中外 1/3 处粉碎性骨折，近折端向上全错（图 15-27）。

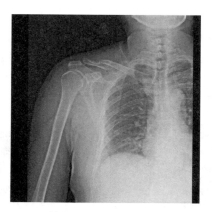

图 15-27　锁骨骨折医案 9 辅助检查 X 线片

【中医诊断】骨折。

【证候诊断】血瘀气滞证。

【西医诊断】右锁骨粉碎骨折。

【治法】活血化瘀，消肿止痛。

【处方】消肿止痛胶囊。

【手术治疗】行臂丛神经阻滞麻醉。麻醉成功后，患者取坐位，常规消毒铺巾，无菌操作；以锁骨钳（本院自制）夹持锁骨远折端，端提回旋至近折端前上方，经皮可扪及远折端断面，以 1 枚直径 2.5 mm 克氏针经皮刺入断面髓腔，锤击针尾证实克氏针在骨髓腔内并前进少许，改用骨钻将克氏针顺髓腔方向钻入，于锁骨外端突破骨皮质穿出皮外约数厘米，将克氏针针尖剪成钝面，针尾剪成锐利面，用骨钻在皮外将克氏针向外退出直至锐利面与远折端断面平齐。术者一手握持锁骨钳控制远折端，一手五指捏持近折端，两手对抗牵引回旋，使骨折复位；一助手将克氏针顺髓腔方向敲击直至克氏针在锁骨内端突破骨皮质。X 线透视证实骨折复位满意，克氏针在骨髓腔内预定位置；克氏针尾端折弯剪短于皮下，针孔无菌包扎；腕颈带悬吊患肢于屈肘 90° 位。术毕。

【复诊】

	症状体征变化	病机演变及转归	治法及方药变化
术后二诊	经皮穿针术后半个月，无特殊不适。局部肿胀减轻、无明显骨性压痛、无纵向叩击痛、无异常活动。X 线片结果显示骨折对位好，少量骨痂，内有克氏针固定（图 15-28）	骨折治疗后，复位好，肿减痛消	中药治宜补益肝肾，续筋接骨。方用接骨药，每次 6 g，每日 1 次。药物组成：续断、烫骨碎补、土鳖虫、煅自然铜等 6 味。嘱去除颈腕带，逐步肩关节功能锻炼
术后三诊	经皮穿针术后一个半月，无特殊不适。局部无肿胀、无压痛，无纵向叩击痛，无异常活动。X 线片结果显示骨折对位好，中量骨痂，内有克氏针固定	骨折基本愈合，肝主筋，肾主骨，筋骨损伤，日久累及肝肾，致肝肾亏损	取出内固定克氏针，口服抗生素 3 天。中药治宜补益肝肾，舒筋通络。方用整骨伸筋胶囊。药物组成：地龙、制马钱子、烫骨碎补、桑寄生等 8 味。嘱加大肩关节活动范围，不适随诊

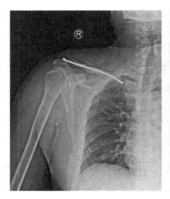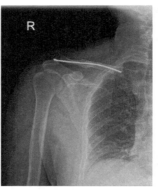

图 15-28　锁骨骨折医案 9 术后二诊 X 线片

十、锁骨骨折医案 10

于某，男，1967 年 11 月出生，2021 年 9 月 13 日初诊。发病节气：处暑。

【主诉】摔伤右肩部，畸形、肿痛、活动受限 1 天。

【现病史】患者于入院前 1 天，因骑摩托车时不慎摔倒，伤及右肩部，当即肿痛、畸形，不敢活动，未处理，急来我院就诊，患者自发病来无寒热，纳眠可，二便无异常。

【既往史】无特殊。

【过敏史】无。

【体格检查】右肩部肿胀，锁骨中段处肿胀，轻度畸形，压痛（＋），可触及骨异常活动，右手诸指活动好，右尺、桡动脉搏动正常。

【辅助检查】X 线片结果显示右锁骨粉碎骨折，折端旋转错位，折端形成游离骨折块（图 15-29）。

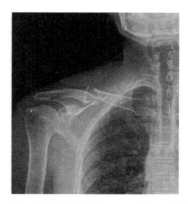

图 15-29　锁骨骨折医案 10 辅助检查 X 线片

【中医诊断】骨折。

【证候诊断】血瘀气滞证。

【西医诊断】右锁骨粉碎骨折。

【治法】活血化瘀，消肿止痛。

【处方】消肿止痛胶囊。

【手术治疗】行臂丛神经阻滞麻醉。麻醉成功后，患者取坐位，常规消毒铺巾，无菌操作；以锁骨钳（本院自制）夹持锁骨远折端，端提回旋至近折端前上方，经皮可扪及远折端断面，以1枚直径2.5 mm克氏针经皮刺入断面髓腔，锤击针尾证实克氏针在骨髓腔内并前进少许，改用骨钻将克氏针顺髓腔方向钻入，于锁骨外端突破骨皮质穿出皮外约数厘米，将克氏针针尖剪成钝面，针尾剪成锐利面，用骨钻在皮外将克氏针向外退出直至锐利面与远折端断面平齐。术者一手握持锁骨钳控制远折端，一手五指捏持近折端，两手对抗牵引回旋，使骨折复位；一助手将克氏针顺髓腔方向敲击直至克氏针在锁骨内端突破骨皮质。X线透视证实骨折复位满意，克氏针在骨髓腔内预定位置；克氏针尾端折弯剪短埋于皮下，针孔无菌包扎；腕颈带悬吊患肢于屈肘90°位。术毕。

【复诊】

	症状体征变化	病机演变及转归	治法及方药变化
术后二诊	经皮穿针术后半个月，无特殊不适。局部肿胀减轻、无明显骨性压痛、无纵向叩击痛、无异常活动。X线片结果显示骨折对位好，少量骨痂，内有克氏针固定（图15-30）	骨折治疗后，复位好，肿减痛消	中药治宜补益肝肾，续筋接骨。方用接骨药，每次6 g，每日1次。药物组成：续断、烫骨碎补、土鳖虫、煅自然铜等6味。嘱去除颈腕带，逐步肩关节功能锻炼
术后三诊	经皮穿针术后一个半月，无特殊不适。局部无肿胀、无压痛、无纵向叩击痛，无异常活动。X线片结果显示骨折对位好，中量骨痂，内有克氏针固定	骨折基本愈合，肝主筋，肾主骨，筋骨损伤，日久累及肝肾，致肝肾亏损	取出内固定克氏针，口服抗生素3天。中药治宜补益肝肾，舒筋通络。方用整骨伸筋胶囊。药物组成：地龙、制马钱子、烫骨碎补、桑寄生等8味。嘱加大肩关节活动范围，不适随诊

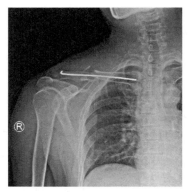

图 15-30　锁骨骨折医案 10 术后二诊 X 线片

十一、锁骨骨折医案 11

徐某，男，1981 年 2 月出生，2021 年 9 月 21 日初诊。发病节气：白露。

【主诉】摔伤右肩部，畸形、肿痛、活动受限 1 天。

【现病史】患者于入院前 1 天，因骑车不慎摔倒摔伤右肩部，当即肿痛、畸形，不敢活动，未处理，急到当地医院就诊，X 线片结果显示骨折，为进一步治疗，急来我院就诊，患者自发病来无寒热，纳眠可，二便无异常。

【既往史】无特殊。

【过敏史】无。

【体格检查】右肩部中度肿胀，局部压痛，可触及骨异常活动，尺、桡动脉搏动可及，指动、血运及感觉可。

【辅助检查】X 线片结果显示右锁骨外段骨质不连续，骨折线呈粉碎形，骨折近端向上方错位，骨折端重叠（图 15-31）。

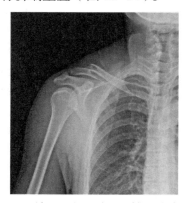

图 15-31　锁骨骨折医案 11 辅助检查 X 线片

【中医诊断】骨折。

【证候诊断】血瘀气滞证。

【西医诊断】右锁骨粉碎骨折。

【治法】活血化瘀，消肿止痛。

【处方】消肿止痛胶囊。

【手术治疗】行臂丛神经阻滞麻醉。麻醉成功后，患者取坐位，常规消毒铺巾，无菌操作；以锁骨钳（本院自制）夹持锁骨远折端，端提回旋至近折端前上方，经皮可扪及远折端断面，以 1 枚直径 2.5 mm 克氏针经皮刺入断面髓腔，锤击针尾证实克氏针在骨髓腔内并前进少许，改用骨钻将克氏针顺髓腔方向钻入，于锁骨外端突破骨皮质穿出皮外约数厘米，将克氏针针尖剪成钝面，针尾剪成锐利面，用骨钻在皮外将克氏针向外退出直至锐利面与远折端断面平齐。术者一手握持锁骨钳控制远折端，一手五指捏持近折端，两手对抗牵引回旋，使骨折复位；一助手将克氏针顺髓腔方向敲击直至克氏针在锁骨内端突破骨皮质。X 线透视证实骨折复位满意，克氏针在骨髓腔内预定位置；克氏针尾端折弯剪短埋于皮下，针孔无菌包扎；腕颈带悬吊患肢于屈肘 90° 位。术毕。

【复诊】

	症状体征变化	病机演变及转归	治法及方药变化
术后二诊	经皮穿针术后半个月，无特殊不适。局部肿胀减轻、无明显骨性压痛、无纵向叩击痛、无异常活动。X 线片结果显示骨折对位好，少量骨痂，内有克氏针固定（图 15-32）	骨折治疗后，复位好，肿减痛消	中药治宜补益肝肾，续筋接骨。方用接骨药，每次 6 g，每日 1 次。药物组成：续断、烫骨碎补、土鳖虫、煅自然铜等 6 味。嘱去除颈腕带，逐步肩关节功能锻炼
术后三诊	经皮穿针术后一个半月，无特殊不适。局部无肿胀、无压痛，无纵向叩击痛，无异常活动。X 线片结果显示骨折对位好，中量骨痂，内有克氏针固定	骨折基本愈合，肝主筋，肾主骨，筋骨损伤，日久累及肝肾，致肝肾亏损	取出内固定克氏针，口服抗生素 3 天。中药治宜补益肝肾，舒筋通络。方用整骨伸筋胶囊。药物组成：地龙、制马钱子、烫骨碎补、桑寄生等 8 味。嘱加大肩关节活动范围，不适随诊

下篇

孙氏整骨医案记录

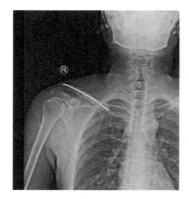

图 15-32　锁骨骨折医案 11 术后二诊 X 线片

十二、锁骨骨折医案 12

于某，女，2006 年 5 月出生，2021 年 12 月 9 日初诊。发病节气：大雪。

【主诉】摔伤右肩部，畸形、肿痛、活动受限 1 天。

【现病史】患者于入院前 1 天，因在学校不慎绊倒摔伤右肩部，当即肿痛、畸形，不敢活动，未处理，于当地医院就诊，X 线片结果显示骨折，为进一步治疗，急来我院就诊，患者自发病来无寒热，纳眠可，二便无异常。

【既往史】无特殊。

【过敏史】无。

【体格检查】右肩部肿胀，锁骨中段处肿胀，轻度畸形，压痛（+），可触及骨异常活动，右手诸指活动好，右尺、桡动脉搏动正常。

【辅助检查】X 线片结果显示右锁骨中段骨折，断端成角错位（图 15-33）。

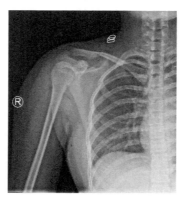

图 15-33　锁骨骨折医案 12 辅助检查 X 线片

【中医诊断】骨折。

【证候诊断】血瘀气滞证。

【西医诊断】右锁骨粉碎骨折。

【治法】活血化瘀，消肿止痛。

【处方】消肿止痛胶囊。

【手术治疗】行臂丛神经阻滞麻醉。麻醉成功后，患者取坐位，常规消毒铺巾，无菌操作；以锁骨钳（本院自制）夹持锁骨远折端，端提回旋至近折端前上方，经皮可扪及远折端断面，以1枚直径2.0 mm克氏针经皮刺入断面髓腔，锤击针尾证实克氏针在骨髓腔内并前进少许，改用骨钻将克氏针顺髓腔方向钻入，于锁骨外端突破骨皮质穿出皮外约数厘米，将克氏针针尖剪成钝面，针尾剪成锐利面，用骨钻在皮外将克氏针向外退出直至锐利面与远折端断面平齐。术者一手握持锁骨钳控制远折端，一手五指捏持近折端，两手对抗牵引回旋，使骨折复位；一助手将克氏针顺髓腔方向敲击直至克氏针在锁骨内端突破骨皮质。X线透视证实骨折复位满意，克氏针在骨髓腔内预定位置；克氏针尾端折弯剪短埋于皮下，针孔无菌包扎；腕颈带悬吊患肢于屈肘90°位。术毕。

【复诊】

	症状体征变化	病机演变及转归	治法及方药变化
术后二诊	经皮穿针术后半个月，无特殊不适。局部肿胀减轻、无明显骨性压痛、无纵向叩击痛、无异常活动。X线片结果显示骨折对位好，少量骨痂，内有克氏针固定（图15-34）	骨折治疗后，复位好，肿减痛消	中药治宜补益肝肾，续筋接骨。方用接骨药，每次6 g，每日1次。药物组成：续断、烫骨碎补、土鳖虫、煅自然铜等6味。嘱去除颈腕带，逐步肩关节功能锻炼
术后三诊	经皮穿针术后一个半月，无特殊不适。局部无肿胀、无压痛，无纵向叩击痛，无异常活动。X线片结果显示骨折对位好，中量骨痂，内有克氏针固定	骨折基本愈合，肝主筋，肾主骨，筋骨损伤，日久累及肝肾，致肝肾亏损	取出内固定克氏针，口服抗生素3天。中药治宜补益肝肾，舒筋通络。方用整骨伸筋胶囊。药物组成：地龙、制马钱子、烫骨碎补、桑寄生等8味。嘱加大肩关节活动范围，不适随诊

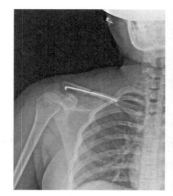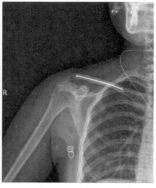

图 15-34　锁骨骨折医案 12 术后二诊 X 线片

十三、锁骨骨折医案 13

邢某，女，1988 年 4 月出生，2022 年 6 月 26 日初诊。发病节气：夏至。

【主诉】撞伤右肩部，肿痛、活动受限 1 小时。

【现病史】患者于入院前 1 小时，因发生车祸伤及右肩，当即肿痛、活动受限，未处理，急来诊，患者自发病来无寒热，纳眠可，二便无异常。

【既往史】无特殊。

【过敏史】无。

【体格检查】右肩部明显肿胀，局部压痛，可触及骨异常活动，尺、桡动脉搏动可及，指动、血运及感觉可。

【辅助检查】X 线片结果显示右侧锁骨中段骨质不连续，断端向上成角，右侧肩关节结构正常（图 15-35）。

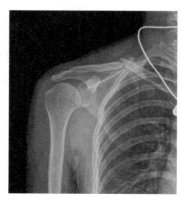

图 15-35　锁骨骨折医案 13 辅助检查 X 线片

【中医诊断】骨折。

【证候诊断】血瘀气滞证。

【西医诊断】右锁骨粉碎骨折。

【治法】活血化瘀，消肿止痛。

【处方】消肿止痛胶囊。

【手术治疗】行臂丛神经阻滞麻醉。麻醉成功后，患者取坐位，常规消毒铺巾，无菌操作；以锁骨钳（本院自制）夹持锁骨远折端，端提回旋至近折端前上方，经皮可扪及远折端断面，以1枚直径2.5 mm克氏针经皮刺入断面髓腔，锤击针尾证实克氏针在骨髓腔内并前进少许，改用骨钻将克氏针顺髓腔方向钻入，于锁骨外端突破骨皮质穿出皮外约数厘米，将克氏针针尖剪成钝面，针尾剪成锐利面，用骨钻在皮外将克氏针向外退出直至锐利面与远折端断面平齐。术者一手握持锁骨钳控制远折端，一手五指捏持近折端，两手对抗牵引回旋，使骨折复位；一助手将克氏针顺髓腔方向敲击直至克氏针在锁骨内端突破骨皮质。X线透视证实骨折复位满意，克氏针在骨髓腔内预定位置；克氏针尾端折弯剪短埋于皮下，针孔无菌包扎；腕颈带悬吊患肢于屈肘90°位。术毕。

【复诊】

	症状体征变化	病机演变及转归	治法及方药变化
术后二诊	经皮穿针术后半个月，无特殊不适。局部肿胀减轻、无明显骨性压痛、无纵向叩击痛、无异常活动。X线片结果显示骨折对位好，少量骨痂，内有克氏针固定（图15-36）	骨折治疗后，复位好，肿减痛消	中药治宜补益肝肾，续筋接骨。方用接骨药，每次6 g，每日1次。药物组成：续断、烫骨碎补、土鳖虫、煅自然铜等6味。嘱去除颈腕带，逐步肩关节功能锻炼
术后三诊	经皮穿针术后一个半月，无特殊不适。局部无肿胀、无压痛、无纵向叩击痛、无异常活动。X线片结果显示骨折对位好，中量骨痂，内有克氏针固定	骨折基本愈合，肝主筋，肾主骨，筋骨损伤，日久累及肝肾，致肝肾亏损	取出内固定克氏针，口服抗生素3天。中药治宜补益肝肾，舒筋通络。方用整骨伸筋胶囊。药物组成：地龙、制马钱子、烫骨碎补、桑寄生等8味。嘱加大肩关节活动范围，不适随诊

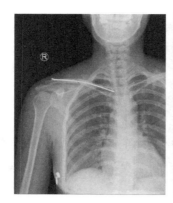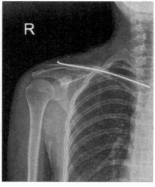

图 15-36　锁骨骨折医案 13 术后二诊 X 线片

十四、锁骨骨折医案 14

杨某，男，2007 年 12 月出生，2022 年 8 月 26 日初诊。发病节气：处暑。

【主诉】摔伤右肩，肿痛、活动受限 2 天。

【现病史】患者于入院前 2 天，因骑自行车时不慎摔伤右肩部，当即疼痛活动受限，未处理，急到当地医院就诊，X 线片结果显示骨折，为进一步治疗来诊，患者自发病来无寒热，纳眠可，二便无异常。

【既往史】无特殊。

【过敏史】无。

【体格检查】右肩部肿胀，锁骨外端肿胀，轻度畸形，压痛（+），可触及骨异常活动，右手诸指活动好，右尺、桡动脉搏动正常。

【辅助检查】X 线片结果显示右侧锁骨外段骨折，近折端向上全错（图 15-37）。

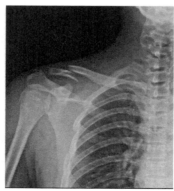

图 15-37　锁骨骨折医案 14 辅助检查 X 线片

【中医诊断】骨折。

【证候诊断】血瘀气滞证。

【西医诊断】右锁骨骨折。

【治法】活血化瘀，消肿止痛。

【处方】消肿止痛胶囊。

【手术治疗】行臂丛神经阻滞麻醉。麻醉成功后，患者取坐位，常规消毒铺巾，无菌操作；以锁骨钳（本院自制）夹持锁骨远折端，端提回旋至近折端前上方，经皮可扪及远折端断面，以 1 枚直径 2.5 mm 克氏针经皮刺入断面髓腔，锤击针尾证实克氏针在骨髓腔内并前进少许，改用骨钻将克氏针顺髓腔方向钻入，于锁骨外端突破骨皮质穿出皮外约数厘米，将克氏针针尖剪成钝面，针尾剪成锐利面，用骨钻在皮外将克氏针向外退出直至锐利面与远折端断面平齐。术者一手握持锁骨钳控制远折端，一手五指捏持近折端，两手对抗牵引回旋，使骨折复位；一助手将克氏针顺髓腔方向敲击直至克氏针在锁骨内端突破骨皮质。X 线透视证实骨折复位满意，克氏针在骨髓腔内预定位置；克氏针尾端折弯剪短埋于皮下，针孔无菌包扎；腕颈带悬吊患肢于屈肘 90° 位。术毕。

【复诊】

	症状体征变化	病机演变及转归	治法及方药变化
术后二诊	经皮穿针术后半个月，无特殊不适。局部肿胀减轻、无明显骨性压痛、无纵向叩击痛、无异常活动。X 线片结果显示骨折对位好，少量骨痂，内有克氏针固定（图 15-38）	骨折治疗后，复位好，肿减痛消	中药治宜补益肝肾，续筋接骨。方用接骨药，每次 6 g，每日 1 次。药物组成：续断、烫骨碎补、土鳖虫、煅自然铜等 6 味。嘱去除颈腕带，逐步肩关节功能锻炼
术后三诊	经皮穿针术后一个半月，无特殊不适。局部无肿胀、无压痛，无纵向叩击痛，无异常活动。X 线片结果显示骨折对位好，中量骨痂，内有克氏针固定	骨折基本愈合，肝主筋，肾主骨，筋骨损伤，日久累及肝肾，致肝肾亏损	取出内固定克氏针，口服抗生素 3 天。中药治宜补益肝肾，舒筋通络。方用整骨伸筋胶囊。药物组成：地龙、制马钱子、烫骨碎补、桑寄生等 8 味。嘱加大肩关节活动范围，不适随诊

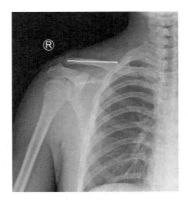

图 15-38　锁骨骨折医案 14 术后二诊 X 线片

十五、锁骨骨折医案 15

房某，女，1957 年 8 月出生，2022 年 9 月 3 日初诊。发病节气：处暑。

【主诉】撞伤头胸部、左肩部、左肘部，肿痛、活动受限 0.5 小时。

【现病史】患者于我院就诊前 0.5 小时，因车祸撞伤头胸部、左肩部、左肘部，当即昏迷，清醒后短暂记忆丧失，感觉头晕、肿痛，活动受限，未处理，为行诊治急来我院就诊。急诊查体、辅助检查以"左锁骨骨折"收入院。现无寒冷、发热、头痛、昏迷、恶心、呕吐，未纳眠，二便未解。

【既往史】平素体健。

【过敏史】无。

【体格检查】左侧头部轻度肿胀，局部压痛（＋）；胸部压痛（＋），胸廓挤压试验（＋）；左肩部肿胀，局部压痛（＋），可触及骨异常活动；左肘部肿胀，后侧可见皮擦伤，局部压痛（＋），未及骨异常活动，左肘关节活动可，尺、桡动脉搏动可，指动、血运及感觉可。左侧腰部可见瘀斑，局部压痛（＋）。其余肢体未见明显异常。

【辅助检查】X 线片结果显示左锁骨中外段骨折，左肘骨质未见明显异常（图 15-39）。颅脑 CT 平扫检查结果未见明确异常。

【中医诊断】骨折。

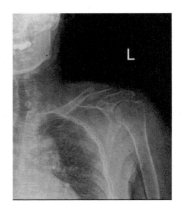

图 15-39　锁骨骨折医案 15 辅助检查 X 线片

【证候诊断】血瘀气滞证。

【西医诊断】左锁骨骨折。

【治法】活血化瘀，消肿止痛。

【处方】消肿止痛胶囊。

【手术治疗】行臂丛神经阻滞麻醉。麻醉成功后，患者取坐位，常规消毒，铺无菌巾、单，术中见左锁骨呈粉碎性骨折，折端错位。术中诊断为左锁骨骨折，拟行闭合复位内固定术。先用锁骨钳夹持锁骨外段并回旋至前方，用1枚2.5 mm的克氏针经皮逆行穿入骨折远段髓腔内，自外侧穿出，采用牵引、提按手法复位骨折，将克氏针穿入近折段髓腔内，透视复位固定满意后，将多余针尾折弯剪短埋于皮下，无菌包扎。颈腕带悬吊固定。

【复诊】

	症状体征变化	病机演变及转归	治法及方药变化
术后二诊	经皮穿针术后半个月，无特殊不适。局部肿胀减轻、无明显骨性压痛、无异常活动。X线片结果显示骨折对位好，少量骨痂，内有克氏针固定（图15-40）	骨折治疗后，复位好，肿减痛消	中药治宜补益肝肾，续筋接骨。方用接骨药，每次6 g，每日1次。药物组成：续断、烫骨碎补、土鳖虫、煅自然铜等6味。不负重活动腕、肘关节
术后三诊	经皮穿针术后1个月，无特殊不适。局部无肿胀、无压痛，无异常活动。X线片结果显示骨折对位好，中量骨痂，内有克氏针固定（图15-41）	骨折愈合顺利，仍需继续治疗	逐步活动肩关节。继续口服接骨药
术后四诊	术后2个月，无特殊不适。局部无肿胀、无压痛，无纵向叩击痛，无异常活动。X线片显示骨折对位好，大量骨痂，内固定克氏针位置好（图15-42）	骨折已经临床愈合，取出内固定	中药治宜补肝肾，续筋骨。方用整骨伸筋胶囊。药物组成：地龙、制马钱子、烫骨碎补、桑寄生等8味。嘱加大肩关节活动范围，逐步负重功能锻炼，不适随诊

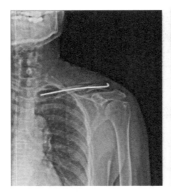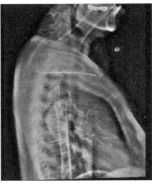

图 15-40　锁骨骨折医案 15 术后二诊 X 线片

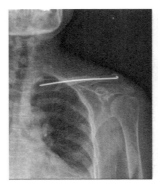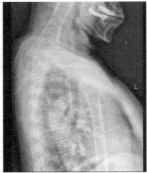

图 15-41　锁骨骨折医案 15 术后三诊 X 线片

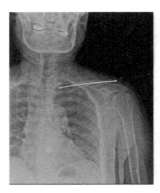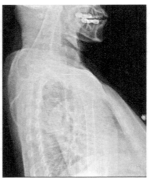

图 15-42　锁骨骨折医案 15 术后四诊 X 线片

十六、锁骨骨折医案 16

孙某，男，1991 年 11 月出生，2022 年 9 月 7 日初诊。发病节气：白露。

【主诉】摔伤头部、左肩部、右腕部，肿痛、活动受限 2 天。

【现病史】患者于入院前2天，因在工作时从架子上摔下，摔伤头部、左肩部、右腕部，当即流血、肿痛、活动受限，急于威海市某医院就诊，X线片结果显示骨折，行清创缝合术，肌注破伤风抗毒素，住院行输液等治疗，现为行进一步诊治急来我院就诊。急诊查体、辅助检查、阅片后以"左锁骨骨折"收入院。现无寒冷、发热、头痛、昏迷、恶心、呕吐，纳好、眠安，二便调。

【既往史】平素体健。

【过敏史】无。

【体格检查】左头顶部可见长约5cm缝合伤口，无红肿渗出；胸廓挤压试验（-）；右腕部无明显肿胀，局部轻压痛，未触及骨异常活动，活动可；左肩部肿胀，局部压痛（+），可触及骨异常活动，尺、桡动脉搏动可，指动、血运及感觉可。其余肢体未见明显异常。

【辅助检查】X线片结果显示左锁骨骨折，右腕关节骨质未见明显异常（图15-43）。

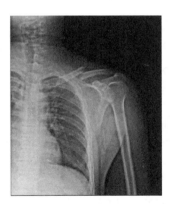

图15-43　锁骨骨折医案16辅助检查X线片

【中医诊断】骨折。

【证候诊断】血瘀气滞证。

【西医诊断】左锁骨骨折。

【治法】活血化瘀，消肿止痛。

【处方】消肿止痛胶囊。

【手术治疗】行臂丛神经阻滞麻醉。麻醉成功后，患者取坐位，常规消毒，铺无菌巾、单，术中见左锁骨骨折，折端错位。术中诊断为左锁骨骨

下篇　孙氏整骨医案记录

折，拟行闭合复位内固定术。先用锁骨钳夹持锁骨外段并回旋至前方，用1枚直径2.5 mm的克氏针经皮逆行穿入骨折远段髓腔内，自外侧穿出，采用牵引、提按手法复位骨折，将克氏针穿入近折段髓腔内，透视复位固定满意后，将多余针尾折弯剪短埋于皮下，无菌包扎。颈腕带悬吊固定。

【复诊】

	症状体征变化	病机演变及转归	治法及方药变化
术后二诊	经皮穿针术后半个月，无特殊不适。局部肿胀减轻、无明显骨性压痛、无异常活动。X线片结果显示骨折对位好，少量骨痂，内有克氏针固定（图15-44）	骨折治疗后，复位好，肿减痛消	中药治宜补益肝肾，续筋接骨。方用接骨药，每次6 g，每日1次。药物组成：续断、烫骨碎补、土鳖虫、煅自然铜等6味。不负重活动腕、肘关节
术后三诊	经皮穿针术后1个月，无特殊不适。局部无肿胀、无压痛，无异常活动。X线片结果显示骨折对位好，中量骨痂，内有克氏针固定（图15-45）	骨折愈合顺利，仍需继续治疗	逐步活动肩关节。继续口服接骨药
术后四诊	术后2个月，无特殊不适。局部无肿胀、无压痛，无纵向叩击痛，无异常活动。X线片结果显示骨折对位好，大量骨痂，内固定克氏针位置好（图15-46）	骨折已经临床愈合，取出内固定	中药治宜补肝肾，续筋骨。方用整骨伸筋胶囊。药物组成：地龙、制马钱子、烫骨碎补、桑寄生等8味。嘱加大肩关节活动范围，逐步负重功能锻炼，不适随诊

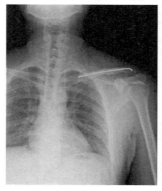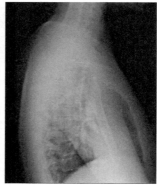

图15-44 锁骨骨折医案16术后二诊X线片

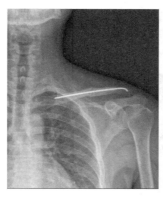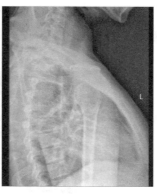

图 15-45　锁骨骨折医案 16 术后三诊 X 线片

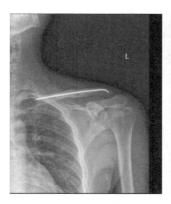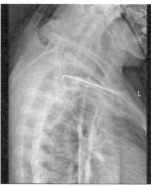

图 15-46　锁骨骨折医案 16 术后四诊 X 线片

十七、锁骨骨折医案 17

姜某，女，1963 年 10 月出生，2022 年 11 月 24 日初诊。发病节气：小雪。

【主诉】摔伤右肩部，肿痛、活动受限 4 小时。

【现病史】患者于入院前 4 小时，因骑电动车时不慎摔伤，伤及右肩部，当即肿痛、活动受限，未处理，急到当地医院就诊，X 线片结果显示骨折，为进一步治疗来诊，患者自发病来无寒热，纳眠可，二便无异常。

【既往史】无特殊。

【过敏史】无。

【体格检查】右肩部肿胀，锁骨中段处肿胀，轻度畸形，压痛（+），可触及骨异常活动，右手诸指活动好，右尺、桡动脉搏动正常。

【辅助检查】X 线片结果显示右侧锁骨中外 1/3 处粉碎性骨折，近折端向上全错，重叠 1.5 cm（图 15-47）。

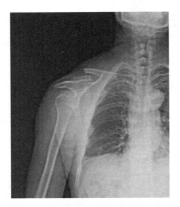

图 15-47　锁骨骨折医案 17 辅助检查 X 线片

【中医诊断】骨折。

【证候诊断】血瘀气滞证。

【西医诊断】右锁骨粉碎骨折。

【治法】活血化瘀，消肿止痛。

【处方】消肿止痛胶囊。

【手术治疗】行臂丛神经阻滞麻醉。麻醉成功后，患者取坐位，常规消毒铺巾，无菌操作；以锁骨钳（本院自制）夹持锁骨远折端，端提回旋至近折端前上方，经皮可扪及远折端断面，以 1 枚直径 2.5 mm 克氏针经皮刺入断面髓腔，锤击针尾证实克氏针在骨髓腔内并前进少许，改用骨钻将克氏针顺髓腔方向钻入，于锁骨外端突破骨皮质穿出皮外约数厘米，将克氏针针尖剪成钝面，针尾剪成锐利面，用骨钻在皮外将克氏针向外退出直至锐利面与远折端断面平齐。术者一手握持锁骨钳控制远折端，一手五指捏持近折端，两手对抗牵引回旋，使骨折复位；一助手将克氏针顺髓腔方向敲击直至克氏针在锁骨内端突破骨皮质。X 线透视证实骨折复位满意，克氏针在骨髓腔内预定位置；克氏针尾端折弯剪短埋于皮下，针孔无菌包扎；腕颈带悬吊患肢于屈肘 90° 位。术毕。

【复诊】

	症状体征变化	病机演变及转归	治法及方药变化
术后二诊	经皮穿针术后半个月，无特殊不适。局部肿胀减轻、无明显骨性压痛、无纵向叩击痛、无异常活动。X线片结果显示骨折对位好，少量骨痂，内有克氏针固定（图15-48）	骨折治疗后，复位好，肿减痛消	中药治宜补益肝肾，续筋接骨。方用接骨药，每次6 g，每日1次。药物组成：续断、烫骨碎补、土鳖虫、煅自然铜等6味。嘱去除颈腕带，逐步肩关节功能锻炼
术后三诊	经皮穿针术后一个半月，无特殊不适。局部无肿胀、无压痛，无纵向叩击痛，无异常活动。X线片结果显示骨折对位好，中量骨痂，内有克氏针固定	骨折基本愈合，肝主筋，肾主骨，筋骨损伤，日久累及肝肾，致肝肾亏损	取出内固定克氏针，口服抗生素3天。中药治宜补益肝肾，舒筋通络。方用整骨伸筋胶囊。药物组成：地龙、制马钱子、烫骨碎补、桑寄生等8味。嘱加大肩关节活动范围，不适随诊

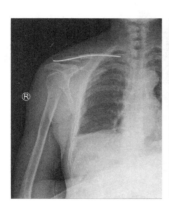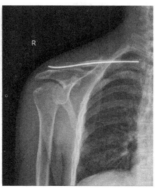

图 15-48 锁骨骨折医案 17 术后二诊 X 线片

十八、锁骨骨折医案 18

张某，男，1970年1月出生，2023年5月4日初诊。发病节气：谷雨。

【主诉】摔伤右肩部，肿痛、活动受限1天。

【现病史】患者于入院前1天，因骑电动车摔伤右肩部，当即肿痛、活动受限，未处理，现为行诊治急来我院就诊。急诊查体、辅助检查后以"右锁骨骨折"收入院。现无寒冷、发热、头痛、昏迷、恶心、呕吐，纳好、眠安，二便调。

【既往史】平素体健。

【过敏史】无。

【体格检查】右肩部肿胀，局部压痛（＋），可触及骨异常活动，尺、桡动脉搏动好，指动、血运及感觉好。右小指缺如，其余肢体未见明显异常。

【辅助检查】X 线片结果显示右锁骨中段骨质不连续，骨折远端向下全错，折端段向上略成角，右肩关节周围软组织肿胀，肩关节间隙可。右侧部分肋骨骨质欠规整（图 15-49）。

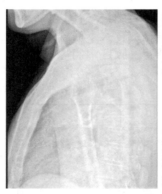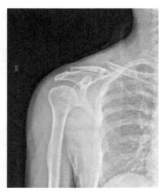

图 15-49　锁骨骨折医案 18 辅助检查 X 线片

【中医诊断】骨折。

【证候诊断】血瘀气滞证。

【西医诊断】右锁骨骨折。

【治法】活血化瘀，消肿止痛。

【处方】消肿止痛胶囊。

【手术治疗】行臂丛神经阻滞麻醉。麻醉成功后，患者取坐位，常规消毒，铺无菌巾、单，术中见右锁骨呈粉碎性骨折，折端错位。术中诊断为右锁骨骨折，拟行闭合复位内固定术。先用锁骨钳夹持锁骨外段并回旋至前方，用 1 枚直径 2.5 mm 的克氏针经皮逆行穿入骨折远段髓腔内，自外侧穿出，采用牵引、提按手法复位骨折，将克氏针穿入近折段髓腔内，透视复位固定满意后，将多余针尾折弯剪短埋于皮下，无菌包扎。上臂固定带固定、颈腕带悬吊固定。

【复诊】

	症状体征变化	病机演变及转归	治法及方药变化
术后二诊	经皮穿针术后半个月，无特殊不适。局部肿胀减轻、无明显骨性压痛、无异常活动。X线片结果显示骨折对位好，少量骨痂，内有克氏针固定（图15-50）	骨折治疗后，复位好，肿减痛消	中药治宜补益肝肾，续筋接骨。方用接骨药，每次6 g，每日1次。药物组成：续断、烫骨碎补、土鳖虫、煅自然铜等6味。不负重活动腕、肘关节
术后三诊	经皮穿针术后1个月，无特殊不适。局部无肿胀、无压痛，无异常活动。X线片结果显示骨折对位好，中量骨痂，内有克氏针固定（图15-51）	骨折愈合顺利，仍需继续治疗	逐步活动肩关节。继续口服接骨药
术后四诊	术后2个月，无特殊不适。局部无肿胀、无压痛，无纵向叩击痛，无异常活动。X线片结果显示骨折对位好，大量骨痂，内固定克氏针位置好	骨折已经临床愈合，取出内固定	中药治宜补肝肾，续筋骨。方用整骨伸筋胶囊。药物组成：地龙、制马钱子、烫骨碎补、桑寄生等8味。嘱加大肩关节活动范围，逐步负重功能锻炼，不适随诊

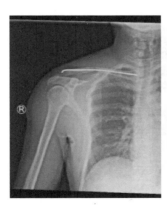 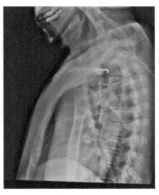

图 15-50 锁骨骨折医案 18 术后二诊 X 线片

下篇

孙氏整骨医案记录

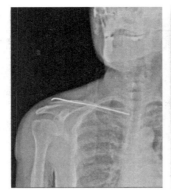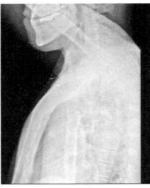

图 15-51　锁骨骨折医案 18 术后三诊 X 线片

第十六章　掌骨骨折医案记录

一、掌骨骨折医案 1

闫某，男，2009 年 9 月出生，2022 年 6 月 25 日初诊。发病节气：夏至。

【主诉】摔伤右手，肿痛、活动受限 3 小时。

【现病史】患者于我院就诊前 3 小时，因下台阶摔伤右手，当即肿痛、活动受限，于荣成市某卫生院就诊，X 线片结果显示骨折，未处理，现为行进一步诊治急来诊。急诊查体、辅助检查、阅 X 线片后以"右手第 5 掌骨骨折"收入院。现无寒冷、发热、头痛、昏迷、恶心、呕吐，未纳眠，二便调。

【既往史】平素体健。

【过敏史】无。

【体格检查】右手背部尺侧肿胀，局部压痛（＋），可触及骨异常活动，尺、桡动脉搏动好，指动、血运及感觉可。其余肢体未见明显异常。

【辅助检查】X 线片结果显示右手第 5 掌骨远端骨折，折端移位（图 16-1）。

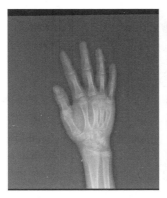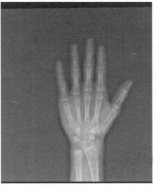

图 16-1　掌骨骨折医案 1 辅助检查 X 线片

【中医诊断】骨折。

【证候诊断】血瘀气滞证。

【西医诊断】右手第 5 掌骨骨折。

【治法】活血化瘀，消肿止痛。

【处方】消肿止痛胶囊。

【手术治疗】行臂丛神经阻滞麻醉。麻醉成功后，患者取仰卧位，常规消毒，铺无菌巾、单。术中见右手第 5 掌骨骨折，断端错位。术中诊断为右手第 5 掌骨骨折，拟行闭合复位内固定术。采用拔伸牵引、端挤提按手法复位骨折，取 1 枚直径 1.6 mm 的克氏针自第 5 掌骨近端纵向穿入髓腔内固定，另取 1 枚直径 1.6 mm 克氏针局部穿入固定，透视复位固定满意后，处理针尾，无菌包扎，石膏托外固定。

【复诊】

	症状体征变化	病机演变及转归	治法及方药变化
术后二诊	经皮穿针术后半个月，无特殊不适。局部肿胀减轻、无明显骨性压痛、无异常活动。X 线片结果显示骨折对位好，少量骨痂，内有克氏针固定（图 16-2）	骨折治疗后，复位好，肿减痛消	中药治宜补益肝肾，续筋接骨。方用接骨药，每次 6 g，每日 1 次。药物组成：续断、烫骨碎补、土鳖虫、煅自然铜等 6 味。调整石膏固定，不负重活动肩、肘关节
术后三诊	经皮穿针术后 1 个月，无特殊不适。局部无肿胀、无压痛，无异常活动。X 线片结果显示骨折对位好，中量骨痂，内有克氏针固定（图 16-3）	骨折愈合顺利	拆除外固定，不负重逐步活动掌指关节。继续口服接骨药
术后四诊	术后 2 个月，无特殊不适。局部无肿胀、无压痛，无纵向叩击痛，无异常活动。X 线片结果显示骨折对位好，大量骨痂，内固定克氏针位置好	骨折已经临床愈合	局麻下取出内固定克氏针，口服抗生素 3 天。中药治宜补肝肾，续筋骨。方用整骨伸筋胶囊。药物组成：地龙、制马钱子、烫骨碎补、桑寄生等 8 味。嘱加大掌指关节活动范围，逐步负重功能锻炼，不适随诊

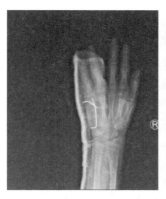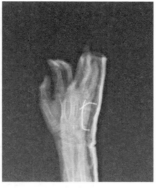

图 16-2　掌骨骨折医案 1 术后二诊 X 线片

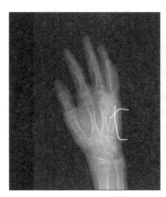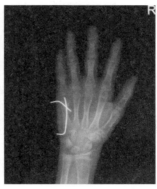

图 16-3　掌骨骨折医案 1 术后三诊 X 线片

二、掌骨骨折医案 2

孙某，男，2004 年 6 月出生，2022 年 7 月 21 日初诊。发病节气：小暑。

【主诉】摔伤右腕部，肿痛、活动受限 6 小时。

【现病史】患者于我院就诊前 6 小时，因走路摔倒摔伤右手，当即肿痛、活动受限，于烟台市某医院就诊，X 线片结果显示骨折，行石膏外固定，未行其他处理，现为行进一步诊治急来我院就诊。急诊查体、辅助检查、阅片后以"右手第 5 掌骨骨折"收入院。现无寒冷、发热、头痛、昏迷、恶心、呕吐，纳可、未眠，二便调。

【既往史】平素体健。

【过敏史】无。

【体格检查】右手背部尺侧肿胀，局部压痛（＋），可触及骨异常活动，尺、桡动脉搏动好，指动、血运及感觉好。其余肢体未见明显异常。

【辅助检查】X线片结果显示右手第 5 掌骨骨折，断端分离移位（图16-4）。

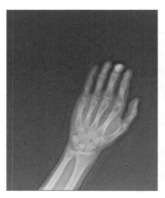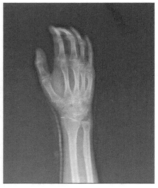

图 16-4　掌骨骨折医案 2 辅助检查 X 线片

【中医诊断】骨折。

【证候诊断】血瘀气滞证。

【西医诊断】右手第 5 掌骨骨折。

【治法】活血化瘀，消肿止痛。

【处方】消肿止痛胶囊。

【手术治疗】行臂丛神经阻滞麻醉。麻醉成功后，患者取仰卧位，常规消毒，铺无菌巾、单，术中见右手第 5 掌骨骨折，断端错位。术中诊断为右手第 5 掌骨骨折，拟行闭合复位内固定术。采用拔伸牵引、端挤提按手法复位骨折，取 1 枚直径 1.6 mm 克氏针自第 5 掌骨近端纵向穿入髓腔内至掌骨头固定，另取 1 枚直径 1.6 mm 克氏针自掌骨头桡侧局部穿入固定，透视复位固定满意后，处理针尾，无菌包扎，石膏托外固定。

【复诊】

	症状体征变化	病机演变及转归	治法及方药变化
术后二诊	经皮穿针术后半个月，无特殊不适。局部肿胀减轻、无明显骨性压痛、无异常活动。X线片结果显示骨折对位好，少量骨痂，内有克氏针固定（图16-5）	骨折治疗后，复位好，肿减痛消	中药治宜补益肝肾，续筋接骨。方用接骨药，每次6 g，每日1次。药物组成：续断、烫骨碎补、土鳖虫、煅自然铜等6味。调整石膏固定，不负重活动肩、肘关节
术后三诊	经皮穿针术后1个月，无特殊不适。局部无肿胀、无压痛，无异常活动。X线片结果显示骨折对位好，中量骨痂，内有克氏针固定（图16-6）	骨折愈合顺利	拆除外固定，不负重逐步活动掌指关节。继续口服接骨药
术后四诊	术后2个月，无特殊不适。局部无肿胀、无压痛，无纵向叩击痛，无异常活动。X线片结果显示骨折对位好，大量骨痂，内固定克氏针位置好	骨折已经临床愈合	局麻下取出内固定克氏针，口服抗生素3天。中药治宜补肝肾，续筋骨。方用整骨伸筋胶囊。药物组成：地龙、制马钱子、烫骨碎补、桑寄生等8味。嘱加大掌指关节活动范围，逐步负重功能锻炼，不适随诊

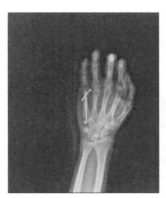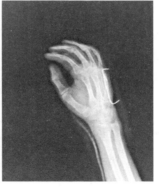

图16-5　掌骨骨折医案2术后二诊X线片

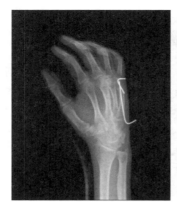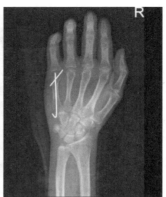

图 16-6　掌骨骨折医案 2 术后三诊 X 线片

三、掌骨骨折医案 3

刘某，女，1989 年 5 月出生，2022 年 7 月 29 日初诊。发病节气：大暑。

【主诉】摔伤右手，肿痛、活动受限 1 天。

【现病史】患者于入院前 1 天，因在家走路滑倒摔伤右手，当即肿痛、活动受限，于烟台市某医院就诊，X 线片结果显示骨折，未处理，为行进一步诊治急来我院就诊。急诊查体、辅助检查、阅片后以"右手第 5 掌骨骨折"收入院。现无寒冷、发热、头痛、昏迷、恶心、呕吐，纳好、眠安，二便调。

【既往史】平素体健。

【过敏史】无。

【体格检查】右手背部尺侧肿胀，局部压痛（＋），可触及骨异常活动，尺、桡动脉搏动可，指动、血运及感觉可。其余肢体未见明显异常。

【辅助检查】X 线片结果显示右手第 5 掌骨骨折，断端分离移位（图 16-7）。

【中医诊断】骨折。

【证候诊断】血瘀气滞证。

【西医诊断】右手第 5 掌骨骨折。

【治法】活血化瘀，消肿止痛。

【处方】消肿止痛胶囊。

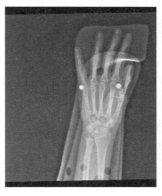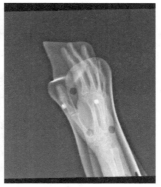

图 16-7　掌骨骨折医案 3 辅助检查 X 线片

【手术治疗】行臂丛神经阻滞麻醉。麻醉成功后，患者取仰卧位，常规消毒，铺无菌巾、单，术中见右手第 5 掌骨骨折，断端分离移位。术中诊断为右手第 5 掌骨骨折，拟行闭合复位内固定术。采用拔伸牵引、端挤提按、分骨手法复位骨折，取 2 枚直径 1.6 mm 克氏针分别自第 5 掌骨头内外侧纵向穿入髓腔内固定，另取 1 枚直径 1.6 mm 克氏针自第 5 掌骨远折端尺侧横行穿入至第 4 掌骨固定，透视复位固定满意后，处理针尾，无菌包扎，石膏托外固定。

【复诊】

	症状体征变化	病机演变及转归	治法及方药变化
术后二诊	经皮穿针术后半个月，无特殊不适。局部肿胀减轻、无明显骨性压痛、无异常活动。X 线片结果显示骨折对位好，少量骨痂，内有克氏针固定（图 16-8）	骨折治疗后，复位好，肿减痛消	中药治宜补益肝肾，续筋接骨。方用接骨药，每次 6 g，每日 1 次。药物组成：续断、烫骨碎补、土鳖虫、煅自然铜等 6 味。调整石膏固定，不负重活动肩、肘关节
术后三诊	经皮穿针术后 1 个月，无特殊不适。局部无肿胀、无压痛，无异常活动。X 线片结果显示骨折对位好，中量骨痂，内有克氏针固定（图 16-9）	骨折愈合顺利	拆除外固定，不负重逐步活动掌指关节。继续口服接骨药

（续表）

	症状体征变化	病机演变及转归	治法及方药变化
术后四诊	术后2个月，无特殊不适。局部无肿胀、无压痛，无纵向叩击痛，无异常活动。X线片结果显示骨折对位好，大量骨痂，内固定克氏针位置好	骨折已经临床愈合	局麻下取出内固定克氏针，口服抗生素3天。中药治宜补肝肾，续筋骨。方用整骨伸筋胶囊。药物组成：地龙、制马钱子、烫骨碎补、桑寄生等8味。嘱加大掌指关节活动范围，逐步负重功能锻炼，不适随诊

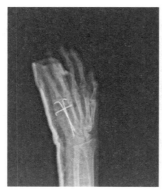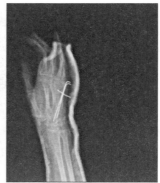

图16-8　掌骨骨折医案3术后二诊X线片

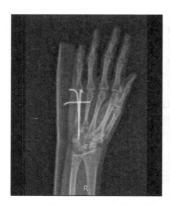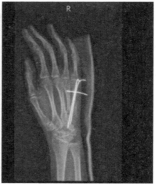

图16-9　掌骨骨折医案3术后三诊X线片

四、掌骨骨折医案4

姜某，男，2000年6月出生，2022年8月13日初诊。发病节气：立秋。

【主诉】摔伤左手，肿痛、活动受限4小时。

【现病史】患者于我院就诊前4小时，因走路滑倒摔伤左手，当即肿痛、活动受限，于威海市某医院就诊，行CT检查，结果显示"骨折"，未处理，现为行进一步诊治急来我院就诊。急诊查体、辅助检查、阅片后以"右手第1掌骨骨折"收入院。现无寒冷、发热、头痛、昏迷、恶心、呕吐，未纳眠，二便调。

【既往史】平素体健。

【过敏史】无。

【体格检查】左手背部尺侧肿胀，局部压痛（+），可触及骨异常活动，尺、桡动脉搏动好，指端血运感觉好。其余肢体未见明显异常。

【辅助检查】X线片结果显示左手第5掌骨基底骨折，断端轻度移位（图16-10）。

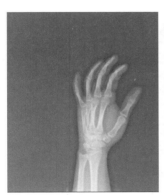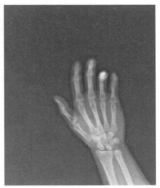

图16-10　掌骨骨折医案4辅助检查X线片

【中医诊断】骨折。

【证候诊断】血瘀气滞证。

【西医诊断】左手第5掌骨基底骨折。

【治法】活血化瘀，消肿止痛。

【处方】消肿止痛胶囊。

【手术治疗】行臂丛神经阻滞麻醉。麻醉成功后，患者取仰卧位，常规消毒，铺无菌巾、单。术中见左手第5掌骨基底骨折，断端错位。术中诊断为左手第5掌骨基底骨折，拟行闭合复位内固定术。采用拔伸牵引、端挤提按、分骨手法复位骨折，取1枚直径1.6 mm的克氏针自第5掌骨头纵向穿入髓腔内固定，透视复位固定满意后，处理针尾，无菌包扎，石膏托外固定。

【复诊】

	症状体征变化	病机演变及转归	治法及方药变化
术后二诊	经皮穿针术后半个月，无特殊不适。局部肿胀减轻、无明显骨性压痛、无异常活动。X线片结果显示骨折对位好，少量骨痂，内有克氏针固定（图16-11）	骨折治疗后，复位好，肿减痛消	中药治宜补益肝肾，续筋接骨。方用接骨药，每次6 g，每日1次。药物组成：续断、烫骨碎补、土鳖虫、煅自然铜等6味。调整石膏固定，不负重活动肩、肘关节
术后三诊	经皮穿针术后1个月，无特殊不适。局部无肿胀、无压痛，无异常活动。X线片结果显示骨折对位好，中量骨痂，内有克氏针固定（图16-12）	骨折愈合顺利	拆除外固定，不负重逐步活动掌指关节。继续口服接骨药
术后四诊	术后2个月，无特殊不适。局部无肿胀、无压痛，无纵向叩击痛，无异常活动。X线片结果显示骨折对位好，大量骨痂，内固定克氏针位置好	骨折已经临床愈合	局麻下取出内固定克氏针，口服抗生素3天。中药治宜补肝肾，续筋骨。方用整骨伸筋胶囊。药物组成：地龙、制马钱子、烫骨碎补、桑寄生等8味。嘱加大掌指关节活动范围，逐步负重功能锻炼，不适随诊

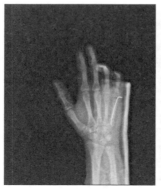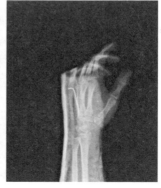

图 16-11　掌骨骨折医案 4 术后二诊 X 线片

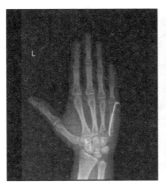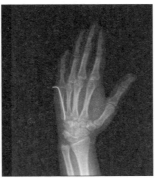

图 16-12　掌骨骨折医案 4 术后三诊 X 线片

五、掌骨骨折医案 5

苗某，男，1966 年 5 月出生，2022 年 8 月 31 日初诊。发病节气：处暑。

【主诉】摔伤左手，肿痛、活动受限 8 小时。

【现病史】患者于我院就诊前 8 小时，因在家下楼梯时摔伤左手，当即肿痛、活动受限，于威海市某医院就诊，X 线片结果显示骨折，未处理，现为行进一步诊治急来我院就诊。急诊查体、辅助检查、阅片后以"左手第 2、3 掌骨骨折"收入院。现无寒冷、发热、头痛、昏迷、恶心、呕吐，纳可、眠可，二便调。

【既往史】糖尿病。

【过敏史】无。

【体格检查】左手背部肿胀，局部压痛（＋），可触及骨异常活动，尺、桡动脉搏动可，指动、血运及感觉可。

【辅助检查】X 线片结果显示左手第 2、3 掌骨骨折，断端错位（图 16-13）。

【中医诊断】骨折。

【证候诊断】血瘀气滞证。

【西医诊断】左手第 2、3 掌骨骨折。

【治法】活血化瘀，消肿止痛。

【处方】消肿止痛胶囊。

【手术治疗】行臂丛神经阻滞麻醉。麻醉成功后，患者取仰卧位，常规

下篇

孙氏整骨医案记录

369

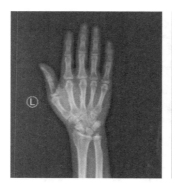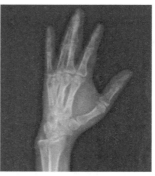

图 16-13　掌骨骨折医案 5 辅助检查 X 线片

消毒，铺无菌巾、单，术中见左手 2、3 掌骨骨折，断端错位。术中诊断为左手 2、3 掌骨骨折，拟行闭合复位内固定术。采用拔伸牵引、端挤提按、分骨手法复位骨折，分别取 2 枚直径 1.6 mm 的克氏针分别自第 2、3 掌骨头纵向穿入髓腔内固定，透视复位固定满意后，处理针尾，无菌包扎，石膏托外固定。

【复诊】

	症状体征变化	病机演变及转归	治法及方药变化
术后二诊	经皮穿针术后半个月，无特殊不适。局部肿胀减轻、无明显骨性压痛、无异常活动。X 线片结果显示骨折对位好，少量骨痂，内有克氏针固定（图 16-14）	骨折治疗后，复位好，肿减痛消	中药治宜补益肝肾，续筋接骨。方用接骨药，每次 6 g，每日 1 次。药物组成：续断、烫骨碎补、土鳖虫、煅自然铜等 6 味。调整石膏固定，不负重活动肩、肘关节
术后三诊	经皮穿针术后 1 个月，无特殊不适。局部无肿胀、无压痛，无异常活动。X 线片结果显示骨折对位好，中量骨痂，内有克氏针固定（图 16-15）	骨折愈合顺利	拆除外固定，不负重逐步活动掌指关节。继续口服接骨药
术后四诊	术后 2 个月，无特殊不适。局部无肿胀、无压痛，无纵向叩击痛，无异常活动。X 线片结果显示骨折对位好，大量骨痂，内固定克氏针位置好	骨折已经临床愈合	局麻下取出内固定克氏针，口服抗生素 3 天。中药治宜补肝肾，续筋骨。方用整骨伸筋胶囊。药物组成：地龙、制马钱子、烫骨碎补、桑寄生等 8 味。嘱加大掌指关节活动范围，逐步负重功能锻炼，不适随诊

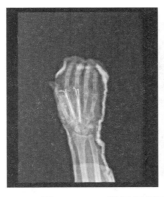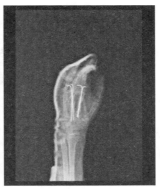

图 16-14　掌骨骨折医案 5 术后二诊 X 线片

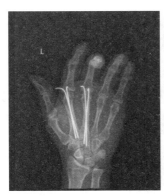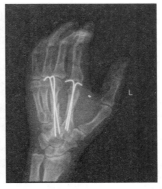

图 16-15　掌骨骨折医案 5 术后三诊 X 线片

第十七章　跖骨骨折医案记录

一、跖骨骨折医案 1

李某，男，1964 年 2 月出生，2018 年 8 月 2 日初诊。发病节气：大暑。

【主诉】扭伤右足部，肿痛、活动受限 0.5 小时。

【现病史】患者于入院前 0.5 小时，因扭伤右足部，当即肿痛、活动受限，为进一步治疗，急来诊。急诊查体、行辅助检查、并行破伤风抗毒素皮内试验（tetanuss antitoxin test，TAT），确认 TAT 结果为阴性后给予患者破伤风抗毒素 1 500 iu 肌注，后以"右足多发跖骨骨折"收入院。现无寒冷、发热、头痛、昏迷、恶心、呕吐，纳好、眠安，二便调。

【既往史】平素体健。

【过敏史】无。

【体格检查】右足中度肿胀，前足压痛明显，可及骨擦感及骨异常活动；右拇指近端外侧擦皮伤，足背及胫后动脉搏动可及，趾端血运及感觉活动可，其余肢体未见明显异常。

【辅助检查】X 线检查右足（右足正斜位），X 线片结果显示右足第 2、3、4 跖骨骨折，折端轻度嵌插错位，第 1 跖跗关节骨质结构紊乱，周围形成游离骨折块（图 17-1）。

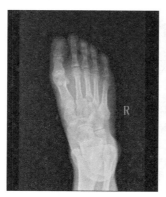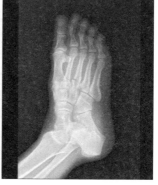

图 17-1　跖骨骨折医案 1 辅助检查 X 线片

【中医诊断】骨折。

【证候诊断】血瘀气滞证。

【西医诊断】右足多发跖骨骨折。

【治法】活血化瘀，消肿止痛。

【处方】消肿止痛胶囊。

【手术治疗】行股神经和坐骨神经阻滞麻醉。麻醉成功后，患者取仰卧位，常规消毒，铺无菌巾、单，术中见右足第1、2、3、4跖骨基底部骨折，断端错位。术中诊断为右足多发跖骨骨折，行跖骨骨折闭合复位克氏针内固定术。采用拔伸牵引、端挤提按手法复位骨折，分别取1.6 mm的克氏针经皮自足底穿入跖骨头、颈、髓腔内固定第2、3、4跖骨，直至楔骨，另取1枚1.6 mm的克氏针局部固定第1跖骨基底部，透视复位固定满意，处理针尾，无菌包扎，石膏托外固定。

【复诊】

	症状体征变化	病机演变及转归	治法及方药变化
术后二诊	经皮穿针术后半个月，无特殊不适。局部肿胀减轻、无明显骨性压痛、无异常活动。X线片结果显示骨折对位好，少量骨痂，内有克氏针固定（图17-2）	骨折治疗后，复位好，肿减痛消	中药治宜补益肝肾，续筋接骨。方用接骨药，每次6 g，每日1次。药物组成：续断、烫骨碎补、土鳖虫、煅自然铜等6味。调整石膏固定，不负重活动
术后三诊	经皮穿针术后1个月，无特殊不适。局部无肿胀、无压痛，无异常活动。X线片结果显示骨折对位好，中量骨痂，内有克氏针固定（图17-3）	骨折愈合顺利，老年人肝肾亏虚，仍需继续治疗	拆除石膏外固定，不负重活动。继续口服接骨药
术后四诊	术后2个月，无特殊不适。局部无肿胀、无压痛，无纵向叩击痛，无异常活动。X线片结果显示骨折对位好，大量骨痂，内固定克氏针位置好	骨折已经临床愈合	局麻下取出内固定克氏针，口服抗生素3天。中药治宜补肝肾，续筋骨。方用整骨伸筋胶囊。药物组成：地龙、制马钱子、烫骨碎补、桑寄生等8味。嘱加大关节活动范围，逐步负重功能锻炼，不适随诊

孙氏整骨医案记录

373

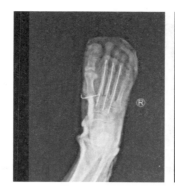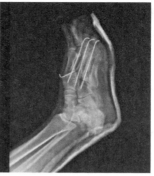

图 17-2　跖骨骨折医案 1 术后二诊 X 线片

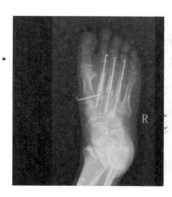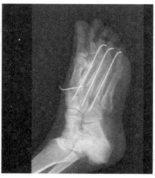

图 17-3　跖骨骨折医案 1 术后三诊 X 线片

二、跖骨骨折医案 2

张某，女，1973 年 1 月出生，2019 年 8 月 4 日初诊。发病节气：大暑。

【主诉】扭伤右足部，肿痛、活动受限 1 天。

【现病史】患者于入院前 1 天，因在自家走路时，不慎扭伤右足，当即肿痛，不敢活动，未处理，自行在家休养未缓解，为进一步治疗，急来诊，急诊查体、辅助检查以"右足第 5 跖骨骨折"收入院。现无寒冷、发热、头痛、昏迷、恶心、呕吐，纳好、眠安，二便调。

【既往史】平素体健。

【过敏史】无。

【体格检查】右足背部中度肿胀，足底可见皮下瘀斑，局部压痛明显，可及骨擦感及骨异常活动，足背动脉搏动可及，趾动、血运及感觉可，其余未见明显异常。

【辅助检查】X线片结果显示右足第 5 跖骨骨折,折端碎骨略移位,断面尖锐(图 17-4)。

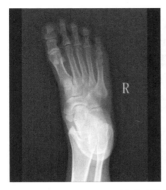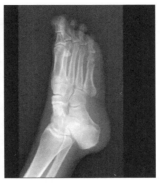

图 17-4　跖骨骨折医案 2 辅助检查 X 线片

【中医诊断】骨折。

【证候诊断】血瘀气滞证。

【西医诊断】右足第 5 跖骨骨折。

【治法】活血化瘀,消肿止痛。

【处方】消肿止痛胶囊。

【手术治疗】行股神经和坐骨神经阻滞麻醉。麻醉成功后,患者取仰卧位,常规消毒,铺无菌巾、单,术中见右足第 5 跖骨骨折,断端轻度错位。术中诊断为右足第 5 跖骨骨折,拟行闭合复位内固定术。采用拔伸牵引、端挤提按手法复位骨折,用 1 枚 2.0 mm 的克氏针上电钻纵形自足底第 5 跖骨远端向近端穿入固定,透视复位固定满意后,剪短针尾留于皮外,无菌包扎伤口,石膏托外固定。

【复诊】

	症状体征变化	病机演变及转归	治法及方药变化
术后二诊	经皮穿针术后半个月,无特殊不适。局部肿胀减轻、无明显骨性压痛、无异常活动。X线片结果显示骨折对位好,少量骨痂,内有克氏针固定(图 17-5)	骨折治疗后,复位好,肿减痛消	中药治宜补益肝肾,续筋接骨。方用接骨药,每次 6 g,每日 1 次。药物组成:续断、烫骨碎补、土鳖虫、煅自然铜等 6 味。调整石膏固定,不负重活动

（续表）

	症状体征变化	病机演变及转归	治法及方药变化
术后三诊	经皮穿针术后1个月，无特殊不适。局部无肿胀、无压痛，无异常活动。X线片结果显示骨折对位好，中量骨痂，内有克氏针固定（图17-6）	骨折愈合顺利，老年人肝肾亏虚，仍需继续治疗	拆除石膏外固定，不负重活动。继续口服接骨药
术后四诊	术后2个月，无特殊不适。局部无肿胀、无压痛，无纵向叩击痛，无异常活动。X线片结果显示骨折对位好，大量骨痂，内固定克氏针位置好	骨折已经临床愈合	局麻下取出内固定克氏针，口服抗生素3天。中药治宜补肝肾，续筋骨。方用整骨伸筋胶囊。药物组成：地龙、制马钱子、烫骨碎补、桑寄生等8味。嘱加大关节活动范围，逐步负重功能锻炼，不适随诊

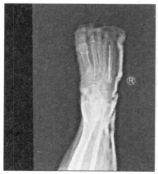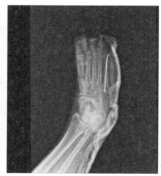

图17-5　跖骨骨折医案2术后二诊X线片

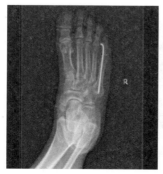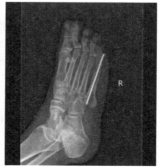

图17-6　跖骨骨折医案2术后三诊X线片

三、跖骨骨折医案3

唐某，男，1996年7月出生，2019年12月5日初诊。发病节气：小雪。

【主诉】砸伤右足背部，肿痛、活动受限5小时。

【现病史】患者于入院前5小时，因在自家干活时，不慎砸伤右足背部，当即肿痛，不敢活动，未处理，现为行进一步诊治急来诊。急诊查体、辅助检查后以"右足第四跖骨骨折"收入院。现无寒冷、发热、头痛、昏迷、恶心、呕吐，纳好、眠安，二便调。

【既往史】平素体健。

【过敏史】无。

【体格检查】右足背部肿胀，可见皮下瘀斑，局部压痛明显，可及骨擦感及骨异常活动，足背动脉搏动可及，趾动、血运及感觉可，其余未见明显异常。

【辅助检查】X线片结果显示右足第四跖骨骨折，折端分离移位（图17-7）。

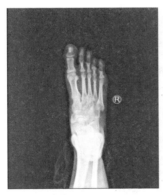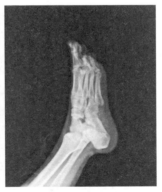

图 17-7　跖骨骨折医案3辅助检查X线片

【中医诊断】骨折。

【证候诊断】血瘀气滞证。

【西医诊断】右足第四跖骨骨折。

【治法】活血化瘀，消肿止痛。

【处方】消肿止痛胶囊。

【手术治疗】行股神经和坐骨神经阻滞麻醉。麻醉成功后，采用拔伸牵引、端挤提按手法复位骨折。取 1 枚直径 1.6 mm 的克氏针自第 4 跖骨头远端穿入固定，透视见复位固定满意，处理针尾，无菌敷料包扎，石膏托外固定。

【复诊】

	症状体征变化	病机演变及转归	治法及方药变化
术后二诊	经皮穿针术后半个月，无特殊不适。局部肿胀减轻、无明显骨性压痛、无异常活动。X 线片结果显示骨折对位好，少量骨痂，内有克氏针固定（图 17-8）	骨折治疗后，复位好，肿减痛消	中药治宜补益肝肾，续筋接骨。方用接骨药，每次 6 g，每日 1 次。药物组成：续断、烫骨碎补、土鳖虫、煅自然铜等 6 味。调整石膏固定，不负重活动
术后三诊	经皮穿针术后 1 个月，无特殊不适。局部无肿胀、无压痛，无异常活动。X 线片结果显示骨折对位好，中量骨痂，内有克氏针固定（图 17-9）	骨折愈合顺利，老年人肝肾亏虚，仍需继续治疗	拆除石膏外固定，不负重活动。继续口服接骨药
术后四诊	术后 2 个月，无特殊不适。局部无肿胀、无压痛，无纵向叩击痛，无异常活动。X 线片结果显示骨折对位好，大量骨痂，内固定克氏针位置好	骨折已经临床愈合	局麻下取出内固定克氏针，口服抗生素 3 天。中药治宜补肝肾，续筋骨。方用整骨伸筋胶囊。药物组成：地龙、制马钱子、烫骨碎补、桑寄生等 8 味。嘱加大关节活动范围，逐步负重功能锻炼，不适随诊

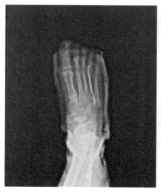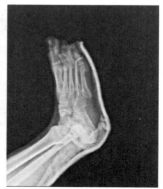

图 17-8 跖骨骨折医案 3 术后二诊 X 线片

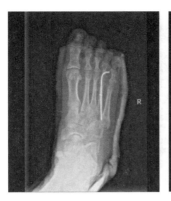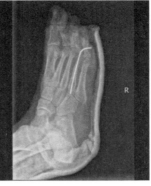

图 17-9 跖骨骨折医案 3 术后三诊 X 线片

四、跖骨骨折医案 4

连某，男，1957 年 4 月出生，2020 年 1 月 29 日初诊。发病节气：大寒。

【主诉】摔伤左足部，肿痛、活动受限 1 天。

【现病史】患者于入院前 1 天，因在家走路时摔伤左足部，当即肿痛，不敢活动，未行特殊处理，现为行诊治急来诊。急诊查体、辅助检查以"左足第 2、3、4 跖骨骨折"收入院。现无寒冷、发热、头痛、昏迷、恶心、呕吐，纳好、眠安，二便调。

【既往史】平素体健。

【过敏史】无。

【体格检查】左足背部中度肿胀，局部压痛明显，可及骨擦感及骨异常活动，足背动脉搏动可及，趾动、血运及感觉可，其余未见明显异常。

【辅助检查】X 线片结果显示左足第 2、3、4 跖骨远端骨折，左足拇趾外翻畸形并跖趾关节骨性关节炎（图 17-10）。

【中医诊断】骨折。

【证候诊断】血瘀气滞证。

【西医诊断】左足第 2、3、4 跖骨骨折。

【治法】活血化瘀，消肿止痛。

【处方】消肿止痛胶囊。

【手术治疗】行股神经和坐骨神经阻滞麻醉。麻醉成功后，患者取仰卧位，常规消毒，铺无菌巾、单，术中见左足第 2、3、4 跖骨远端骨折，折端错位。术中诊断为左足第 2、3、4 跖骨骨折，拟行闭合复位内固定术。采用

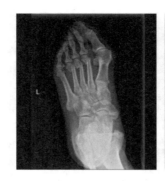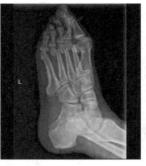

图 17-10　跖骨骨折医案 4 辅助检查 X 线片

拔伸牵引、端挤提按、分骨、克氏针撬拨手法复位骨折，取 3 枚 1.6 mm 的克氏针上电钻分别自第 2、3、4 跖骨纵行穿入髓腔内固定，透视复位固定满意后，多余针尾折弯剪短留于皮外，无菌包扎，石膏托外固定。

【复诊】

	症状体征变化	病机演变及转归	治法及方药变化
术后二诊	经皮穿针术后半个月，无特殊不适。局部肿胀减轻、无明显骨性压痛、无异常活动。X 线片结果显示骨折对位好，少量骨痂，内有克氏针固定（图 17-11）	骨折治疗后，复位好，肿减痛消	中药治宜补益肝肾，续筋接骨。方用接骨药，每次 6 g，每日 1 次。药物组成：续断、烫骨碎补、土鳖虫、煅自然铜等 6 味。调整石膏固定，不负重活动
术后三诊	经皮穿针术后 1 个月，无特殊不适。局部无肿胀、无压痛，无异常活动。X 线片结果显示骨折对位好，中量骨痂，内有克氏针固定（图 17-12）	骨折愈合顺利，老年人肝肾亏虚，仍需继续治疗	拆除石膏外固定，不负重活动。继续口服接骨药
术后四诊	术后 2 个月，无特殊不适。局部无肿胀、无压痛，无纵向叩击痛，无异常活动。X 线片结果显示骨折对位好，大量骨痂，内固定克氏针位置好	骨折已经临床愈合	局麻下取出内固定克氏针，口服抗生素 3 天。中药治宜补肝肾，续筋骨。方用整骨伸筋胶囊。药物组成：地龙、制马钱子、烫骨碎补、桑寄生等 8 味。嘱加大关节活动范围，逐步负重功能锻炼，不适随诊

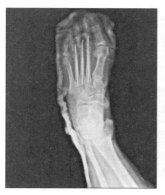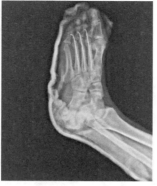

图 17-11　跖骨骨折医案 4 术后二诊 X 线片

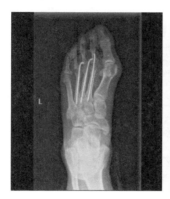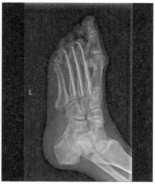

图 17-12　跖骨骨折医案 4 术后三诊 X 线片

五、跖骨骨折医案 5

张某，女，1951 年 10 月出生，2021 年 3 月 7 日初诊。发病节气：惊蛰。

【主诉】砸伤右足背部，肿痛、活动受限 7 小时。

【现病史】患者于入院前 7 小时，因在家砸伤右足背部，当即肿痛、活动受限，于威海市某卫生院就诊，X 线片结果显示右足第 5 跖骨骨折，未行特殊处理，现为行进一步诊治急来诊。急诊查体、辅助检查、阅片后以"右足第 5 跖骨骨折"收入院。现无寒冷、发热、头痛、昏迷、恶心、呕吐，纳好、眠安，二便调。

【既往史】原发性高血压。

【过敏史】无。

【体格检查】右足背部肿胀，局部压痛明显，可及骨擦感及骨异常活动，足背动脉搏动可及，趾动、血运及感觉可，其余肢体未见明显异常。

【辅助检查】X线片结果显示右足第5跖骨骨折，折端分离移位（图17-13）。

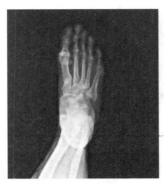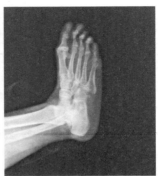

图 17-13　跖骨骨折医案 5 辅助检查 X 线片

【中医诊断】骨折。

【证候诊断】血瘀气滞证。

【西医诊断】右足第5跖骨骨折。

【治法】活血化瘀，消肿止痛。

【处方】消肿止痛胶囊。

【手术治疗】行股神经和坐骨神经阻滞麻醉。麻醉成功后，患者取仰卧位，常规消毒，铺无菌巾、单，术中见右足第5跖骨骨折，断端错位。术中诊断为右足第5跖骨骨折，拟行闭合复位内固定术。采用拔伸牵引、端挤提按手法复位骨折，取2枚1.6 mm的克氏针上电钻分别自跖骨头交叉穿入髓腔内固定，透视复位固定满意后，多余针尾折弯剪短留于皮外，无菌包扎。石膏托外固定。

【复诊】

	症状体征变化	病机演变及转归	治法及方药变化
术后二诊	经皮穿针术后半个月，无特殊不适。局部肿胀减轻、无明显骨性压痛、无异常活动。X线片结果显示骨折对位好，少量骨痂，内有克氏针固定（图17-14）	骨折治疗后，复位好，肿减痛消	中药治宜补益肝肾，续筋接骨，方用接骨药，每次6 g，每日1次。药物组成：续断、烫骨碎补、土鳖虫、煅自然铜等6味。调整石膏固定，不负重活动

	症状体征变化	病机演变及转归	治法及方药变化
术后三诊	经皮穿针术后 1 个月，无特殊不适。局部无肿胀、无压痛、无异常活动。X线片结果显示骨折对位好，中量骨痂，内有克氏针固定（图 17-15）	骨折愈合顺利，老年人肝肾亏虚，仍需继续治疗	拆除石膏外固定，不负重活动。继续口服接骨药
术后四诊	术后 2 个月，无特殊不适。局部无肿胀、无压痛，无纵向叩击痛，无异常活动。X线片结果显示骨折对位好，大量骨痂，内固定克氏针位置好	骨折已经临床愈合	局麻下取出内固定克氏针，口服抗生素 3 天。中药治宜补肝肾，续筋骨。方用整骨伸筋胶囊。药物组成：地龙、制马钱子、烫骨碎补、桑寄生等 8 味。嘱加大关节活动范围，逐步负重功能锻炼，不适随诊

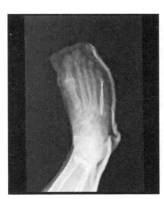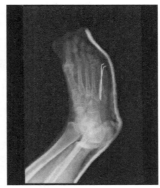

图 17-14　跖骨骨折医案 5 术后二诊 X 线片

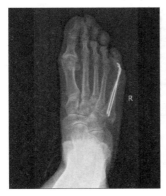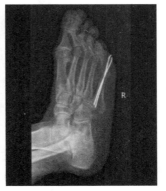

图 17-15　跖骨骨折医案 5 术后三诊 X 线片

六、跖骨骨折医案6

张某，男，1962年8月出生，2021年5月18日初诊。发病节气：立夏。

【主诉】砸伤右足背部，肿痛、活动受限3天。

【现病史】患者于2021年5月15日在工地干活时不慎被铁门砸伤右足背部，当即流血、肿痛、活动受限，自行涂抹药物消毒，未行其他处理，现肿痛加重，为行诊治急来诊。急诊查体、辅助检查、肌注破伤风人免疫球蛋白，以"右足第5跖骨骨折"收入院。现无寒冷、发热、头痛、昏迷、恶心、呕吐，纳好、眠安，二便调。

【既往史】原发性高血压。

【过敏史】无。

【体格检查】右足背部明显肿胀，皮肤发红，足背外侧可见大小约3 cm×3 cm皮擦伤区，已结痂，表面可见多处渗出点，局部压痛明显，可及骨擦感及骨异常活动，足背动脉搏动可及，趾动、血运及感觉可，其余肢体未见明显异常。

【辅助检查】X线片结果显示右足第5跖骨远端骨折，折端嵌插。周围软组织肿胀，右足各关节间隙可（图17-16）。

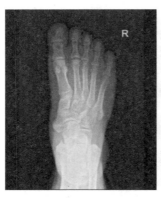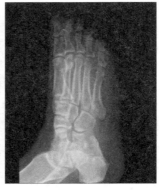

图17-16 跖骨骨折医案6辅助检查X线片

【中医诊断】骨折。

【证候诊断】血瘀气滞证。

【西医诊断】右足第5跖骨骨折。

【治法】活血化瘀，消肿止痛。

【处方】消肿止痛胶囊。

【手术治疗】行股神经和坐骨神经阻滞麻醉。麻醉成功后，患者取仰卧位，常规消毒，铺无菌巾、单，术中见右足第5跖骨骨折，断端略移位。术中诊断为右足第5跖骨骨折，拟行闭合复位内固定术。采用拔伸牵引、端挤提按手法复位骨折，取1枚直径2.0 mm的克氏针上电钻自第5跖骨头纵行穿入髓腔内固定，透视复位固定满意后，多余针尾折弯剪短留于皮外，无菌包扎，石膏托外固定。

【复诊】

	症状体征变化	病机演变及转归	治法及方药变化
术后二诊	经皮穿针术后半个月，无特殊不适。局部肿胀减轻、无明显性压痛、无异常活动。X线片结果显示骨折对位好，少量骨痂，内有克氏针固定（17-17）	骨折治疗后，复位好，肿减痛消	中药治宜补益肝肾，续筋接骨。方用接骨药，每次6 g，每日1次。药物组成：续断、烫骨碎补、土鳖虫、煅自然铜等6味。调整石膏固定，不负重活动
术后三诊	经皮穿针术后1个月，无特殊不适。局部无肿胀、无压痛，无异常活动。X线片结果显示骨折对位好，中量骨痂，内有克氏针固定（17-18）	骨折愈合顺利，老年人肝肾亏虚，仍需继续治疗	拆除石膏外固定，不负重活动。继续口服接骨药
术后四诊	术后2个月，无特殊不适。局部无肿胀、无压痛，无纵向叩击痛，无异常活动。X线片结果显示骨折对位好，大量骨痂，内固定克氏针位置好	骨折已经临床愈合	局麻下取出内固定克氏针，口服抗生素3天。中药治宜补肝肾，续筋骨。方用整骨伸筋胶囊。药物组成：地龙、制马钱子、烫骨碎补、桑寄生等8味。嘱加大关节活动范围，逐步负重功能锻炼，不适随诊

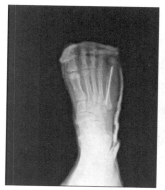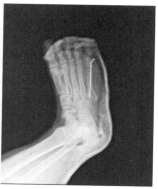

图 17-17　跖骨骨折医案 6 术后二诊 X 线片

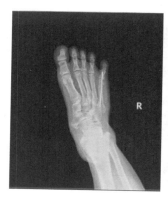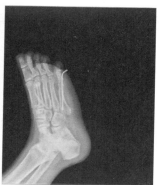

图 17-18　跖骨骨折医案 6 术后三诊 X 线片

七、跖骨骨折医案 7

宋某，女，1947 年 3 月出生，2022 年 7 月 21 日初诊。发病节气：小暑。

【主诉】扭伤左足及左踝部，肿痛、活动受限 5 天。

【现病史】患者于入院前 5 天，因在家下楼梯时扭伤左足及左踝部，当即肿痛、活动受限，于荣成市某医院就诊，X 线片结果显示骨折，住院行输液等治疗，现为行进一步诊治来我院就诊。现无寒冷、发热、头痛、昏迷、恶心、呕吐，纳好、眠安，二便调。

【既往史】平素体健。

【过敏史】无。

【体格检查】左踝外侧及左足背部肿胀，局部压痛（+），可触及骨异常活动，足背动脉搏动可，左足拇趾外翻畸形，趾动、血运及感觉可。其余肢体未见明显异常。

【辅助检查】X线片结果显示左足第4、5跖骨骨折，断端错位（图17-19）。

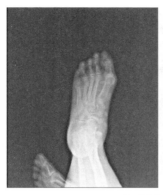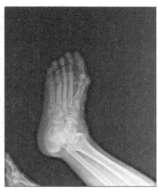

图 17-19　跖骨骨折医案 7 辅助检查 X 线片

【中医诊断】骨折。

【证候诊断】血瘀气滞证。

【西医诊断】左足第 4、5 跖骨骨折。

【治法】活血化瘀，消肿止痛。

【处方】消肿止痛胶囊。

【手术治疗】行股神经和坐骨神经阻滞麻醉。麻醉成功后，患者取仰卧位，常规消毒，铺无菌巾、单，术中见左足第 4、5 跖骨骨折，断端错位分离。术中诊断为左足第 4、5 跖骨骨折，拟行闭合复位内固定术。采用拔伸牵引、端挤提按手法复位骨折，取 2 枚直径 2.0 mm 的克氏针分别自第 4、5 掌骨头纵行穿入髓腔内固定，另取 1 枚直径 2.0 mm 克氏针自第 5 掌骨基底部局部穿入固定，透视复位固定满意后，多余针尾折弯剪短留于皮外，无菌包扎。石膏托外固定。

【复诊】

	症状体征变化	病机演变及转归	治法及方药变化
术后二诊	经皮穿针术后半个月，无特殊不适。局部肿胀减轻、无明显骨性压痛、无异常活动。X线片结果显示骨折对位好，少量骨痂，内有克氏针固定（图17-20）	骨折治疗后，复位好，肿减痛消	中药治宜补益肝肾，续筋接骨。方用接骨药，每次6g，每日1次。药物组成：续断、烫骨碎补、土鳖虫、煅自然铜等6味。调整石膏固定，不负重活动
术后三诊	经皮穿针术后1个月，无特殊不适。局部无肿胀、无压痛，无异常活动。X线片结果显示骨折对位好，中量骨痂，内有克氏针固定（图17-21）	骨折愈合顺利，老年人肝肾亏虚，仍需继续治疗	拆除石膏外固定，不负重活动。继续口服接骨药
术后四诊	术后2个月，无特殊不适。局部无肿胀、无压痛，无纵向叩击痛，无异常活动。X线片结果显示骨折对位好，大量骨痂，内固定克氏针位置好	骨折已经临床愈合	局麻下取出内固定克氏针，口服抗生素3天。中药治宜补肝肾，续筋骨。方用整骨伸筋胶囊。药物组成：地龙、制马钱子、烫骨碎补、桑寄生等8味。嘱加大关节活动范围，逐步负重功能锻炼，不适随诊

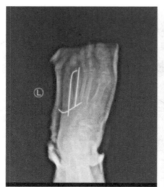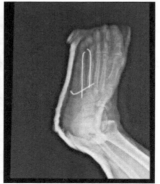

图17-20 跖骨骨折医案7术后二诊X线片

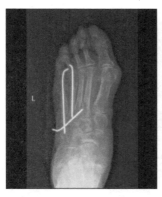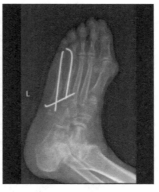

图 17-21　跖骨骨折医案 7 术后三诊 X 线片

八、跖骨骨折医案 8

孙某，男，1957 年 2 月出生，2023 年 1 月 12 日初诊。发病节气：小寒。

【主诉】轧伤右足部，肿痛、活动受限 4 小时。

【现病史】患者于我院就诊前 4 小时，因被车轧伤右足，当即肿痛、活动受限，于乳山市某卫生院就诊，X 线片结果显示骨折，未处理，为行进一步诊治急来我院就诊。急诊查体、辅助检查、阅片后以"右足第 5 跖骨骨折"收入院。现无寒冷、发热、头痛、昏迷、恶心、呕吐，未纳眠，二便调。

【既往史】平素体健。

【过敏史】无。

【体格检查】右足背部外侧肿胀，局部压痛（+），可触及骨异常活动，足背动脉搏动可，趾动、血运及感觉可。其余肢体未见明显异常。

【辅助检查】X 线片结果显示右足第 5 跖骨骨折，断端无明显移位（图 17-22）。

【中医诊断】骨折。

【证候诊断】血瘀气滞证。

【西医诊断】右足第 5 跖骨骨折。

【治法】活血化瘀，消肿止痛。

【处方】消肿止痛胶囊。

【手术治疗】行股神经和坐骨神经阻滞麻醉。麻醉成功后，患者取仰卧

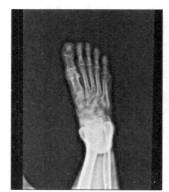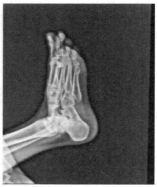

图 17-22　跖骨骨折医案 8 辅助检查 X 线片

位，常规消毒，铺无菌巾、单，术中见右足第 5 跖骨骨折，断端无明显移位。术中诊断为右足第 5 跖骨骨折，拟行闭合复位内固定术。取 1 枚直径 1.6 mm 的克氏针上电钻自第 5 跖骨基底外侧斜行穿入至髓腔内固定，另取 1 枚直径 1.6 mm 的克氏针局部穿入固定，透视复位固定满意后，多余针尾折弯剪短留于皮外，无菌包扎，石膏托外固定。

【复诊】

	症状体征变化	病机演变及转归	治法及方药变化
术后二诊	经皮穿针术后半个月，无特殊不适。局部肿胀减轻、无明显骨性压痛、无异常活动。X 线片结果显示骨折对位好，少量骨痂，内有克氏针固定（图 17-23）	骨折治疗后，复位好，肿减痛消	中药治宜补益肝肾，续筋接骨。方用接骨药，每次 6 g，每日 1 次。药物组成：续断、烫骨碎补、土鳖虫、煅自然铜等 6 味。调整石膏固定，不负重活动
术后三诊	经皮穿针术后 1 个月，无特殊不适。局部无肿胀、无压痛，无异常活动。X 线片结果显示骨折对位好，中量骨痂，内有克氏针固定（图 17-24）	骨折愈合顺利，老年人肝肾亏虚，仍需继续治疗	拆除石膏外固定，不负重活动。继续口服接骨药

	症状体征变化	病机演变及转归	治法及方药变化
术后四诊	术后2个月，无特殊不适。局部无肿胀、无压痛、无纵向叩击痛，无异常活动。X线片结果显示骨折对位好，大量骨痂，内固定克氏针位置好	骨折已经临床愈合	局麻下取出内固定克氏针，口服抗生素3天。中药治宜补肝肾，续筋骨。方用整骨伸筋胶囊。药物组成：地龙、制马钱子、烫骨碎补、桑寄生等8味。嘱加大关节活动范围，逐步负重功能锻炼，不适随诊

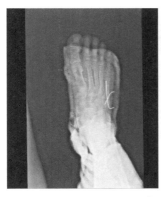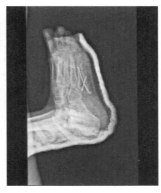

图 17-23 跖骨骨折医案 8 术后二诊 X 线片

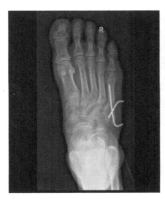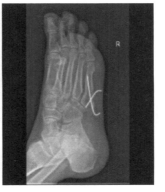

图 17-24 跖骨骨折医案 8 术后三诊 X 线片

孙氏整骨医案记录